Boost your Immune system naturally

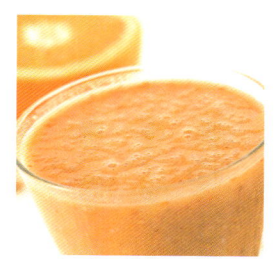

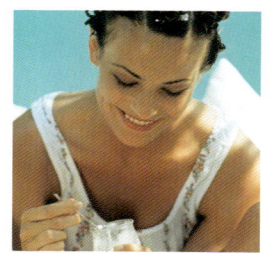

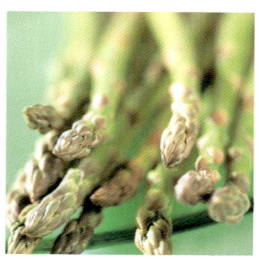

総合的に免疫力をアップ

新潟大学大学院医学部教授　安保　徹

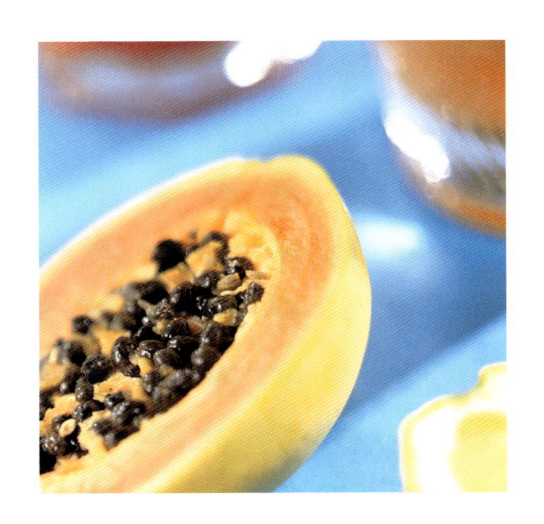

　今日、日本でもガン、膠原病、アレルギー疾患などの病気が増加し続けています。現代医療で使用される西洋薬は、作用が強いことがむしろ弱点となって、患者のからだに負担がのしかかります。

　このようなことから、免疫力を高め、自然治癒力で病気から逃れようという考えが浸透して来つつあります。また、このような考え方は、病気の予防にも力を発揮します。

　この本では、生き方、食べ物、サプリメント、自然療法、運動、さらには思考方法など、総合的に免疫力を高める方法が具体的に示されています。医療にたより過ぎるということは、自己努力を怠ることともつながります。自分の健康は自分で守る、自分の病気は自分の力で脱却する、という意識が必要なのです。

※本書は医学書や治療の指示書ではなく、診断や医療処置を必要とするいかなる症状に関しても、医師の診察の代わりになるものではありません。ご自分の症状に不安がある場合は、必ずかかりつけの医師の診察を受けて下さい。

ナチュラルに高める

免疫力

自然の抵抗力を高め

感染症に負けない体質を

維持するホリスティックガイド

ベス・マッキーン 著

安保 徹 日本語版監修

ハーパー保子 訳

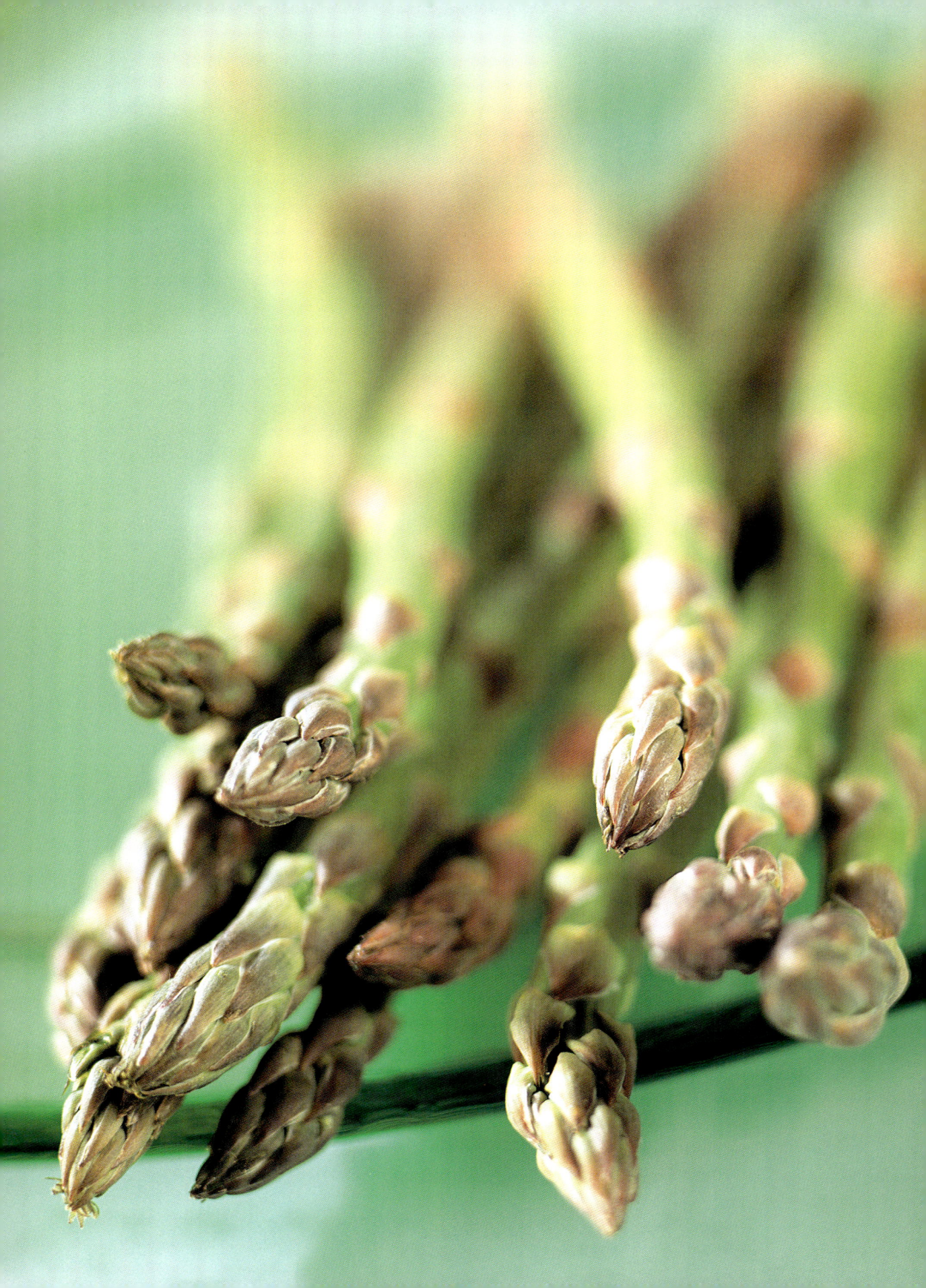

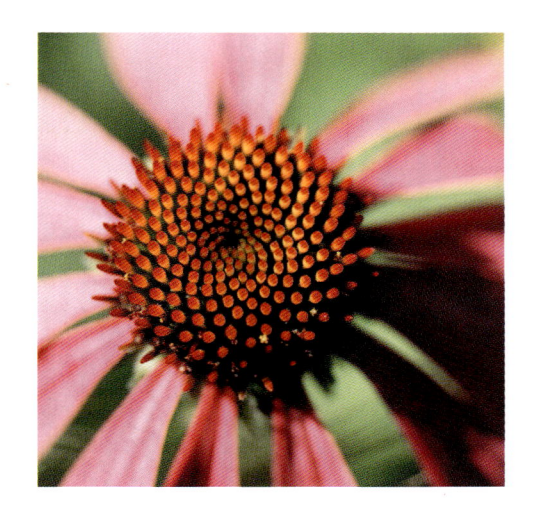

はじめに.........6

第1章
体の防御機能：免疫システムのしくみ.........10

第2章
ライフスタイルの要素と免疫力.........22

第3章
栄養で高める免疫力.........34

第4章
抗酸化物質、ビタミン、ミネラルで高める免疫力.........54

第5章
自然療法で高める免疫力.........66

第6章
エクササイズとボディコンディショニング・テクニックで高める免疫力.........96

第7章
リラクゼーションで高める免疫力.........112

索引.........124

目次

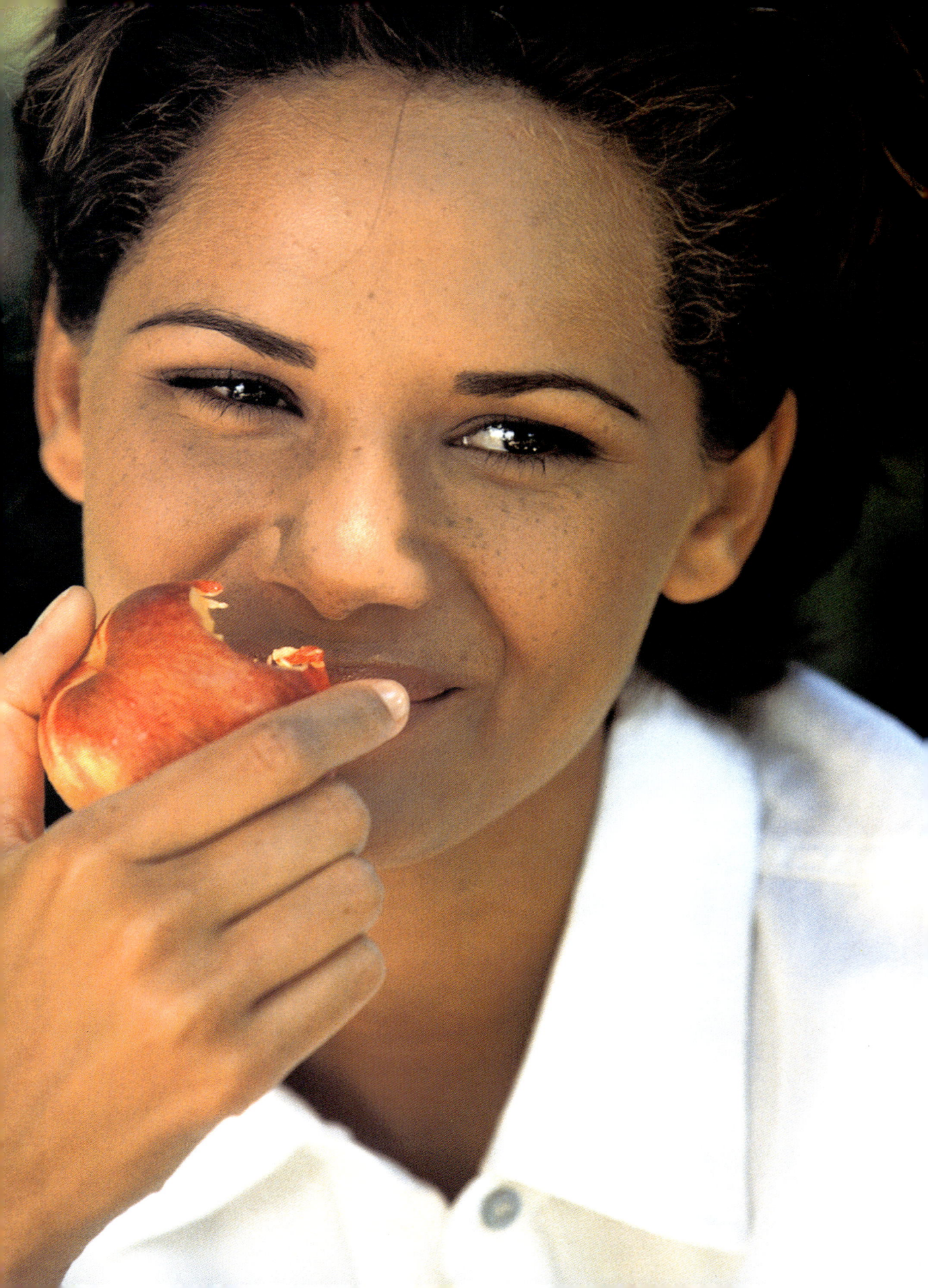

はじめに

もし人体に免疫システムがなければ、人は生きていくことができません。私たちは、健康なときには免疫システムがはたらいていることを意識しませんが、体は四六時中、外部からのさまざまな侵入者の攻撃にさらされていて、免疫システムを構成する多くの要素によって、それらと闘うことができるのです。

人体が休むことなく接触している細菌やウイルスは、免疫システムによって効果的に処理されなければなりません。免疫システムが最大の効率ではたらいているとき、私たちは不健康な症状を何も感じることがありません。せいぜい、侵入者が処理されているあいだ、ほんの少し体調がすぐれないと感じる程度でしょう。

だいたいにおいて体調がいいときは、風邪を引いたとしても、何らかの症状が出て、3日から5日ぐらいの短い期間で消えてしまいます。その後、すぐに再発したり合併症を起こしたりすることもなく、完全な回復に向かいます。このようなたくましい反応から、免疫システムには、風邪のウイルスと精力的に、そして効率よく闘う能力があることがわかります。つまり免疫システムは、本来の任務を実に能率的に、てきぱきとこなしているわけです。

一方、治ったと思うまもなくまた何かの症状が出て、次から次へと病気に感染したり、冬のあいだじゅう風邪を引きっぱなしだったりする場合には、免疫システムが自分の仕事をうまく処理していない可能性が高いでしょう。免疫システムに問題があると、私たちの健康はあらゆるレベルで危険にさらされ、制限を受けることになります。

バランスのとれた効率的な状態で免疫システムがはたらいていれば、はかり知れないほどの恩恵を私たちにもたらしてくれます。病気の再発を心配しなくてすむだけでなく、アレルギー、消化器系の問題、カンジダ症、皮膚疾患、関節の硬直や痛みなどからも解放されるでしょう。さらに、エネルギーにあふれて満ち足りた精神状態になり、情緒的にもバランスがとれて回復力のある状態という、思いがけない喜びも手に入ります。

こう言うと何もかもいいこと尽くめのようですが、では、免疫システムを保護し、育てていくためには、何から始めればいいのでしょうか。その質問に答えているのが、この本なのです。免疫システムのはたらきを高めるライフスタイル、体の防衛メカニズムのはたらきにとって有害なライフスタイルが、本書で説明されています。

現代社会において、このような知識はますます重要になっています。私たちの体は細菌やウイルスだけでなく、環境汚染によって増える一方の大量の有害物質からの攻撃にさらされています。免疫システムにとって有害な要素には他にも、肉体的、精神的なストレス、免疫力を高める効果のある栄養素の欠乏、再発感染症に対して抗生物質などの西洋医学に頼りすぎること、運動不足などがあります。

でも、心配はいりません。人体に本来備わっている

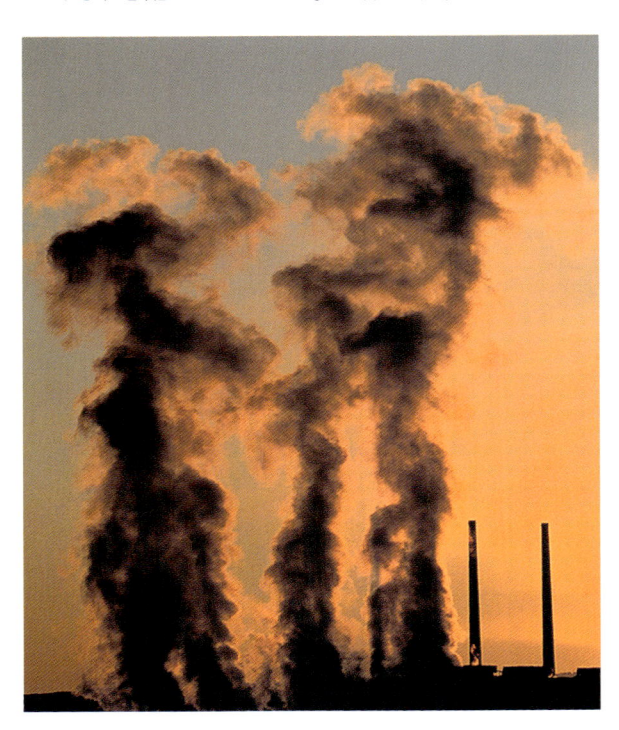

上：工場から排出される煙をはじめ、大気汚染が免疫システムに過剰な負担をしいています。

防御システムのはたらきを大きく伸ばすことのできる、ポジティブな方法をとることで、このようなネガティブな状況を好転させることができるのです。健康な肉体を作り、効果的なストレス軽減法を学び、免疫力を高める栄養素に富んだ食事を心がけ、環境汚染への対処を助ける栄養補助食品を知ることによって、この上なく健康な状態に到達するために、自分自身が大きな役割を果たしていると実感することができます。

さらに、ますます一般的になりつつある代替医療や補完医療を取り入れることも、真剣に考えなければなりません。西洋医学では感染症への対処として、特定の細菌を排除することを目的とした、「特効薬」のはたらきをする薬品が使われます。これに対して代替療法は、体が本来持っている、病気と闘う能力を高めることで成り立っていると考えられます。

代替医療は私たちにとって、免疫力を高めるための心強い味方です。伝統的な中国医学、西洋のハーブ療法、ホメオパシー、アーユルヴェーダなどの自然療法は、抗生物質に見られるような副作用をともなわない治療法を用います。

さらに大事なことは、代替医療にかかわる人たちは、単に病気でないというだけでは健康とは呼べないと考えている点です。活力がみなぎって心は満たされ、苦痛による肉体的、精神的な制限を受けることなく、体自体の病気と闘う能力に自信を持てる——そんな状態こそが本当の健康だとみなされています。

免疫システムが健全に機能することは確かな健康の第一歩であり、不健康さに対する体の自衛力を高めるための実用的な情報を提供するのが、本書の目指すところです。

その情報をどのように使うかは、あなたしだいです。それは、一人ひとりの読者が、自分なりの考えをもって本書を読まれると思うからです。毎日の暮らしの中で、体調が悪く元気が出ないと感じていて、かなり思いきった根本的なオーバーホールが必要だと思っている人もいるでしょう。そのような人は、本書を隅から隅まで読んで多くの知識を身につけてください。

また、だいたいにおいて健康だけれど、たとえば出来合いのものばかり食べているから食生活が心配だとか、特定の問題があることを自覚している人もいると思います。このように、何か問題の元になっている特定のトピックがある場合は、最初の2章を読んだあと、自分のライフスタイルの中で改善が必要な部分のセクションだけ読めば充分でしょう。

本書の情報を、自分なりに創意工夫して使ってください。各章は論理的に順序づけていますが、それぞれが独立して読める内容になっています。ですから、自分にとってはこれが一番大事だと思うトピックがあって、一刻も早く読みたいという人は、他をとばしてそこを読んでくださってけっこうです。どんな形で本書を使おうと、あなたがすばらしい免疫力を手に入れるまでの道のりが、刺激的で生きいきとした、楽しい旅になることを願ってやみません。

上：西洋医学で使われる薬品は、特定の細菌を排除する「特効薬」の役割を果たします。

右：伝統的な中国医学などの代替医療は、体がみずからを癒す能力を高めることを目指しています。

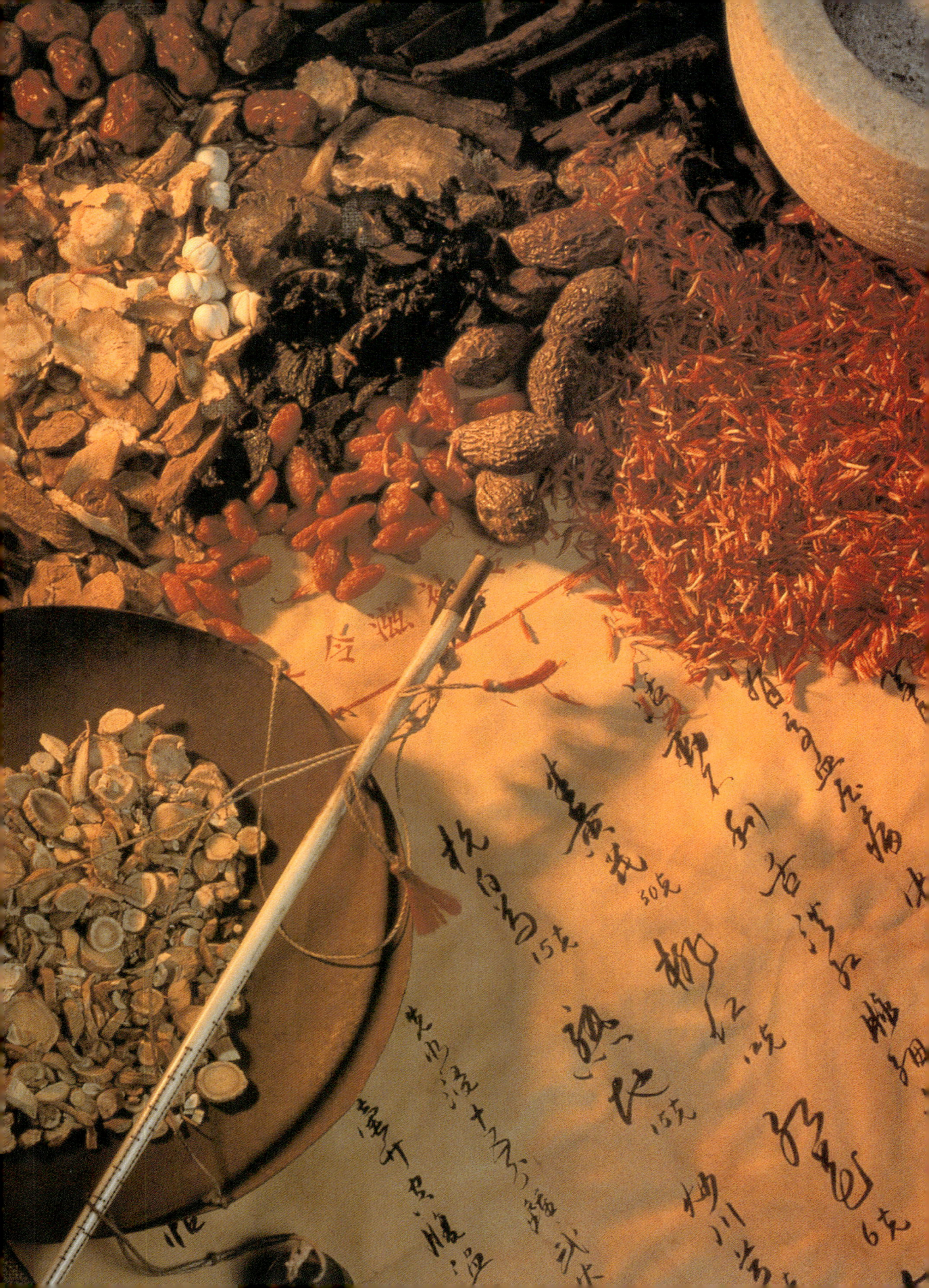

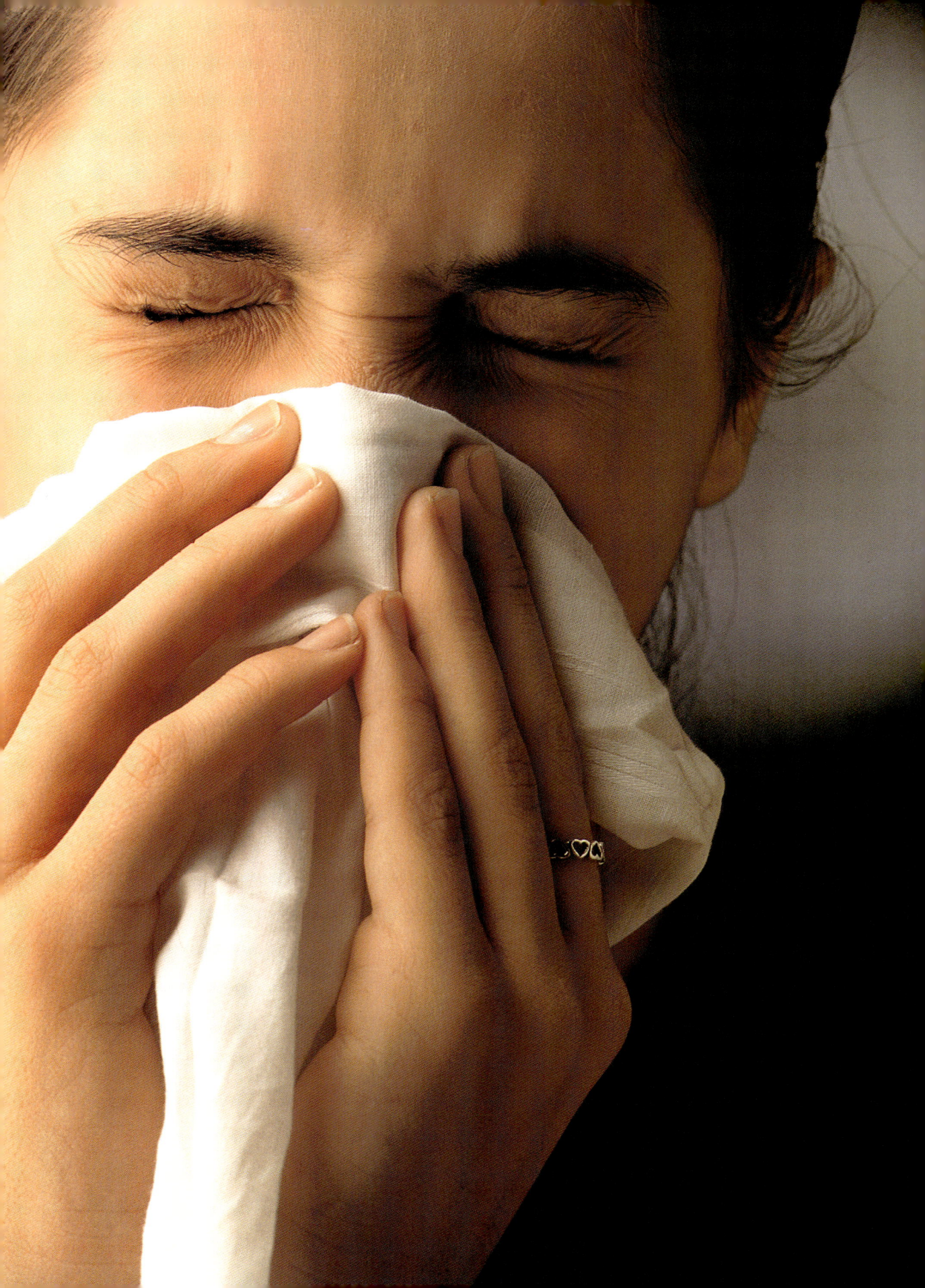

免疫システムの複雑さを考えると、ほとんどの場合これといった問題も起こさずに役目を果たしているのは、まさに奇跡的と言えるでしょう。

免疫システムは体のあらゆる組織とのつながりを持つ、信じられないほど複雑なもので、胸腺、脾臓、骨髄、咽頭扁桃、扁桃、リンパ系といった器官の複雑なネットワークで構成されています。免疫システムが最も効率的にはたらくために重要な役割を果たしているのが、骨髄と胸腺で生成される「リンパ球」と呼ばれる分化細胞と、「抗体」と呼ばれる血液中のタンパク質分子です。他にも、すべての器官の抑制と均衡という、こみ入った要素もかかわってきます。

こういったプロセスがバランスよく継続すると、私たちの健康と、病気に対する免疫力は最高の状態になります。一方、免疫システムがうまく機能しない状態が続くと、体の防御機能がみずからバランスを取り戻すまで、次から次へと病気を繰り返すことになります。免疫システムの問題が長期間にわたって続くと、アレルギーや再発性感染症、皮膚疾患などの軽い病気から、慢性関節リウマチなどの自己免疫疾患や、各種の癌のような致命的な病気に移行する危険性があります。幸いなことに、このような重大な病気に対する抵抗力を高めるための新しい知識は、絶えまなく発見されています。

免疫システムの強さと回復力を守る努力を始める前に、体の防御機能のしくみをいくらかでも知り、免疫力を高める手段をとることで自分が何をしようとしているのかを理解することが大切です。問題の根底にある原因もわからずに、その問題の解決法を知るのは無理なのです。

これからお話することは、免疫システムの構造やはたらきについて、詳細をきわめた解説ではありません。免疫システムにかかわるプロセスの、簡略な説明です。基礎的な理論さえ理解すれば、健康と体力を高めるための自然で実用的な方法を、ご自分で探ることができるでしょう。

免疫システムの全体図

免疫システムは、「サーチ・アンド・ディストロイ」機能を持つ分化細胞によって構成されています。この分化細胞は、細菌やウイルス、真菌類と寄生虫による感染症などの、好ましくない侵入者による有害な影響を抑えるはたらきをします。

ここでぜひ理解しておいていただきたいのは、免疫システムはそれだけが独立した組織ではなく、体内の各器官がうまく調和しながら相互に反応することが、大きくかかわっているという点です。胸腺、脾臓、骨髄は神経系から影響を受けていますし、免疫細胞もまた、脳ホルモンと神経伝達物質のためのレセプターを持っています。ですから、人の精神面と情緒面での健康状態

1 体の防御機能：

免疫システムのしくみ

には、免疫システムのはたらきが大きくかかわっているのです。

第一の免疫

　私たちには生まれながらに備わった免疫力があり、これは自然免疫、受動免疫、第一の免疫などと呼ばれています。この免疫には形のあるものも含まれ、たとえば皮膚も、私たちの一生を通じて、感染に対する最初のバリアとしてはたらきます。また、赤ちゃんは微生物を破壊する物質を体内にもって生まれてきます。この生まれ持った免疫力は、母乳で育てられることでさらに高められます。これは、母乳を通して抗体が赤ちゃんに運ばれるためです。

下：母乳で育てられる赤ちゃんは、
母乳に含まれる抗体からさらなる保護を受けます。

第二の免疫

　長年にわたって接触する特定の微生物に対する反応にかかわることから、「適応免疫システム」、または「後天的免疫」と呼ばれます。体内にできた特定の微生物に対する免疫は、再びその微生物に遭遇したときに高速で対処できる態勢に切り替えられるよう、免疫システムの「記憶」の中にとどめられます。

　免疫システムのさまざまな構成要素は、以前に出会ったことのある感染症の病原体を識別できるだけでなく、新たに侵入を企てる、膨大な種類の微生物軍団に対し、果敢に攻撃をしかけていけるよう、柔軟に対処することもできます。

　免疫システムは、個々の微生物に応じた対処をします。そのため、たとえばはしかにかかった結果、はしかのウイルスに対する自然免疫ができたとしても、水疱瘡のウイルスに対しての効果はありません。免疫システムは、特定の侵入者に対して特定の反応をするようにできているのです。

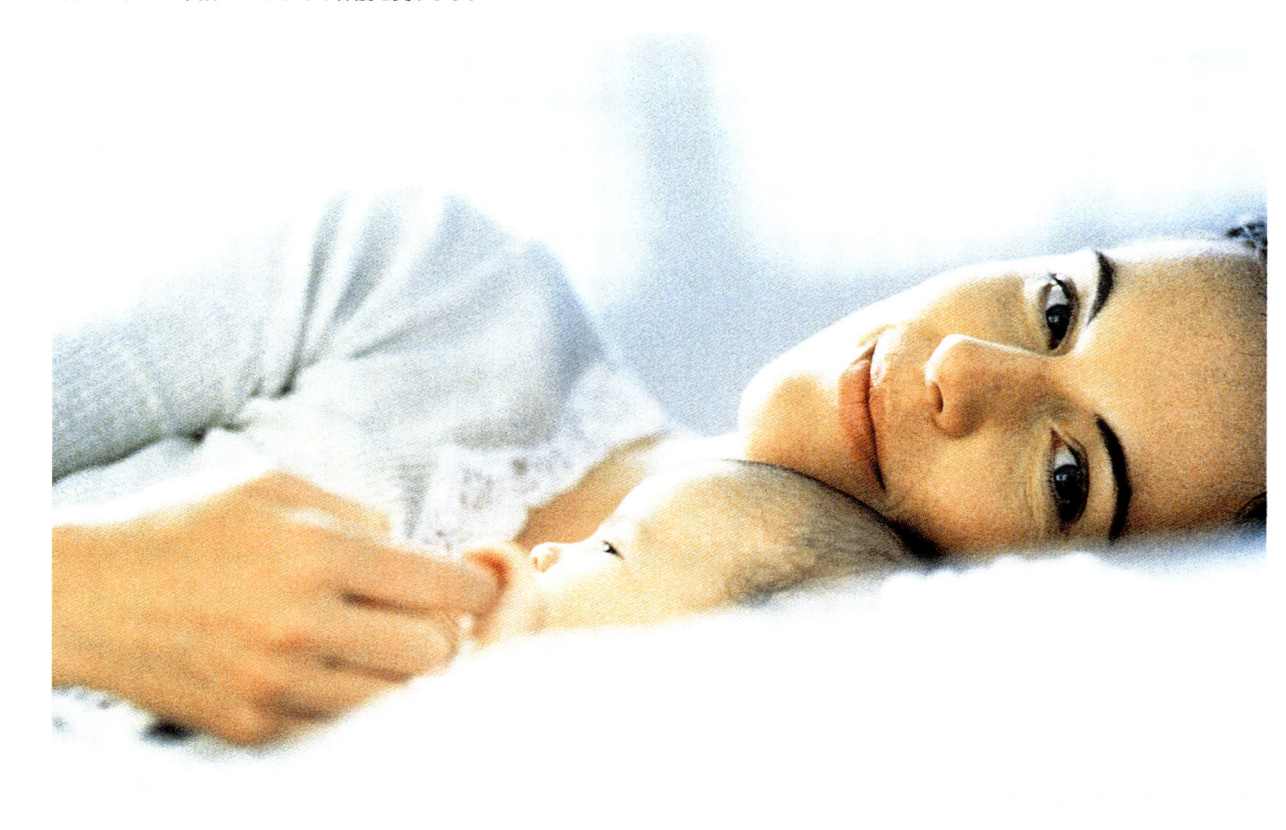

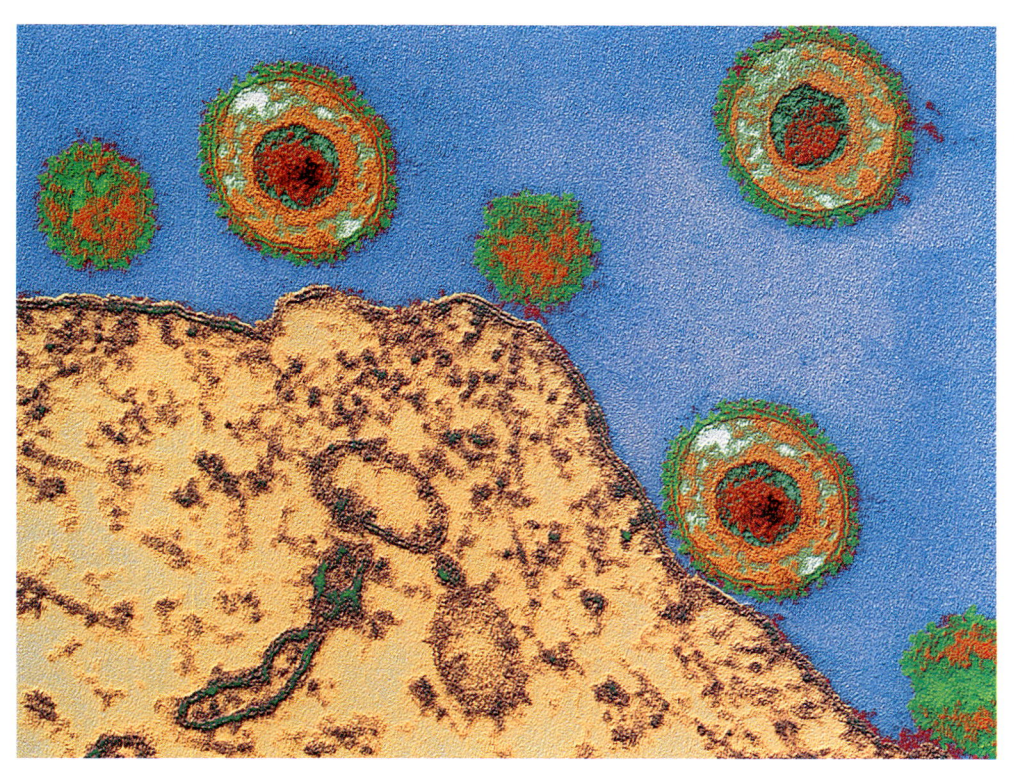

左：水疱瘡のウイルス（左は拡大写真）に対しては、免疫システムから水疱瘡に対する特別な反応が必要になります。

ワクチンの誘発による免疫

　西洋医学において、予防接種は感染症に対する効果的な防御法だとみなされています。しかし、代替医療にかかわる多くの人が指摘しているように、予防接種の効果は、先天的な免疫システムを強める効果とは微妙に異なるものです。

　人体が自然に発生する感染にさらされているとき、細菌は、鼻、口、喉、膣などの粘膜といった、防御機能の第一線を通って体内に入ってきますが、このような粘膜は、細菌が血液の流れにおよぼすマイナス効果を減らす緩衝装置の役目をしています。免疫反応が自然に起こるときは、防御の第一線を越えて体内に入る感染性の物質は、ほんの少しです。侵入した物質には体内から活発な反応がありますが、侵入者の抵抗を抑えこむほどの過剰な反応ではありません。侵入者は血液中に入るまでに、扁桃、咽頭扁桃、リンパ節とも接触し、それぞれからの反応を蓄積した末に、肝臓、脾臓、胸腺、骨髄と接触しますが、これはすべて、体内に何物かが侵入したという徴候に私たちがまったく気づかないうちにおこなわれます。そのおかげで、免疫システムが効率的に作動できるのです。

　ワクチンなどで人工的に免疫反応を誘発すると、自然の免疫反応と似てはいるけれど、根本的に異なる反応が起こり始めます。現代のワクチンはかなり大量の抗原を直接血液の中に注入するため、体の防御の第一線を難なく迂回することができます。その結果、免疫システムにとってこの侵入者は、過剰な負担とストレスをもたらすものになります。代替医療においては、ワクチンを投与してから体調がずっとすぐれないという患者がいるのは、免疫システムに過度の負担を与えるこのような攻撃が原因の一つだと考えられています。特に、ワクチン投与の時期が近づくと患者が衰弱感を覚える場合は、これが原因だと考えていいでしょう。

　ワクチン投与に激しく反応したあとに出てくる他の問題には、アレルギー、持続性のカタル性疾患、ぜん息の悪化、胸や耳の感染症の再発などがあります。

免疫システムのはたらき

　感染に対する体の第一のバリアは、皮膚です。たいていの人は美容の面から皮膚の質を気にかけていますが、総合的な健康を維持するうえで、皮膚が要となる役割を果たしていることを忘れてはいけません。私たちの体を覆っている皮膚は、血液や筋肉、さらに脳や心臓などの生命維持に必要な器官を体内に収めて、外観を作るという目的の他に、好ましくない侵入者をシャットアウトするための中心的な役割も果たしています。

　もし皮膚の表面が破れていたらどうなるでしょう。私たちを覆っている大切な皮膚が、切ったり、引っかいたり、擦りむいたりして破れてしまったら、外部からの侵入者が入りこみ、感染の作業にとりかかる隙を与えることになります。したがって、皮膚をできるだけ柔軟に、そして健康な状態に保つ努力をするのは、当然のことなのです。そうすることによって、皮膚表面の感染を寄せつけずにすむのです。

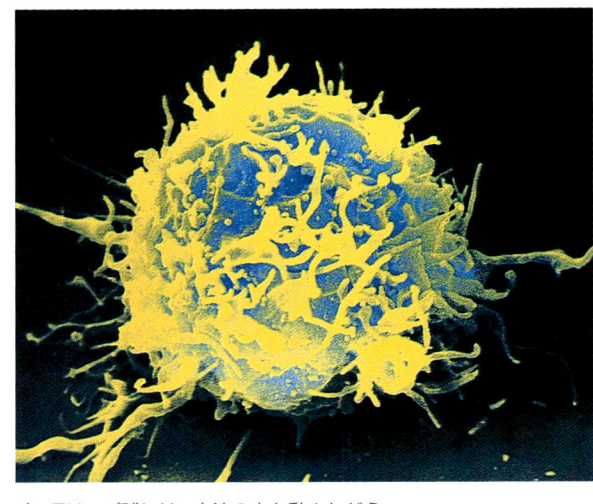

上：Tリンパ球には、血液の中を動きながら体内のあらゆる組織に影響を与える能力があります。

T細胞のはたらき

　免疫システムが有害な侵入者に対して反応すると、胸腺は「T細胞」という分化細胞を製造します。人が生まれる前に胸腺によって組みこまれる免疫システム細胞には、次の4種類があるとされています。

- インデューサーT細胞──排除すべき異質なものが見つかった場合、最初にそれを認識します。
- キラーT細胞──異質なタンパク質を絶滅させるはたらきをします。
- 大食細胞（マクロファージ）──抗原を取り囲み、吸収する分化細胞です。
- サプレッサーT細胞──侵入者に対する攻撃を抑制するはたらきをします。

　T細胞はまとめて「リンパ球」と呼ばれ、骨髄、リンパ節、肝臓、胸腺で製造される白血球の1種です。リンパ球はリンパ液や血液の中を動きながら、体のあらゆる組織に影響を与える可能性を持っています。

　さらに、骨髄によって作られるB細胞は、T細胞と連携してはたらきます。この分化細胞もまたリンパ球であり、ヘルパーT細胞の命令を受けて、有害な微生物

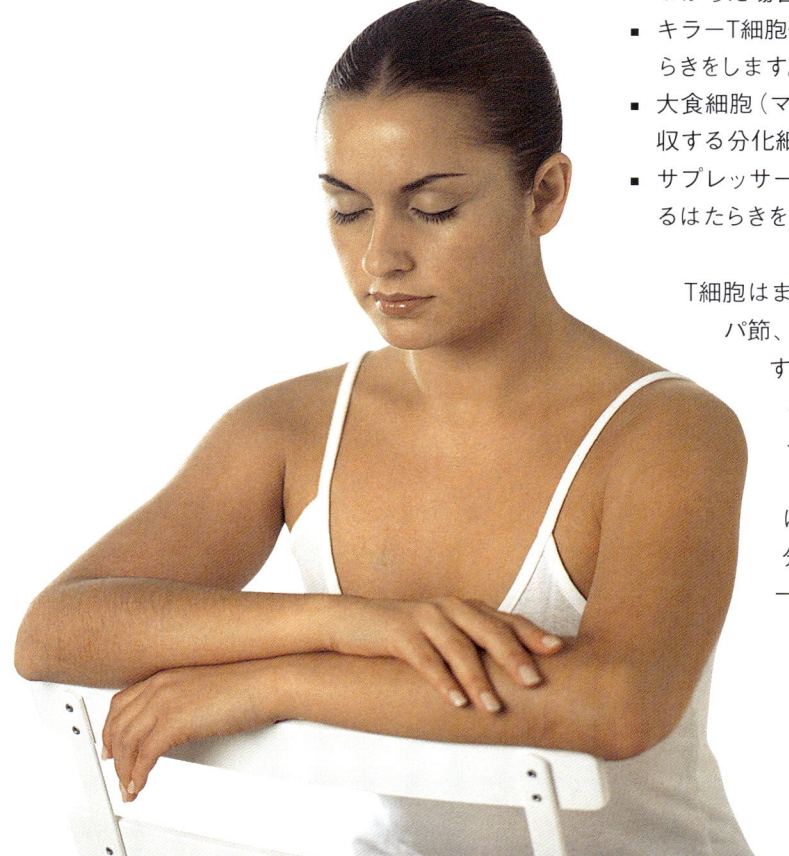

の排除や破壊をおこなう抗体を作り出します。Bリンパ球は、特定の抗原に対しておこなわれた過去の攻撃をすべて「記憶」する細胞です。Bリンパ球は骨髄で作られ、過去に遭遇したことのある抗原が侵入してくるのに気づくと、きわめて迅速に排除にかかることができます。

　この排除の作業は、サプレッサーT細胞が他のT細胞とB細胞に対して、「攻撃的な反応をやめろ」と告げると止まります。また、キラーT細胞は腫瘍やウイルスを破壊します。

　免疫システムが最高の状態にあるとき、過去に侵入歴のある微生物に対しては、非常に速く攻撃態勢をとることができます。しかし、初めて遭遇する微生物で免疫システムが認識できない場合、効果的な攻撃態勢がととのうまでに何日かかかることがあります。この間に、リンパ腺の痛みや炎症、腫れを感じることがあります。このような症状は、首や脇の下、脚のつけ根にあるリンパ節の中で、白血球が抗体を育てているしるしです。

　体が傷ついたり感染症にかかったりすると、大食細胞と呼ばれるリンパ球が製造されます。大食細胞の役割はごみを集めてまわることで、運悪く通り道にいた微生物や残留物をぱくぱくと食べて処理します。また、インターロイキン1と呼ばれるホルモンも製造します。私たちが感染症と闘っているときによく見られる、独特の

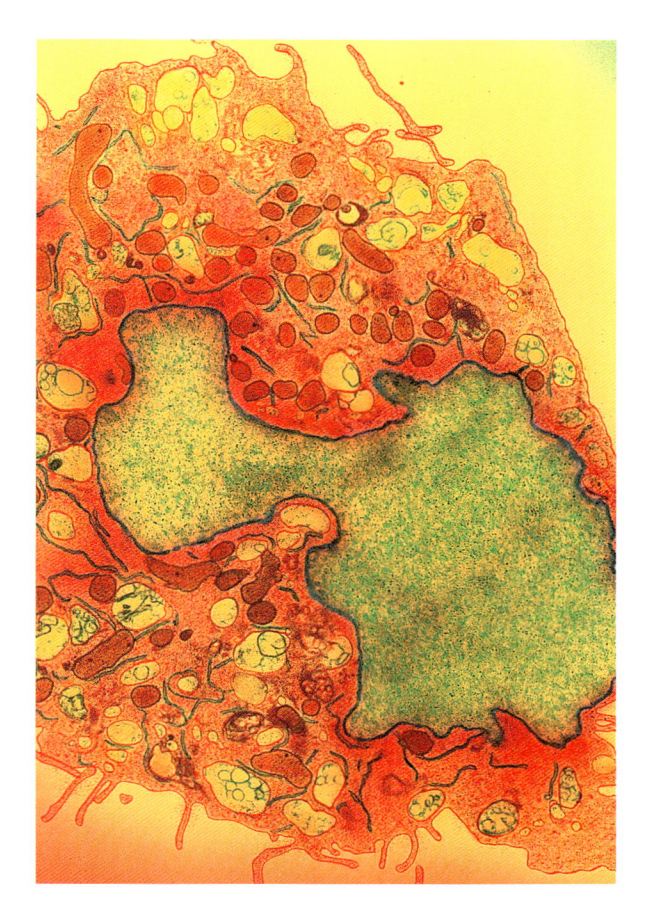

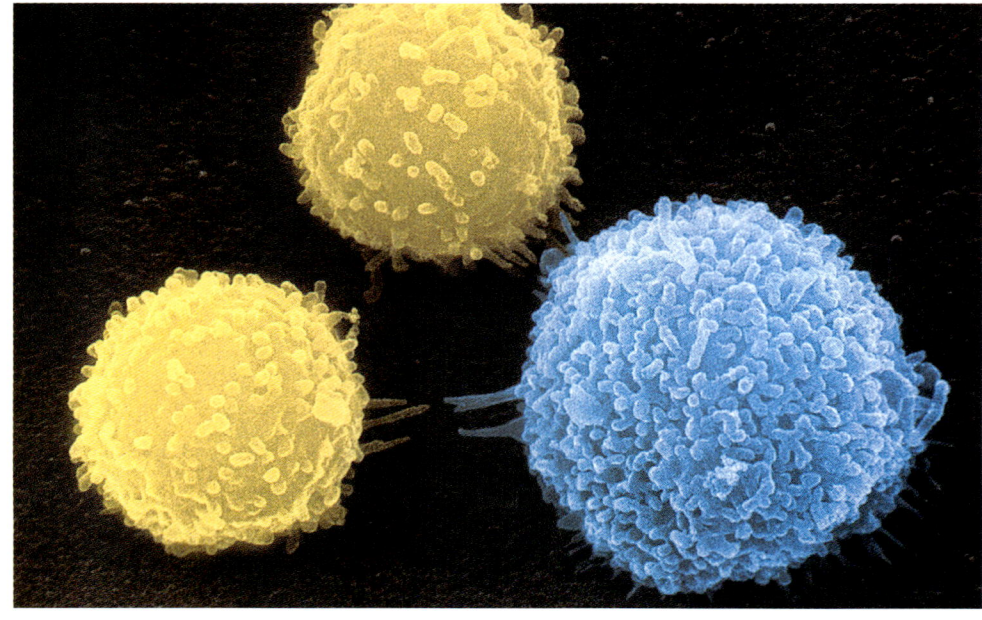

右上：大食細胞は免疫システムのごみ処理班として、不要なごみに出会うとむさぼり食います。

右：大食細胞（青い細胞）と2つのリンパ球の電子顕微鏡写真。

体温の上昇は、このインターロイキン1によって起こるものです。インターロイキン2というホルモンも、キラーT細胞の活動を刺激するのに重要な役割を占めています。

　私たちの安定した健康状態を脅(おびや)かすと思われる侵入者はすべて、迅速に、断固として排除するのが免疫システムの仕事です。健康が危険にさらされると、扁桃、胸腺、脾臓、リンパ腺に貯蔵されている白血球がさらに放出されます。

　免疫システムは有害なウイルスや細菌や毒素から影響を受けるだけでなく、肉体的、感情的に強いショックを受けたり、ストレスが長引いたりすることからも多大な影響を受けるということを覚えておいてください。

自己防衛能力を高めなければならない理由とは

　病気との闘いを薬品にゆだねすぎた結果、起こってきた問題の数々を今や無視するわけにはいかなくなりました。抗生物質に免疫性を持つ細菌が生み出す問題には、ほとんどの人が気づいているはずです。そうすると、もう薬だけに健康問題を解決してもらうわけにはいかないと知り、不安で無防備な気分なるのも無理はありません。

　しかし、ちょっとした感染症でも薬に頼ったりする必要がなくなるように、自分の免疫力を高める方法を取り入れることはいくらでもできるのです。そういった方法を適切に使えば、精神の明晰さ、感情のバランス、エ

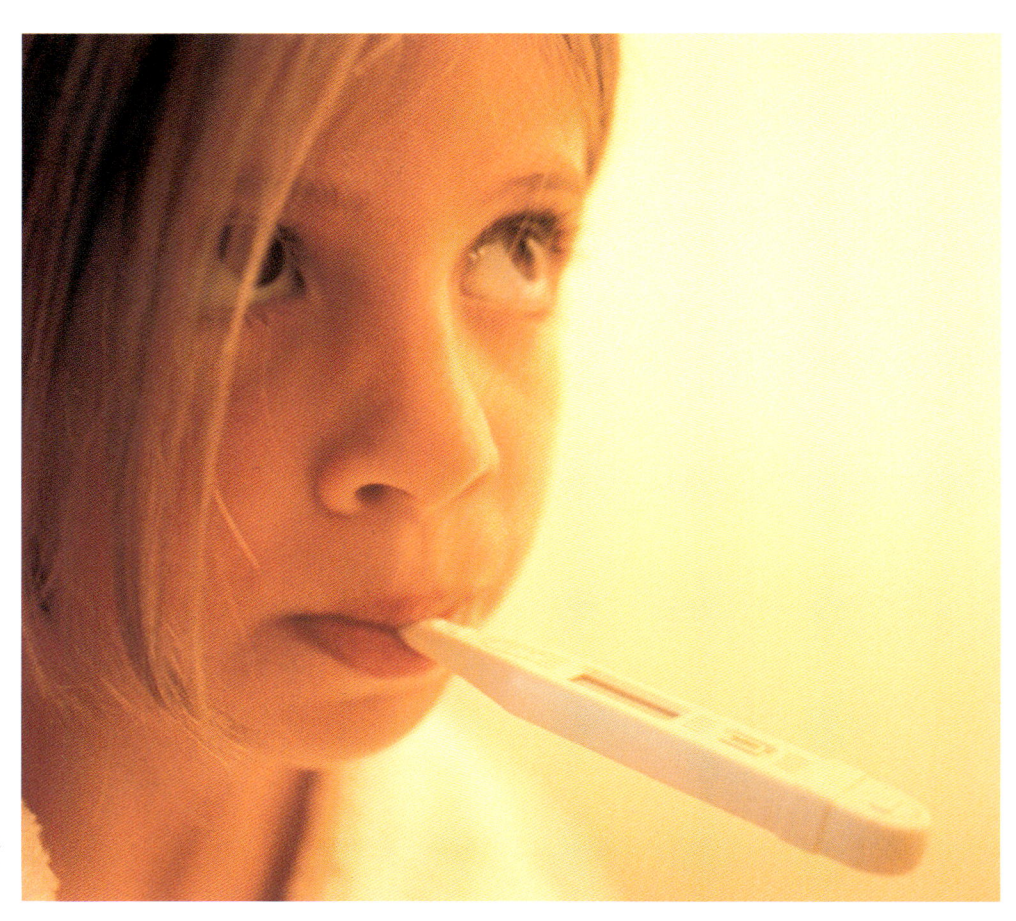

右:適度に高い体温は、免疫システムが効果的にはたらいているしるしです。

ネルギーの量、自分の体に対する信頼のいずれもが大きく増すという、嬉しいおまけまで手に入ります。

　薬品を常用したり、病気の初期段階で使ったりして免疫システムのはたらきを妨げるのは、まちがいなく有害であり、逆効果をもたらすことが明らかになっています。わかりやすい例として、インフルエンザにかかったときを考えてみましょう。やっかいな合併症を起こさずに自力で治す最善の方法は、免疫システムが必要とするサポートを与えるための実際的な手段に専念することです。

　何よりも大切なのは休息です。感染症との闘いには大量のエネルギーが必要とされるため、他のところで使わないようにしなければならないのです。また、起きて動きまわっていると自分の症状を悪化させるだけでなく、他の人にも病気をうつすというマイナスの影響も招いてしまいます。熱を下げるためには、早く治そうとして解熱剤に頼りすぎず、たっぷりと水分をとり、重い食事を避けるのがいちばん効果的です。

　西洋医学の薬品はほとんどが、感染症を排除しようとして体が示している反応を、抑制するようにできています。たとえば、適度に高い体温は、免疫システムが非常に効率よくはたらいていることを表していますが、もしも解熱剤を服用することでこの反応を抑えてしまったら、感染症を克服するまでの時間を長引かせることになるのです。

　一時的に咳を抑えたり、鼻水をとめたりするための薬を使う場合にも同じことが言えます。咳が出たり鼻水が出たりするのは、体が有害物質を一刻も早く追い出して、回復のスピードを速めようとしているのです。そのプロセスが妨害されると、体が本来持っている治癒能力をサポートした場合よりも病気が長引くのはまちがいありません。

　もちろん、常識をはたらかせて、命にかかわるような深刻な感染症と、時間をかけて体の治癒能力をサポートすることで回復できるような、急性の軽い症状とを区別することも必要です。実際問題として、これはそう難しいことではありません。急性の咳や風邪、胃腸障害などは、賢くやれば自力で治すことができますし、髄膜炎、肺炎、気管支炎（特にぜん息の病歴のある人やお年寄りの場合）などの重い病気は、患者の完全な回復のために、適切な薬剤や脱水症状対策などを使った、迅速な西洋医学の治療が必要になります。

免疫力の低下が健康に与える影響

　免疫システムに支障が出た結果、表面化してくる潜在的な健康問題は、軽い症状の皮膚疾患から命にかかわる病気まで、性質と重さの程度は多岐にわたります。次にいくつか症状をあげてみましょう。

いつも体力が低下している、または体調がすぐれない

　これは代替医療の患者に非常によく見られる問題で、なんとなく本調子ではないといった理由で、代替医療による治療を求めてくる人がとても多いのです。よくあるのは、原因ではないかと思われるもの（腺熱、貧血、甲状腺機能の問題など）を検査したけれど、結果は陰性だったというケースです。

　免疫システムのはたらきが遅かったり充分でなかったりすると、何度も風邪を引く、泌尿器系の感染症を繰り返す、体内で活動している微生物に対する抵抗力がない、いつも疲労感や倦怠感があるなどの症状が現れます。疲労感や倦怠感は、情緒面でのバランスや精神的な安定感に悪影響をおよぼします。これは、日々の生活の中で必要なことがこなせていないという意識が常にあると、不安を感じたり落ちこんだりする人が多いためです。

過敏症とアレルギー

　体の免疫システムが過敏になると暴走状態におちいり、通常の状態では比較的害のない物質にも過剰に反応します。花粉、動物の毛、ハウスダスト、菌類の胞子、ピーナツや魚介類など特定の食品といった無害な物質に対して、そのような反応が起こります。その結果、花粉症やぜん息、湿疹、激しい食物アレルギーなどの症状が引き起こされます。

　アレルギー反応には2つのタイプがあり、免疫グロブリンEの媒介によるものと、細胞の媒介によるもの分類

下：長くて抜け落ちやすい猫の毛など、動物の毛はアレルギー反応の原因になりやすいものです。

右：ナッツもアレルギー反応の原因になります。特にピーナツは激しいアナフィラキシーショックを（幸い、非常に数は少ないですが）引き起こします。

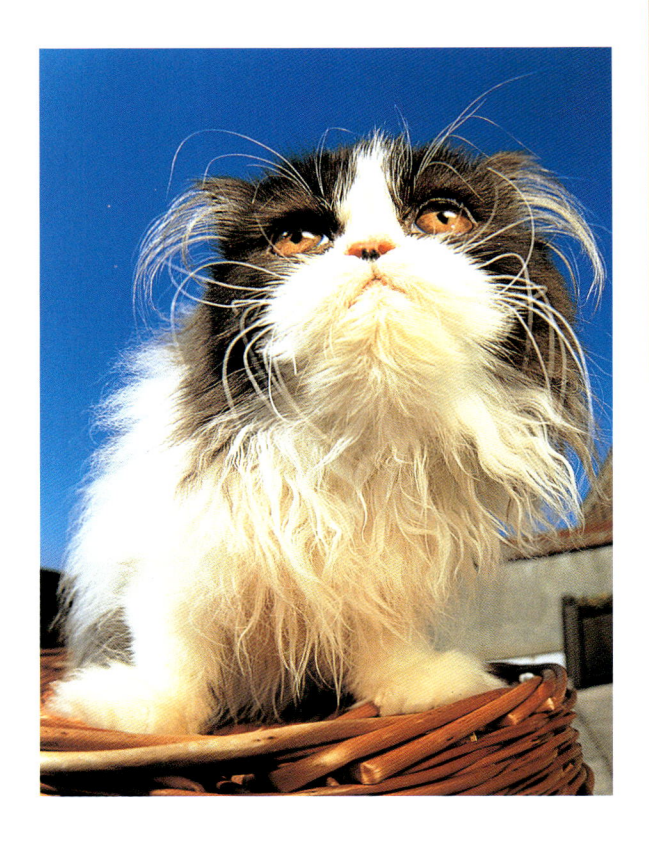

されています。典型的なアレルギー反応の特徴は、免疫グロブリンE抗体（Bリンパ球によって作られる保護溶解タンパク）が増加することで、これが引き金となって、免疫システムが炎症性の反応を引き起こします。免疫グロブリンE抗体は、侵入者に出会うとヒスタミンなどの化学物質の放出を促します。アレルギー症状に対する西洋医学の一般的な解決法が、アレルギー反応を抑えるために抗ヒスタミン薬を処方することなのは、このような理由によります。

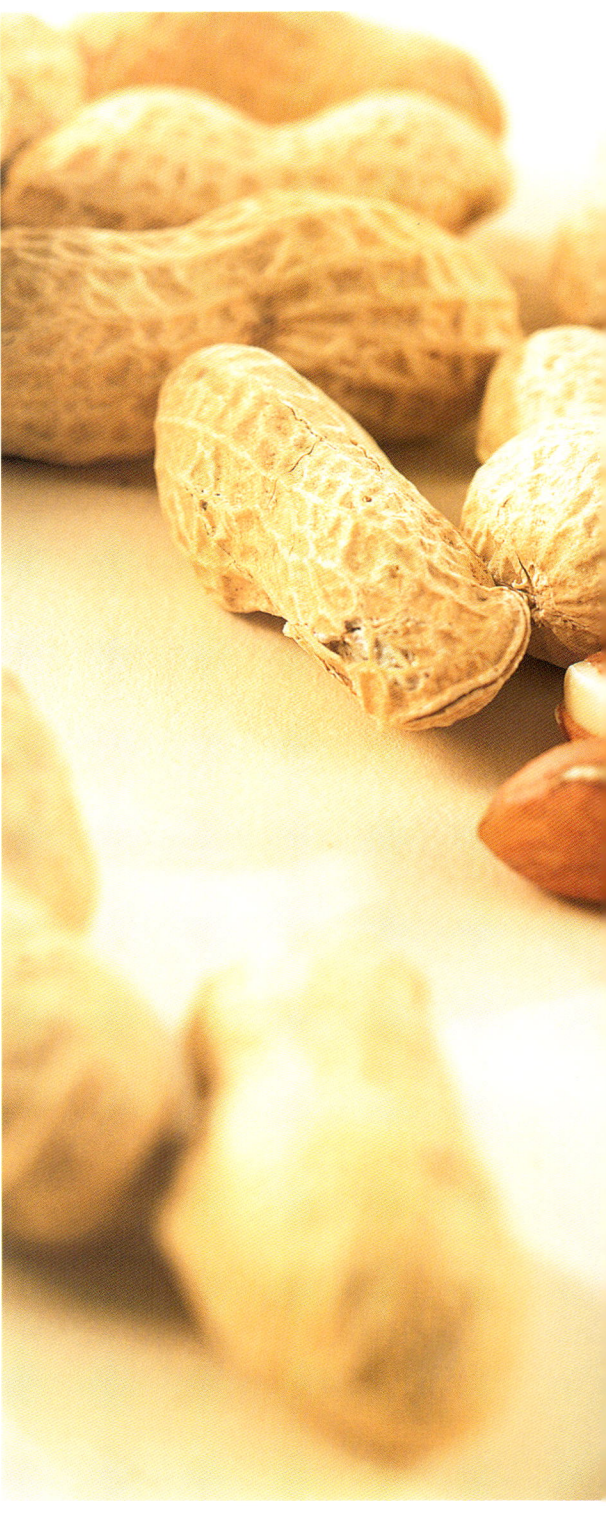

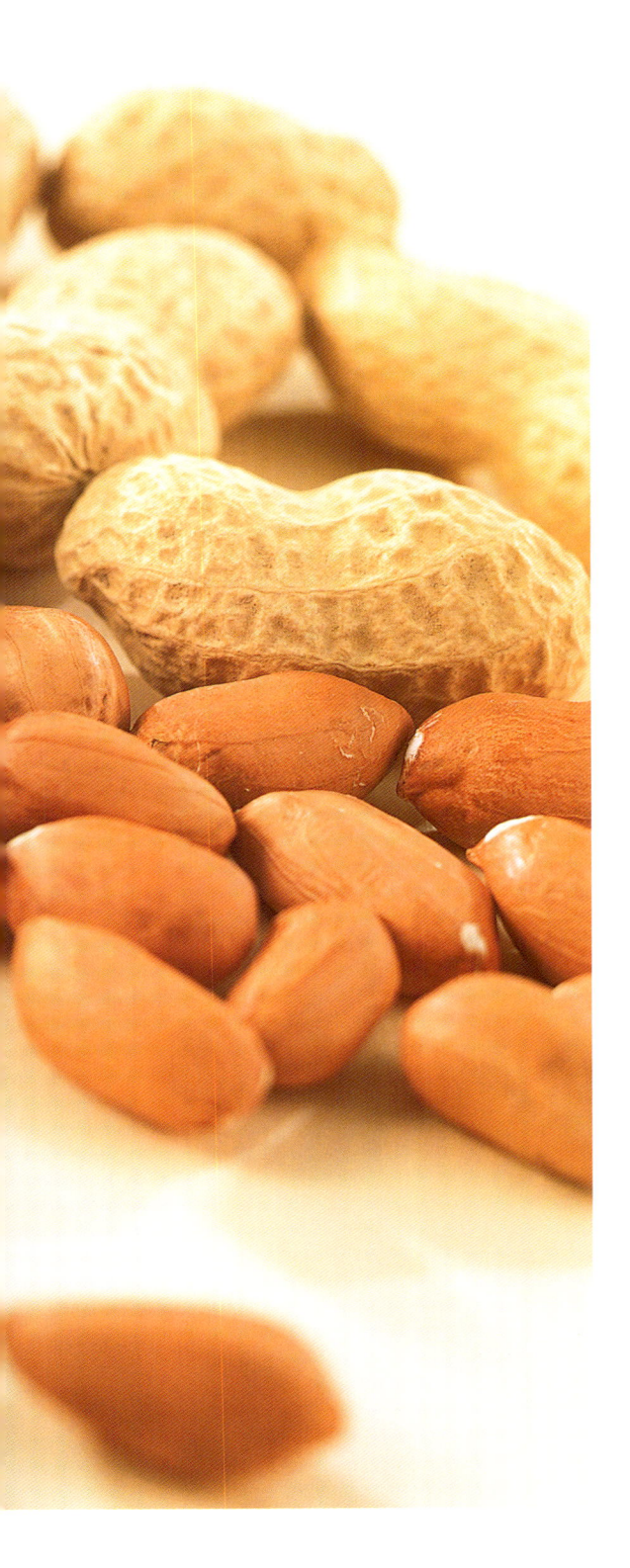

免疫グロブリンEの反応は素早く、わかりやすいものです。これに対して細胞媒介の反応は、なかなか表面化せず、症状も明確でないことがあり、過敏性大腸症候群などの消化器官の障害から、子どもに見られる活動亢進状態や集中力の欠如まで、あらゆるものが含まれます。砂糖、紅茶、コーヒー、小麦、トウモロコシ、卵といった一般的な食品に触れて症状が誘発されることもあります。

　免疫グロブリンEのアレルギー反応は血液検査で確認できますが、細胞媒介のアレルギー反応は確認できないので、従来の医療従事者は、アレルギー反応の原因は食物に対する過敏症ではないとする傾向があります。そう言われても、自分は特定の食品に対して不快な反応を起こすのだと確信を持っている人たちは、大きな不満を感じます。

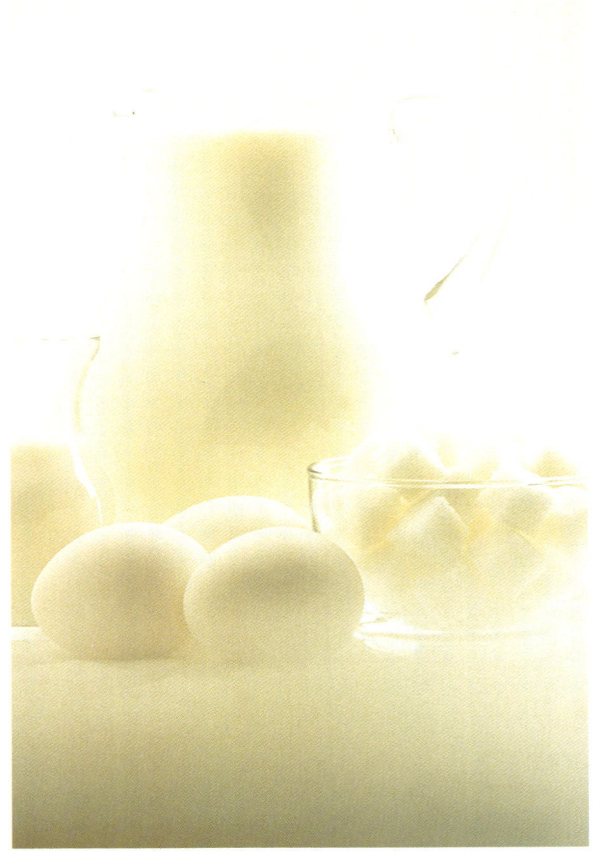

上：卵や、牛乳を原料とする乳製品、そして牛乳そのものも、すべてアレルギー反応を引き起こす原因だと考えられています。

自己免疫障害

ヘルパーT細胞が侵入者の攻撃に熱を入れすぎると、体の組織までも傷つけるという失敗をおかすことがあります。このような問題は、免疫システムが有害な侵入者と無害な細胞を区別できなくなったために起こるもので、炎症や痛みなどの症状を周期的にもたらします。自己免疫反応にゆがみが生じたために起こる慢性症状としては、慢性関節リウマチ、角膜腫瘍、多発性硬化症などがあります。

エイズ、HIV

今まで見てきたように、免疫システムが健全に機能するためにはヘルパーT細胞とサプレッサーT細胞が連携してはたらき、充分な量の抗体が常に補充されて体を守れる状態であることが必要です。もしもサプレッサーT細胞が優勢になり、免疫システムが衰えたり不完全になると、重大な問題に発展しかねません。こういったことが起こるのは、遺伝的な場合もあれば、HIVウイルスのような便乗感染症が入りこんでくる場合もあります。HIVはヘルパーT細胞を攻撃し、免疫システムの機能の中で最も重要なリンクをこわします。その結果、リンパ腺などの慢性的な腫れ、カンジダ症、口辺ヘルペス、陰部ヘルペス、極度の倦怠感と疲労感といった感染症を何度も繰り返すことになります。

癌

「癌」というのは、500種類ほどの異なる病気の総称です。体が不調なとき、誰でも本能的に癌ではないかと恐れるものです。しかし、癌は実にさまざまな形で姿を現すということ、そして多くの要素によって、痛みの程度や病気の重さが変わってくるということを理解しなければなりません。

癌の診断の結果は、診断が下された時期、癌の位置、さらに遺伝的要素や生活態度といった幅広い要素によ

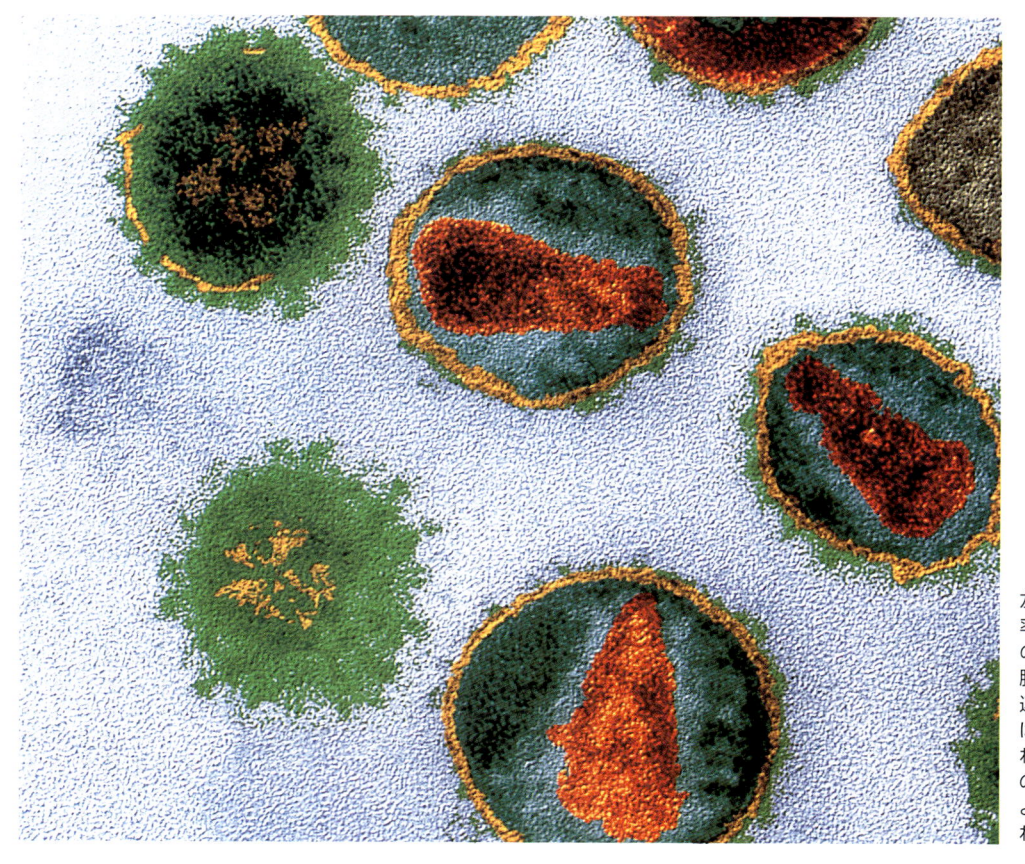

左：バランスのとれた効率的な免疫システム反応のためには、ヘルパーT細胞とサプレッサーT細胞が連携してはたらかなければなりません。それが崩れると、私たちの体はこの写真のHIVウイルスのような便乗感染症に冒されやすくなります。

って、大きく違ってきます。免疫システムは、癌細胞になる可能性のあるものが生まれるとすぐに排除していきます。免疫システムがコントロールできないほどのスピードで異常な細胞が増殖したとき、癌が発生するのです。

体内では正常な細胞分割が常に進行していますが、ときおり、正しい遺伝コードを持たない分割細胞が製造されます。この変異細胞が急速に増殖できる状態に置かれると、癌に発展する可能性はかなり高くなります。健康で免疫システムがうまく機能している状態のとき、私たちの体はそういった潜在的な癌細胞を処理する能力を持っています。しかし、変異細胞は捕まえにくくてしぶとい性質を持ち、キラーT細胞の破壊から逃れようとして、自分の表面に保護バリアを張ることがあります。

癌に進行しやすい状態の原因になる要素を、いくつか次にあげます。

遺伝的継承

女性の場合、近い肉親（母親、姉妹、おば）に乳癌を患った女性がいると、乳癌にかかる確率は平均的な女性の4倍になります。

ライフスタイル

遺伝的な要素は変えることができませんが、ライフスタイルであれば、深刻な病気につながりかねない有害な要素をできるかぎり取り除くという形で、思いきって変えることができます。基本的な防御策をいくつかあげてみましょう。

- アルコールの摂取量を減らす
- 禁煙し、間接喫煙も可能なかぎり避ける
- マーガリン、バター、チーズ、クリームなど乳脂肪の摂取量を減らす
- 放射線を浴びたり、（特に適切な保護をせずに）過剰に日光を浴びたりするのを避ける
- ドライクリーニングに使われるベンゾピレンなど、特定の化学物質との接触を避ける

情緒面での健康

免疫システムが最高の状態ではたらくか、体の防御機能が低下するかには、私たちの精神状態が大きくかかわっています。怒りを抑圧したり、深い悲しみを自分の中に閉じこめていたり、うつ状態が長引いたりすると、健康状態や体力が大きく低下するというマイナスの影響が現われます。これは、長期にわたる心理的なストレスとネガティブな感情が免疫システムの機能低下を招くためと思われ、ポジティブで楽しい経験は逆の効果をもたらすようです。つまり、気分が高揚するような楽しいことが、健康には何よりなのです。遠慮なく楽しみましょう！

さて、免疫システムの機能の不調から生じる問題のネガティブな面を考えるのは、ここまでです。そろそろ、自然の自己防御機能を高めるための実際の方法に進みましょう。次の章では、免疫力のレベルと、健康と体力を最大限に引き上げるために必要な、ライフスタイルの基本要素について考えます。

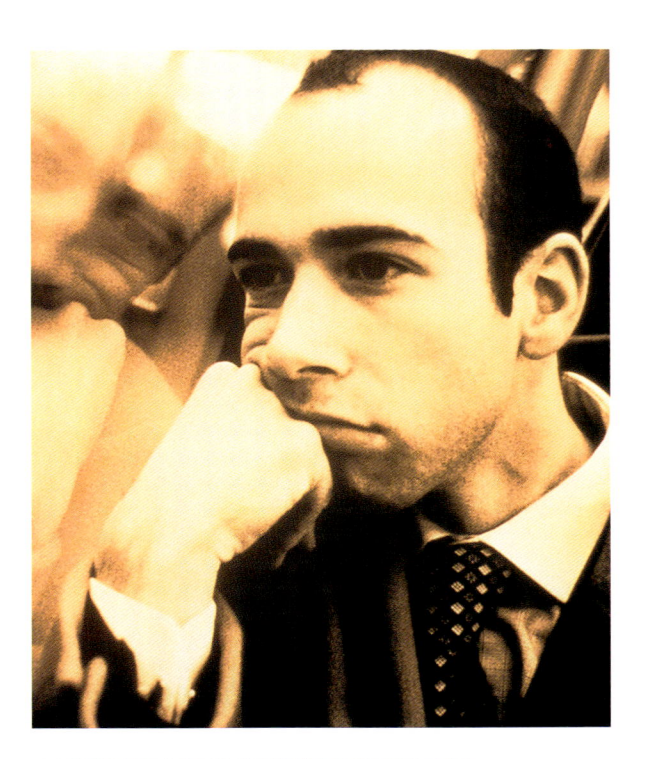

上：免疫システムのはたらきを支えるのも弱めるのも、情緒面での健康が鍵となります。

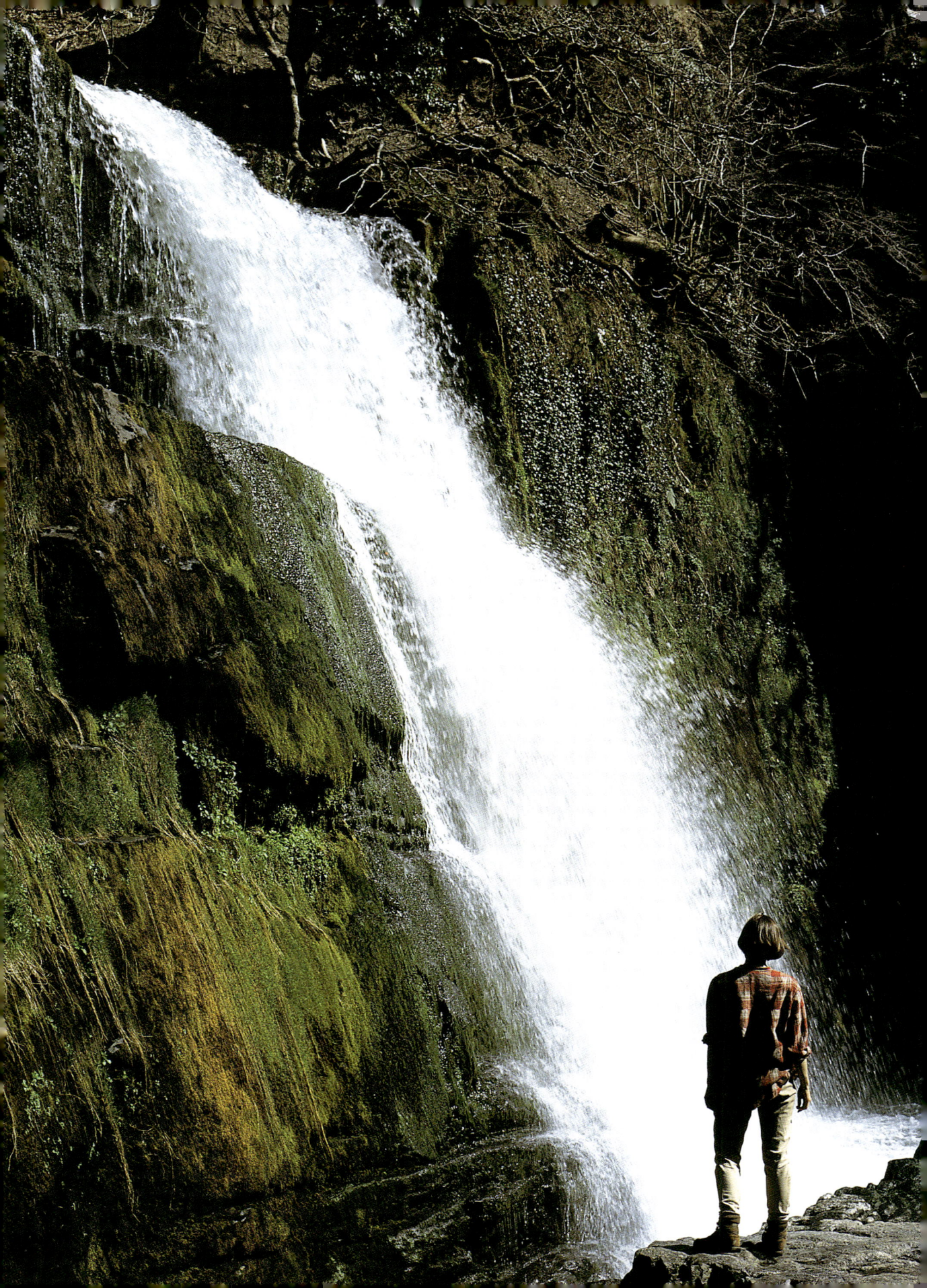

この章では、自然治癒力を高めるための変化をライフスタイルに取り入れたいとき、考慮すべき基本的なことがらを総合的に見ていきます。基礎的な情報をできるだけ簡潔に、ざっと説明していく形をとります。栄養、エクササイズ、情緒面の健康といった主なテーマについては、あとでそれぞれに章を設けて説明しています。

自分の健康に責任を持つ

体の不調を感じながら、あきらめ気分で毎日を過ごさなくても、精神、情緒、肉体、すべての面での健康を根本的に改善できる簡単な方法がある——それに気づくのはなんとすばらしいことでしょう。

もちろん、避けられない現実があり、誰もがその中で動かざるを得ません。たとえば、年をとるにしたがって、免疫システムの機能は効果も能率も下がっていきます。これは、体の老化とともに胸腺が徐々に縮み、免疫力の効率が低下することに関連していると思われます。このプロセスで胸腺からチミュリンというホルモンが分泌されますが、このホルモンにはT細胞の製造を抑えるはたらきがあります。その結果、T細胞と連携してはたらくB細胞は抗体を作れなくなり、体はますます感染症にかかりやすい状態になります。

しかし、このようなことは不可抗力だからとあきらめてしまうのは、非常に危険な態度です。どうせ年をとって健康が衰えていくのだから、生活のしかたを前向きに変えたところで大して意味はないのだと思ったが最後、いつも体の不調を抱えて過ごすことになるでしょう。

そういう心構えの人は、早期老化の徴候が外見に現れる危険性があり、循環器系の問題や関節炎など、変成疾患の症状が人よりもずっと早く出る可能性もあります。このように受身の姿勢でいるとまずまちがいなく、情緒的にも精神的にも生気を失うとともに、肉体的な倦怠感が起こってきます。その結果、自分に自信が持てなくなって、人づきあいがおっくうになり、そのため人から嫌われているような気がしてますます落ちこむ……こんな悪循環にどんどん勢いがついていきます。

しかし、ここで忘れてはならないことがあります。それは、前向きなライフスタイルを取り入れることによって、悪循環が育っていくのに負けない勢いで、その破滅的な傾向をポジティブな方向に転換できるということです。避けられない現実の中で動くことが必要なのは変わりませんが、15歳と50歳では免疫システムのはたらきは違うのだと知れば、体ができるだけ効率よく感染症と闘えるようにサポートしつつ、エネルギーを高め、感情と精神のバランスを最高の状態に保つことができるのです。

では、生活の中に建設的な変化のサイクルを起こす

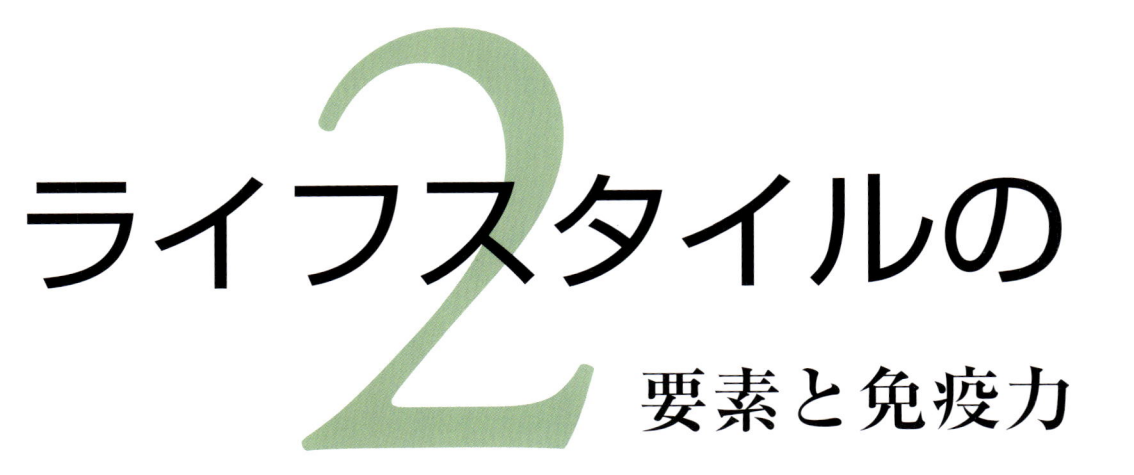

ライフスタイルの
2
要素と免疫力

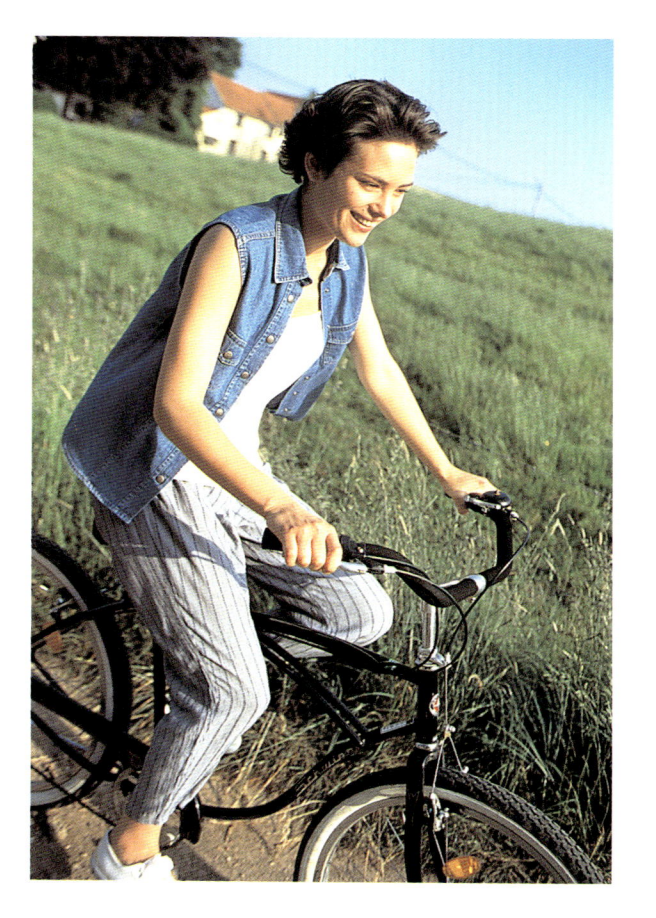

には、どこから始めればいいのでしょうか。それには いくつかのポイントがあります。食事の内容を改善し たり、楽しみながら続けられるエクササイズを始めた り、代替医療の専門家に相談したりするところからス タートするといいでしょう。このような努力でエネル ギーのレベルが上昇すると、さらにライフスタイルの 改善に取り組みたいという熱意が出てくるはずです。 それは適切な栄養補助食品について調べようと思う気 持ちかもしれないし、軽い病気には自宅で代替療法を 取り入れることかもしれません。

　体が強く、健康になっていくのを感じるにしたが い、自分が体と調和しながら努力しているのだという 感覚が大きくなっていくことでしょう。すると、自信 や自尊心といったものも高まっていきます。こういっ た変化は、仕事や人づきあいや恋愛関係について、大 きな変化や改善が必要になる問題をずっと先延ばしに しているとき、解決に向けて背中を押してくれる触媒 のようなものなのです。

　この、自分の体に対する信頼感の土台は、免疫シス テムの力を効果的に高めることにあります。自分の健 康状態に対する自信がなければ、どうして前向きで活 気にあふれた気分になれるでしょうか？　私の体は信 頼してもだいじょうぶと思えるようになれば、さら

上：肉体、感情、精神のバ ランスをいい状態にする ために、エクササイズは重 要な役割を果たします。

右：楽しく、前向きで、気 分が明るくなるような経 験が、健康を支える大きな 力になると言われていま す。

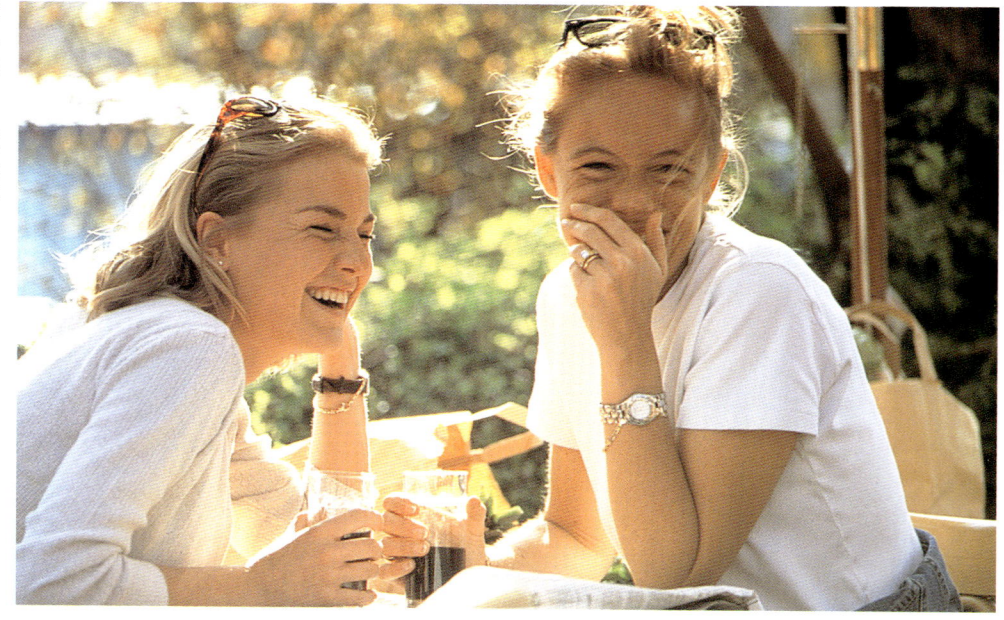

に、ちょっとした問題が起こったとしても、そのとき使える実用的なトラブル解決法を見つければ、最高の健康状態を手にできる確率は大きく上昇することでしょう。

ベーシックな自己防衛プラン

免疫システムのはたらき全体に影響を与える、4つの重要なライフスタイルの要素が、免疫システムの自己防衛プランの土台を作っています。その4つの要素とは：

- 心身のつながりと免疫力　　ポイントはストレスを軽減する方法と、前向きな考え方
- 内側からおこなうベーシックな体のケア　　栄養に重点を置く
- ベーシックなボディコンディショニング　　エクササイズ、水治療法、ディトキシング・スキン・ブラッシングなど
- 全身の根本的な防御　　代替医療や補完医療を使う

それぞれの要素についてあとで章を設けて説明しますが、ここで簡単に紹介します。

心身のつながりと免疫力

過剰なストレスが健康にマイナスの影響を与えることは、あまり知られていません。西洋医学の医師たちは、肉体、精神、感情面での過剰なストレスは、いくつもの症状を起こしたり、あるいは悪化させたりするとしています。感情的なストレスに対するネガティブな反応だとされる過敏性大腸症候群、緊張性の頭痛、偏頭痛、湿疹や乾癬などの皮膚疾患もその例です。

精神神経免疫学という比較的新しい分野では、精神と感情の健全なバランスと、免疫システムの良好なはたらきとの重要な関連性が発見されています。つまり、私たちが日々の生活の中でどんなふうに考え、どんな感情をもって反応するかが、免疫システムの機能や、あらゆるレベルの健康の平均的なクオリティに大きく影響しているということです。

1970年代後半、ニューヨークのマウントシナイ医科大学でおこなわれた研究によると、身内との死別を経験したり、悲しみやうつ状態が長引いたりしたあと、免疫システムのはたらきが低下するという結果が出たといいます。感情面でのストレスに関連した問題として、動脈硬化、高血圧、長引く消化器系の問題などに発展する危険性もあげられています。

心と免疫システムの具体的なつながりが、イギリス

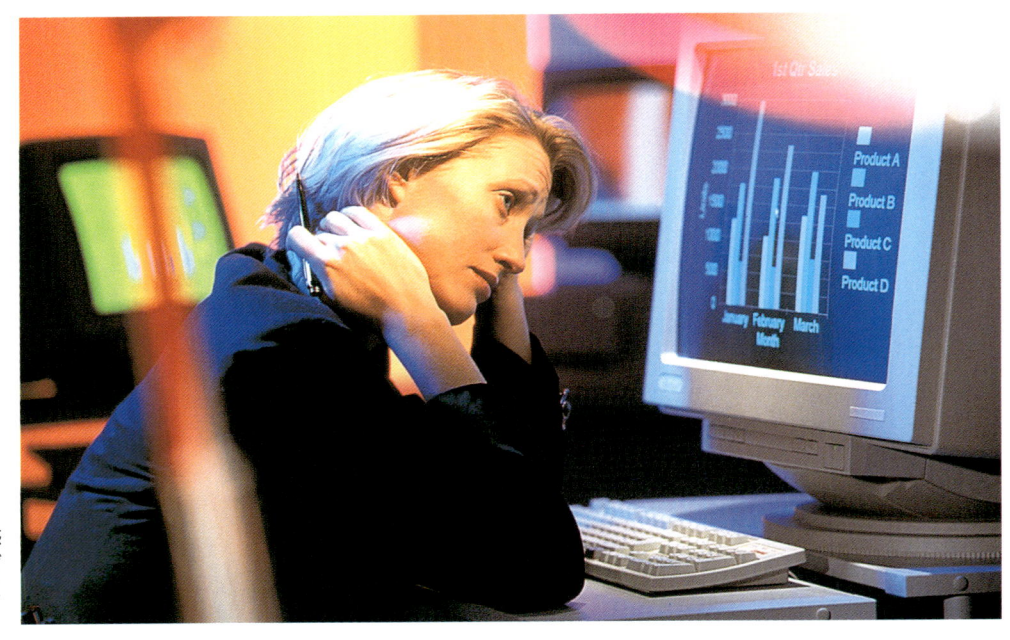

右：働きすぎによる疲労感などのストレスは、さまざまな慢性症状を引き起こすことがあります。

のレディング大学が実施した最近の実験で明らかになりました。実験の対象者のうち、意識的に楽しいことを思い出してもらった人たちは、思い出す行為の前とあとにとった唾液のサンプルを見ると、あとのほうが免疫抗体が増えていました。逆に、つらい経験や罪悪感を持っている経験を思い出してもらった人たちは、抗体が減っていたのです。

ストレスがたまってくるといつも同じような症状が出るのは、そのストレスが免疫力にマイナスの影響を与えているからだということに気づくと、以前は不可解だったことが、ああそうだったのか、と納得できるようになります。肉体的、精神的、感情的なストレスと闘いながら苦しい状況を突き進んだ末に、状況が少し楽になったとたんに病気で倒れるのは実によくあることです。その病気はインフルエンザや重い風邪、偏頭痛のこともあれば、消化器系の激しい不調で、消耗しきって動けなくなることもあるでしょう。

こういうことが起こるのは、体の中に理由があります。ストレスが最大レベルに達して、しかもそのままの強さで長期にわたって継続すると、私たちの抵抗力は衰えていきます。すると体は、「コーピング機構」と呼ばれる驚くべきメカニズムを発揮し始めます。つまり、まるで体が、今倒れたら悲惨なことになってしまうと知っているかのように、ストレスが最高潮にあるときにも人が動き続けられるようにしてくれるのです。実際はエネルギーを使い果たして「ガソリンがからっぽ」の状態にもかかわらず、アドレナリンを頼りに何とか動いているのです。

直接的なストレスのもとが解決して状況が落ち着き始めると、体は「このへんでちょっとダウンすることにしよう」と決めます。偏頭痛が持病の人がかならずと言っていいほど、締め切りが終わったとたん、あるいは週末や休日、言いかえれば休んでも大混乱をきたさないときに偏頭痛が起こるのは、こういう理由があるのです。しばらく寝ていなければならないような激しい症状が起きるのは、ストレスの疲れをこうして癒しなさいという体からのシグナルなのです。

こんなことが稀にしか起こらないのであれば、対処はできます。しかし、回復するまもなく同じ症状を繰り返すようなときは、ストレスを軽減するテクニックについて真剣に考えたほうがいいでしょう。本当に健康な状態になるために、状況を好転させようと思うなら、これは欠かせないことです。

ストレスを追放するテクニックと、否定的な思考パターンを避ける方法については、第6章の「リラクゼーションで高める免疫力」(P.96)に詳しいアドバイスを掲載しています。

「週末」や「休日」に起こる偏頭痛は、まちがいなくストレスのたまりすぎを示しています。

内側からおこなうベーシックな体のケア:

栄養健康と体力を維持するために、毎日の食べ物の質がとても大きな意味を持つということに気づいていない人は、もうほとんどいないでしょう。使い古された表現ではありますが、まさに「食べ物がその人を作る」のです。エネルギーや熱を生み出し、体の組織を作り、維持し、修理するといった基本作業をおこなうために体が必要とする基礎的な物質は、私たちが食べるものから取り入れられます。

だとすれば、くだらないものを体に入れれば、その結果返ってくるのもくだらないものだと言えそうです。ジャンクフード中心の食生活で、喫煙の習慣を持ち、アルコールを大量に摂取し、コーヒーや濃い紅茶や炭酸飲料などカフェインが多量に含まれた飲み物を飲んでいては、はずむような健康を謳歌するというわけにいかないのは当然です。このような食事は、体に必要な基本的栄養素がいちじるしく不足しているのはもちろん、体から必須栄養素を奪うだけで、価値あるものは何も返さないという有害なはたらきまであります。

免疫力増進効果があると言われる食品を毎日の食生活に取り入れることを心がければ、健康な生活を送れる確率が大きくなります。きびしくて味気ない、制限だらけの食生活にする必要はまったくありません。真の健康を手にするために欠かせないのは、バランスのとれたやり方にしたがうことと、自分が口にするものから喜びをもらう感覚を取り戻すことなのです。

健康と体力を最大限に高めたいなら、ジャンクフードを食生活から追い出しましょう。

食事に対してあまりに気難しく制限を設けようとすると、ジャンクフード中心の食生活とはまた別の、重大な問題が起こりかねません。免疫力を最大限に高めるための食事プランを立てるにあたっては、周囲からの孤立感や疎外感を抱かせない、バランスがよく変化に富んだ食生活を目指しましょう。活力が増すにつれて意識もエネルギーも活発になりますから、同じものを口にしても以前よりおいしく感じるようになるはずです。

免疫力を高めるための正しい食生活については次の章で詳しく説明していますが、ここで基本的な方針をまとめておきましょう。

- 基本的な食品の中に、新鮮な生野菜とくだものをできるだけたくさん取り入れましょう。免疫力増進に大きな効果のある抗酸化栄養素を豊富に含んでいるものは、特に大切です。こういった野菜やくだものは一般的に、あざやかなオレンジ色、赤、濃い緑、黄色をしているので、すぐにわかります。
- 脂肪分の多い魚、低温圧搾の植物性バージンオイル、ナッツなどに含まれる必須脂肪酸（EFA）を習慣的に摂取しましょう。
- 湧き水をろ過するか、市販の湧き水をたっぷり飲んで、体内を洗い流し、肌質を改善し、便秘で体内にたまった有害物質から体を守りましょう。
- 豆類と全粒の穀物やシリアルを組み合わせて、植物由来の完全タンパク質を豊富に摂取しましょう。
- 米、パスタ、小麦粉はかならず全粒タイプのものを選び、精製された製品はできるだけ避けましょう。
- 乳製品が好きな人は、毎日たくさん食べるのはやめ、たまのごちそうとして食べましょう。
- 食品を選ぶときは、有機栽培のもの、放し飼いのも

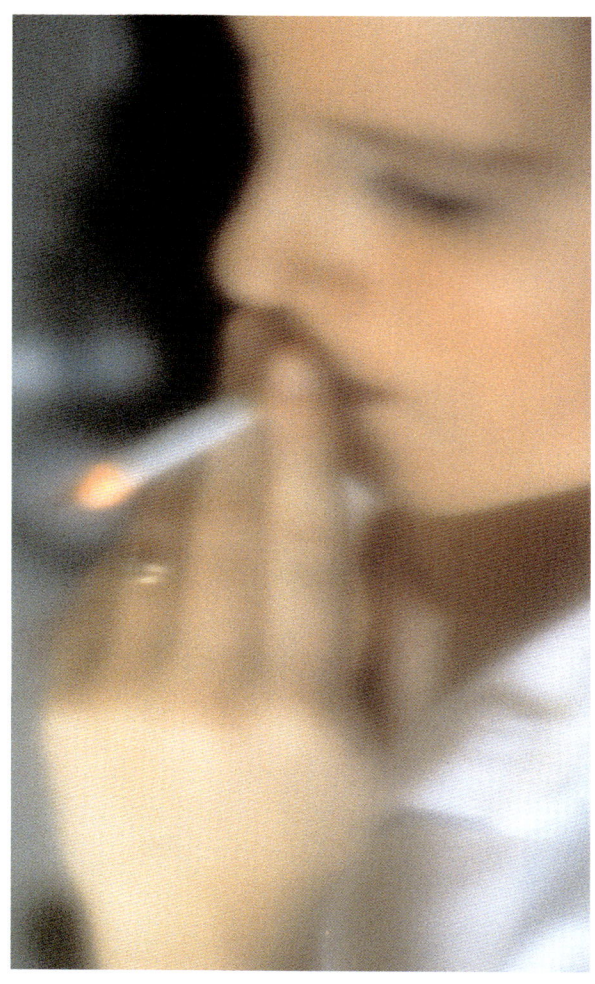

上：喫煙は健康の大敵です。また、外見の早期老化の大きな原因にもなります。

のを選ぶようにつとめましょう。
- 人工的に寿命を延ばすために、過度に手を加えられたようなものは避けましょう。乾燥、缶詰、真空パックなどの処理や、あきれるほど多種多様な保存料や添加物がこれにあたります。
- 精製した白砂糖を多量に含む食品の代わりになるものを見つけましょう。炭酸飲料がやめられないのなら、甘味料を使用していない果汁100パーセントのフルーツジュースと炭酸ミネラル水で作られた炭酸飲料が豊富にありますから、その中から選んでください。自然製法のシリアルバーや、ハチミツで味つけをしたオーガニックの全粒小麦ビスケットなら、甘い物好きの人も満足できるはずです。白砂糖を大量に加えていない缶詰のベイクトビーンズ（インゲン豆のトマトソース煮）も探してみましょう。
- アルコール、コーヒー、お茶の摂取に気をつけましょう。これに対する取り組み方については、第3章の「栄養で高める免疫力」（P.34）でアドバイスしています。
- 喫煙も間接喫煙も、どんなことをしても避けましょう。禁煙の方法についての有益なアドバイスは、免疫システムを保護し、強化するためになぜ禁煙が重要なのかという説明とともに、次の章に載っています。

ベーシックなボディコンディショニング：エクササイズ、水治療法、ディトキシング・スキン・ブラッシング

　エアロビクスのエクササイズを定期的におこなうのは、全身の健康にはかり知れない効果があります。エアロビクスがフィットネス・プログラムの一部であって、他にも筋肉ストレッチング、体の柔軟性、スタミナ、リラクゼーションに効果のあるエクササイズが含まれている場合は、特に大きな効果があります。このような運動を組み合わせることにより、体力や体型、エネルギーの量や情緒面での健康に目をみはるような効果が表れます。しかし、このプランでもまた、免疫システムを高めることが不可欠な要素なのです。

　理由を説明しましょう。刺激の少ない運動を定期的におこなうと、心臓と肺の調子がととのい、吸いこんだ酸素を最大限に活用できる能力が高まります。さらに、感染症との闘いで中心的な役割を果たすリンパ液の流れに大きな刺激を与えます。

　定期的なエクササイズは、セリュライトの生成を抑えるという形で、美容面にも重要な貢献をしてくれます。セリュライトの症状の程度や広がり具合に、いちじるしい改善が見られた場合、それは免疫システムが順調にはたらいているしるしなのです。セリュライトに対処し、最小限にとどめる方法については、第6章

右：水泳は、楽しみながら心臓と肺の調子をよくする運動の代表です。

ライフスタイルの要素と免疫力

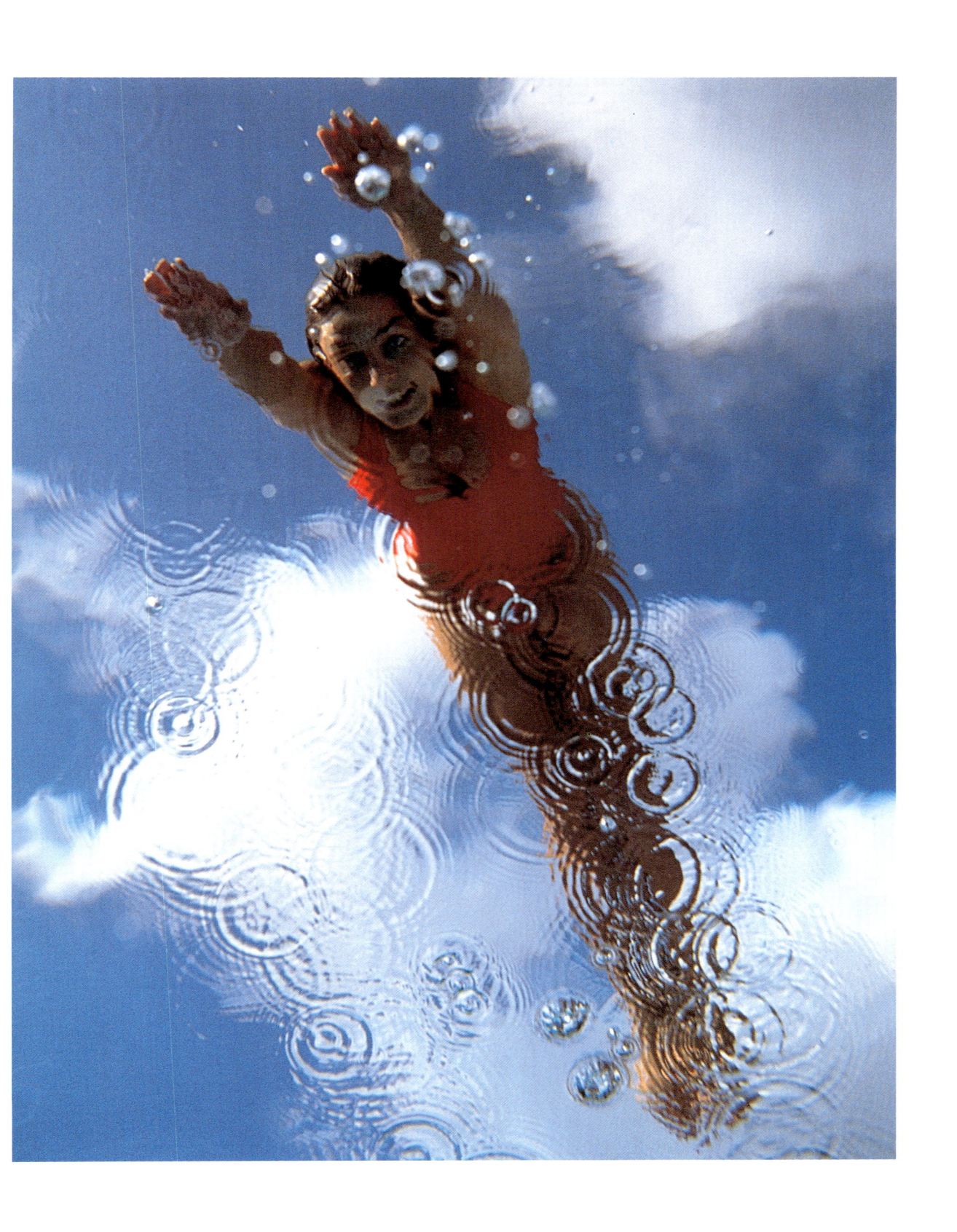

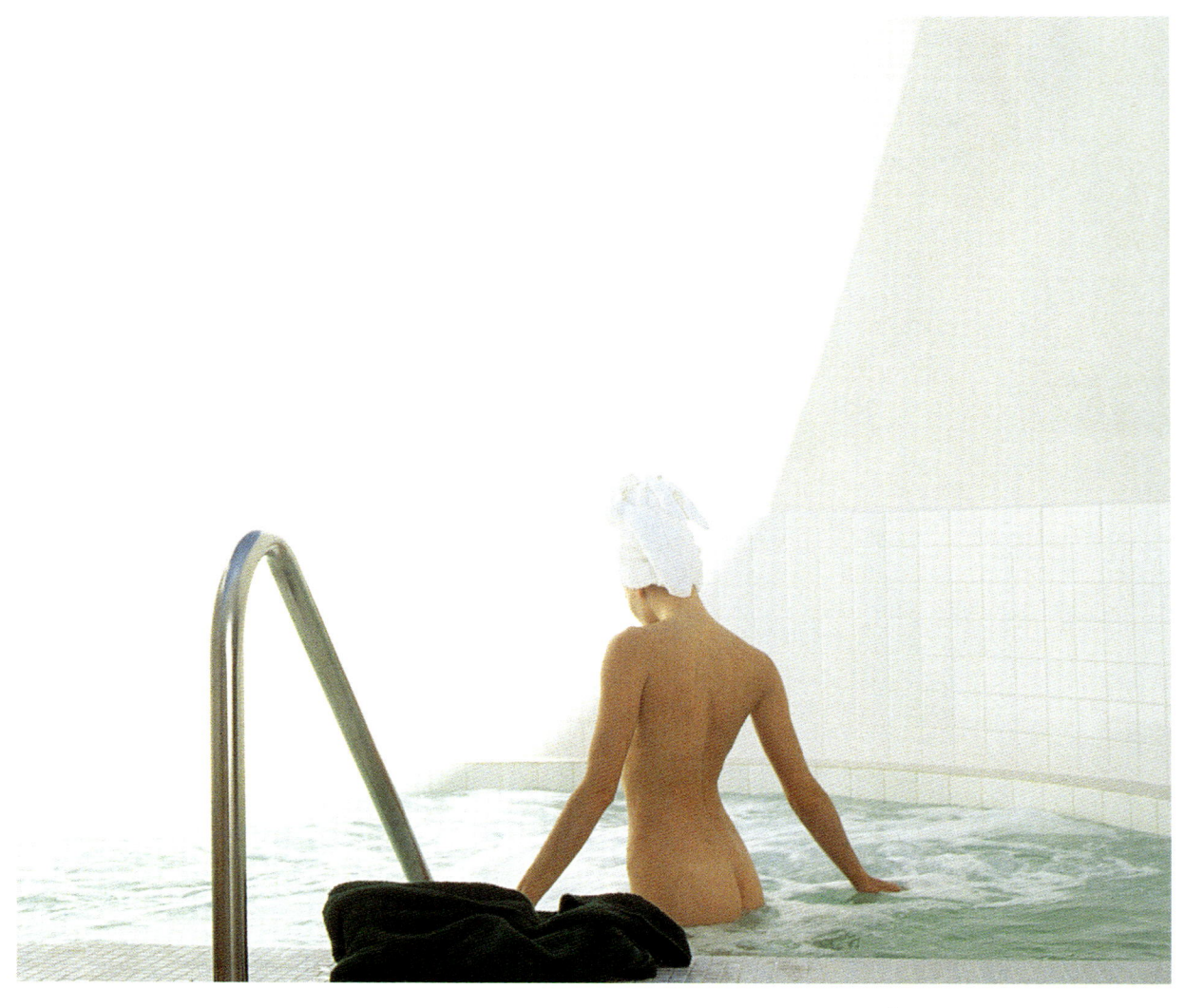

上：水治療法はリンパ液の流れを刺激し、
免疫システムのはたらきと肌の弾力を改善します。

「エクササイズとボディコンディショニング・テクニックで高める免疫力」(P.96)で詳しく説明されています。

　エクササイズのコースを選ぶときの絶対条件は、楽しみながらやれること、そして自分の体質に合っていることです。この条件を満たさないエクササイズプランは、失敗に終わるのが目に見えています。死ぬほど退屈な運動を、何がなんでもやり遂げようと思う人などいないのですから。体にいいからやるべきだというプレッシャーを感じずにできるエクササイズは、いくらでもあります。かならず、楽しい、面白いと感じながらやれることを選んでください。ダンス、スキー、ローイングマシン、ウォーキング、パワーヨガ、サイクリング、水泳の他に、テニス、バレーボール、バドミントンなどのスポーツも候補に入れましょう。

　どんな運動を選ぶにしても、そのために決まった時間をさいて健康作りを続けられるよう、1週間のスケジュールに無理なく組みこめるものでなくてはなりません。フィットネス・プログラムを成功させる秘訣は、習慣的に続けること。なぜなら、最大の効果を得るには、比較的短い運動を、週に3、4回おこなうのがいいからです。何週間も何もせずにいて、ブランクを取

り戻すためにジムで2時間も3時間も死にもの狂いで頑張るよりも、全身の健康にはずっと大きな効果があります。たまに長時間の激しいエクササイズをするのは、健康にいいどころか、ケガや疲労を招きかねません。

適切なエクササイズ・プログラムの組み立て方のアドバイスは、第6章で豊富に紹介されています。

ドライスキン・ブラッシングのテクニックも、リンパ液が体内を効率よく流れるように刺激する、文字通り健康に「磨きをかける」貴重なテクニックです。このテクニックのメリットは、毒素を効果的に取り除き、栄養を効率よく各組織に送れることと、免疫システムのはたらきが、よりスムーズで活発になることです。ドライスキン・ブラッシングと水治療法の自宅での始め方は、第6章で取り上げています。

全身の根本的な防御：
代替医療と補完医療

西洋のハーブ療法、伝統的な中国医学、ホメオパシーのような治療体系を総称して「代替医療」と呼びますが、これは文字通り、西洋医学の治療に対するアプローチの「代替」となる、根本的に異なる見解を持っているからです。

従来の医学的見解では、人体の機能を説明するのに機械的な用語を使います。そういう見方をすると、体とは、高度な精密部品が相互に依存しながら、複雑に組み合わさってできているものだということになります。すべてが順調に動いているとき、体は、周囲の変化に順応する無限の力を持っている超高性能マシンのように思えます。しかし、このスーパーマシンに故障が起こり得る理由はいくつもあって、ただちに修理しなければ、やがて不健康の徴候や症状が浮かび上がってきます。

体のスムーズなはたらきを妨げる一般的な要素としては、特定の感染症、事故、ケガの他、肉体の酷使などがあげられます。また、西洋医学の観点から見た老化のプロセスは、体を使用し続けた結果の消耗が、関節や筋肉の炎症や痛みなどの症状として現れる、というものです。

喫煙、必須栄養素の不足した質の悪い食事、アルコールの過剰摂取などの不健康な生活態度とストレスも、体のシステムのスムーズなはたらきを故障させる要素として、最近とみに認識されています。不健康な生活態度による有害な要素が一時的なものであれば、体は順応してうまく対処することができます。しかし、そのプレッシャーが長く続きすぎると、やがて限界が来て、不調のサインが表れ始めます。よくあるサインとしては、いつまでもエネルギーが低下した状態が続いたり、リラックスすることができなくなったり、あるいは消化不良、食欲不振、下痢と便秘を繰り返すなど、数多くの消化器系のトラブルも含まれます。

病気に対するこの機械的なアプローチの延長として、西洋医学の薬物治療の大部分は、特定の微生物や化学物質の不均衡、過剰な炎症などを体から排除することを目的としています。残念ながら、こういった「特効薬」を使ったアプローチは短期的には奇跡的な効果があるように見えますが、その反動で問題が起こっていることが立証されています。可能なかぎり能率的に効めを発揮する薬にしようと、多くの時間と労力とお金がついやされているにもかかわらず、薬物治療の結果、数多くの有害な副作用が表れるという問題が起きているのです。

このような問題がよく起こる薬品には、抗生物質、抗炎症薬、ステロイドがあります。この種の薬品はどれも、ネガティブな連鎖反応を誘い、新たな症状を引き起こす可能性を持っています。たとえば、抗炎症薬を使った結果、消化器系の不調が起きたり、抗生物質を使ったあとカンジダ症にかかったりして、その症状を取り除くためにまた違う薬を処方する必要が出てくるのです。

そうして処方された薬も、また新たな副作用を起こす可能性があります。どの症状が最初の病気のもので、どの症状が副作用によるものか、一目瞭然です。経口ステロイドのような強力な薬品が使われる場合、免疫システムを激しく低下させる効果があるため、副作用はますます不安な要素となります。

治療に対する代替医療のアプローチは、これとはかなり異なります。特定の細菌やウイルスに狙いを定めた治療法の発見に専念するのではなく、まず、その病気にかかりやすいのはなぜかということに集中します。たとえば、くしゃみをしている人の傍に立ってい

るだけで、ひどい風邪を引いたり喉が痛くなったりすることがあります。その場合、代替医療の専門家の治療は、体が断固として風邪に立ち向かい、撃退するのを応援するための効果的な方法を見つけることに専念するのです。

どの療法を選ぶかによって、体を強くする方法はまったく違ってきます。特定の漢方薬を使って、感染症に対する体の自然な抵抗力を刺激する方法もあれば、鍼(はり)治療や、その人向けに選ばれたホメオパシーの薬の場合もあるでしょう。

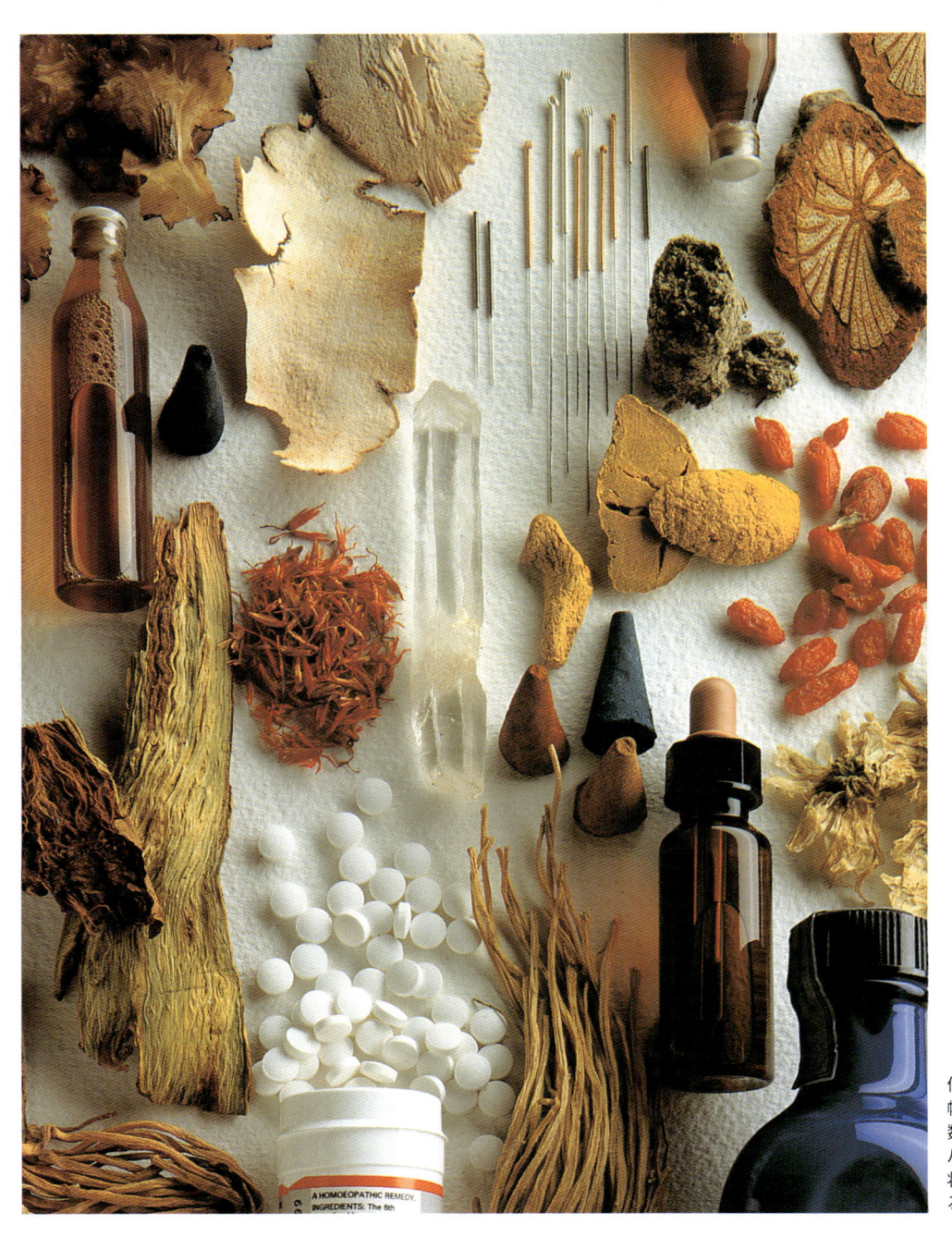

代替医療の専門家が使う、幅広い治療薬や道具の数々。代替療法の目的は、バランス、調和とも最高の状態まで全身を回復させることです。

代替医療の専門家は他にも、食事の質の評価、免疫力を増進する栄養素や栄養補助食品の提案、ストレス軽減法の研究などに取り組んでいます。情緒面でのストレスが大きかったり、あまりにも長引いたりしたあと、しつこい感染症にかかることが多いので、ストレス軽減法は特に重要です。

　あとの章で紹介する方法を使って自分で解決できる問題もありますが、訓練を受けた専門家の治療を受けるほうがいい結果を招く場合もあります。次にあげる問題のうち、2つ以上あてはまることがある人は、伝統的な中国医学、西洋のハーブ療法、自然療法、ホメオパシー、栄養療法のどれかが健康改善に大きく役立ってくれるでしょう。

- 心身ともにいつも疲労感があり、エネルギーが極度に低下していて、職場でも家庭でも、ごく簡単な仕事をやり遂げることさえできない。
- 年に1、2回以上、軽い風邪を引く。
- 皮膚に頑固な発疹が周期的に出て、完全に治りきることがない。
- 手足の指の関節に炎症、痛み、腫れなどのしつこい症状が、周期的に出る。
- 首、脇の下、脚のつけ根のリンパ腺が腫れる。
- 風邪を引いたあと、または体力が衰えているとき、繰り返し口辺ヘルペスにかかる。
- いつも肌がくすみ、荒れていて、ひどいニキビや腫れ物が出やすい。
- 繰り返し膀胱炎やカンジダ症にかかる。

　上にあげた症状のうち、2つ以上に日常的に悩んでいる場合は、「慢性」症状だということになります。つまり、何かしつこい症状に悩まされていて、どんなに時間と努力をついやしても完治しないということです。偏頭痛、カンジダ症、過敏性大腸症候群、ぜん息などが、慢性症状の代表的なものです。

　一方、激しい症状が単発的に起こり、ひとりでに消えてそのあと再発する気配もない場合、これは「急性」に分類されます。急性の病気には、1度かぎりの緊張性の頭痛、二日酔い、食中毒、インフルエンザ、転倒したための打ち身などがあります。

　急性の症状は、あとの章で説明されている方法を使ってうまく対処できるはずです。自力での治癒力を高めるために代替療法を使うと、自然に起こる現象のプロセスが速まるからです。その結果、症状の程度も持続時間も軽減され、症状をこじらせる心配もまったくありません。

　何よりも大切なのは、代替医療が目指すのは、副作用をともなうリスクを負いながら特定の微生物を排除することではなく、全身を健康な状態に修復することだという点です。だからこそ、代替医療による治療が成功したとき、その効きめは穏やかで、効果的で、深刻な副作用の心配もまったくないのです。

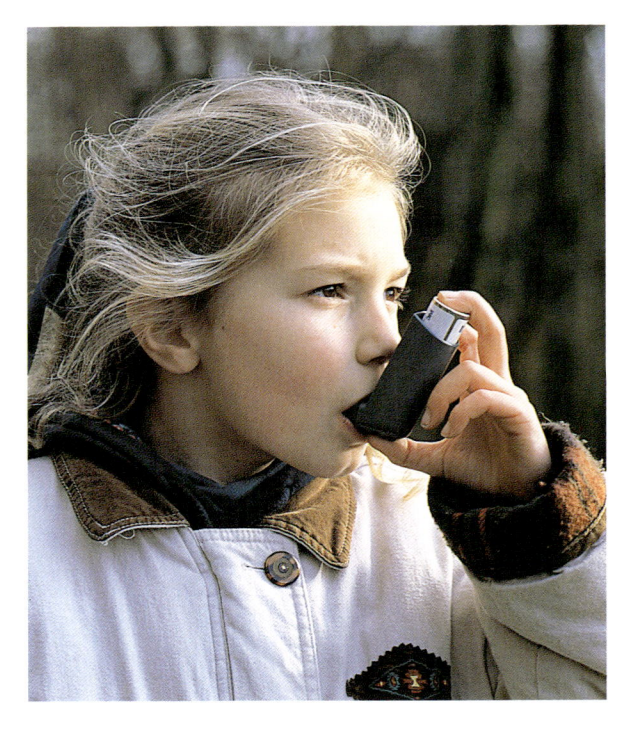

上：ぜん息などの慢性症状に対する代替療法は、かならず訓練を受けた専門家がおこなわなければなりません。

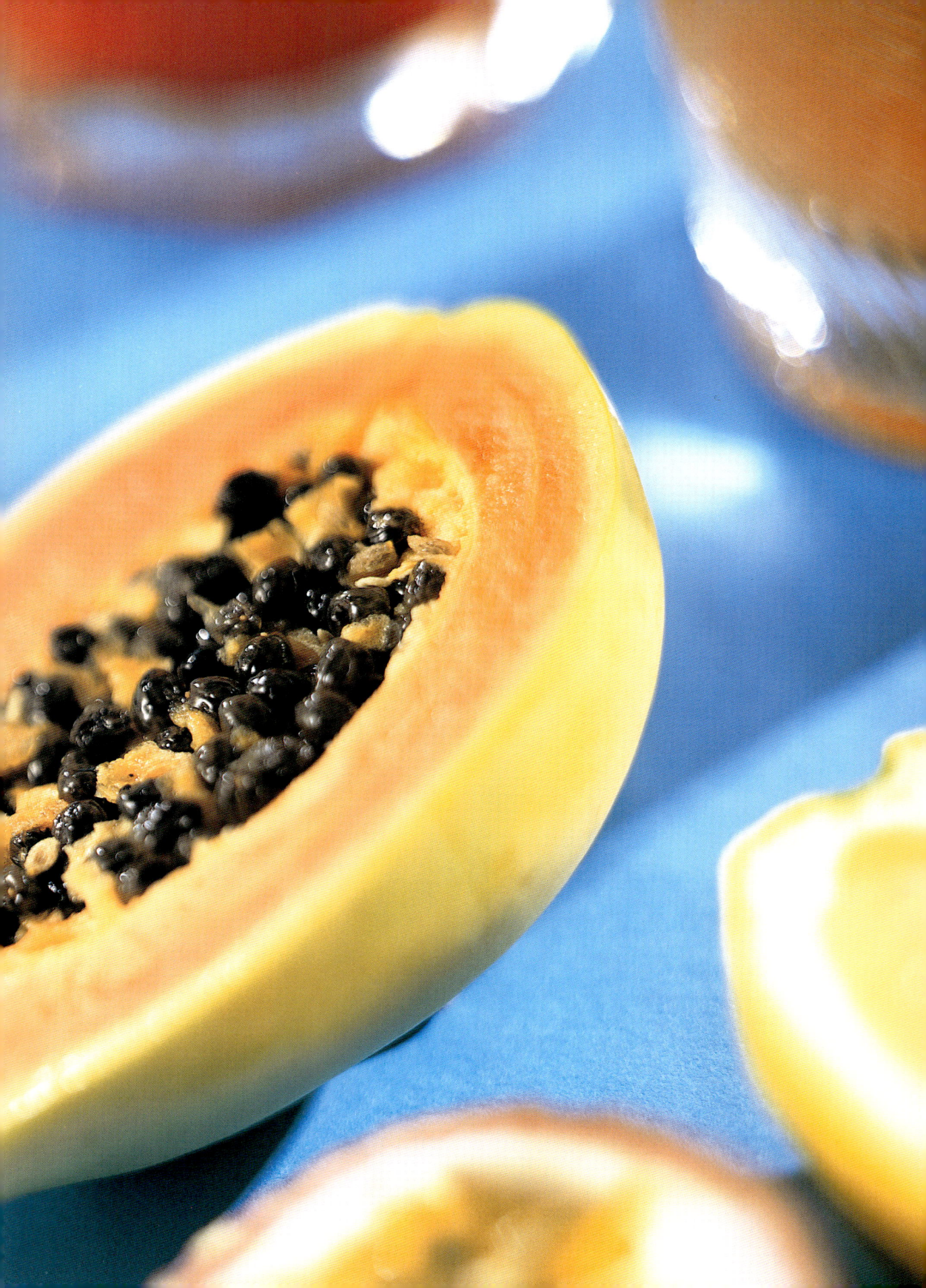

この20年から30年で、食生活や店で手に入る食品がさま変わりしたことを考えると、食事情がぜいたくになったと感じている人は多いことでしょう。さまざまなファーストフードや世界各国の食品、エキゾチックな食材が、ふつうのスーパーマーケットの棚にところ狭しと並んでいるのは圧巻です。

私たちの食べ物に対する関心は、完璧なゆで卵の作り方などという基本的なテクニックから、タイ料理、イタリアン、フレンチ、インド料理を最初から作る高度なテクニックまで、あらゆる面から料理というものを取り上げるテレビ番組にもよく表れています。

しかし、何でも手に入り、種類が増えたからといって、食生活が豊かになったとはかぎりません。目移りするほどたくさんの魅力的な食べ物の中から選べるのだから、以前とは比べものにならないぐらい健康な食生活を送っているのだと思うのもしかたないかもしれません。残念なことに、そうとは言いきれないのです。現在、一般的である多くの病気が、私たちの食生活に原因があると考えられるからです。

自然のままの姿で店頭に並ぶ食品はさほど問題がありませんが、健康上のトラブルの根源になっているのは、加工をほどこされた食品です。ファーストフード、ポテトチップスや塩味のローストナッツ、炭酸飲料、紅茶、コーヒー、アルコール、チョコレート、精製した（白）砂糖と小麦粉を原料とする食品、大量の保存料を使った、動物性脂肪あるいは硬化脂肪を含む食品などはすべて、日常的に口にしていると、いつも何となく調子の悪い健康状態をもたらします。

良い面に目を向けてみると、逆に食生活で健康になるのも可能であること、そして、免疫力を高め、健康と活力にあふれた毎日を送るための食事プランを組み立てるのは簡単だ、ということです。成功のコツは、免疫システムに有益な食品、そうでない食品を知ることです。それさえしっかり把握すれば、あとは自由に、免疫力増進のための必須栄養素が詰めこまれているだけでなく、食べておいしく、健全な人づきあいにも支障をきたさないように融通のきく、活力を高めてくれる食事を探せばいいのです。

基本的な考え方

免疫力を高める食事プランを作るときの基本的な考え方は、現代人にとってのヘルシーな食事を考えるときと、多くの共通点があります。こまかい点は多少違っているかもしれませんが、これだけは覚えておかなければならないというポイントはほとんど同じです。これから紹介していきましょう。

■ 全粒タイプの製品、玄米、できるだけたくさんの新鮮な生野菜とくだものなど、元の姿になるべく近い

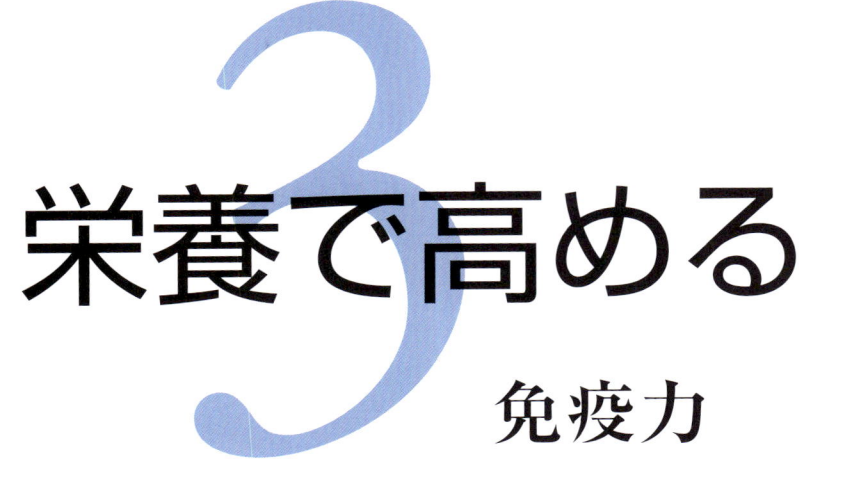

栄養で高める
3 免疫力

食品を選びましょう。精製や保存処理の過程で、食品の持つ栄養素の多くが取り除かれてしまうので、これは重要なポイントです。たとえば全粒粉のパンを選ぶと、ビタミンBとE、たっぷりの食物繊維という、体のためになる栄養素を摂取できます。精製した白い小麦粉には多くの栄養素が不足しているうえ、処理過程で小麦の外皮や麦芽が取り除かれるため、必須食物繊維も欠けています。小麦以外の穀物、たとえば米にも同じことが言えます。白米か玄米かの賭けなら、玄米に賭ければまちがいなく大きな配当金が返ってくるのです。

免疫システムに最大の効果を与えるためには、毎日、新鮮なくだものと野菜を少なくとも5ポーションとるように心がけましょう。

■ 寿命を延ばすために手を加えられた食品は避けましょう。フリーズドライ、真空パック、缶詰、乾燥、放射線照射などの処理を受けた食品をすべて含みます。このような形で処理された食品は、話にならないほど栄養価に欠けることが多く、おまけにほとんどが、見た目と風味をよくするために、あるいは新鮮な状態だったときの見た目と風味を多少なりともうかがわせるように、化学添加物や保存料や着色料漬けにされています。こういった処理過程で使われる化学物質は、体内の解毒器官にとってたいへんな負担となり、免疫システムのはたらきも大幅に衰えさせます。この関連性に、すでに気づいている人もいるでしょう。たとえばグルタミン酸ソーダのような化学物質は、頭痛や、大量の鼻水とカタル症状を

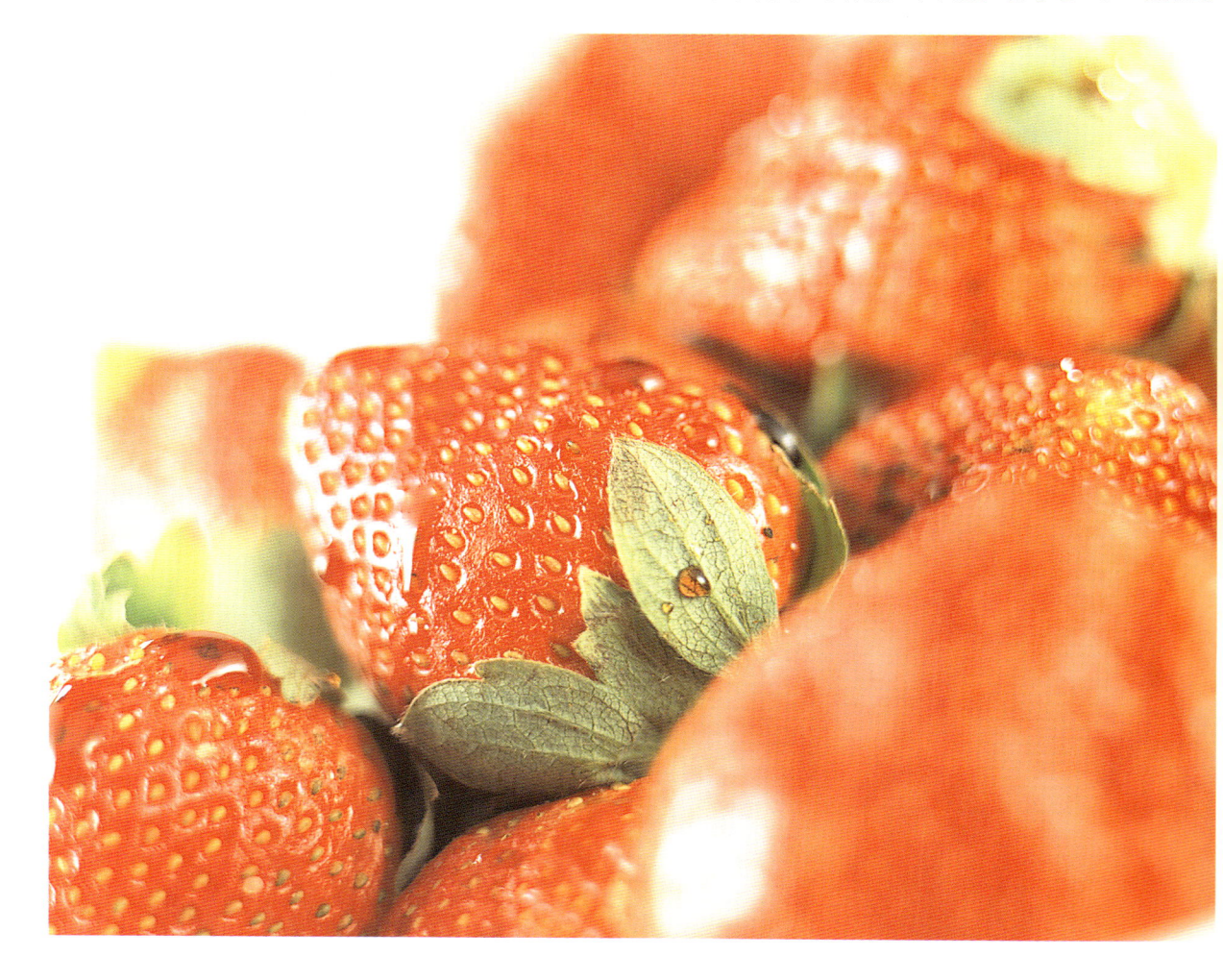

炭酸を含まないミネラルウォーターを毎日、一定の量飲むと、軽度の脱水症状による問題を防ぐことができます。

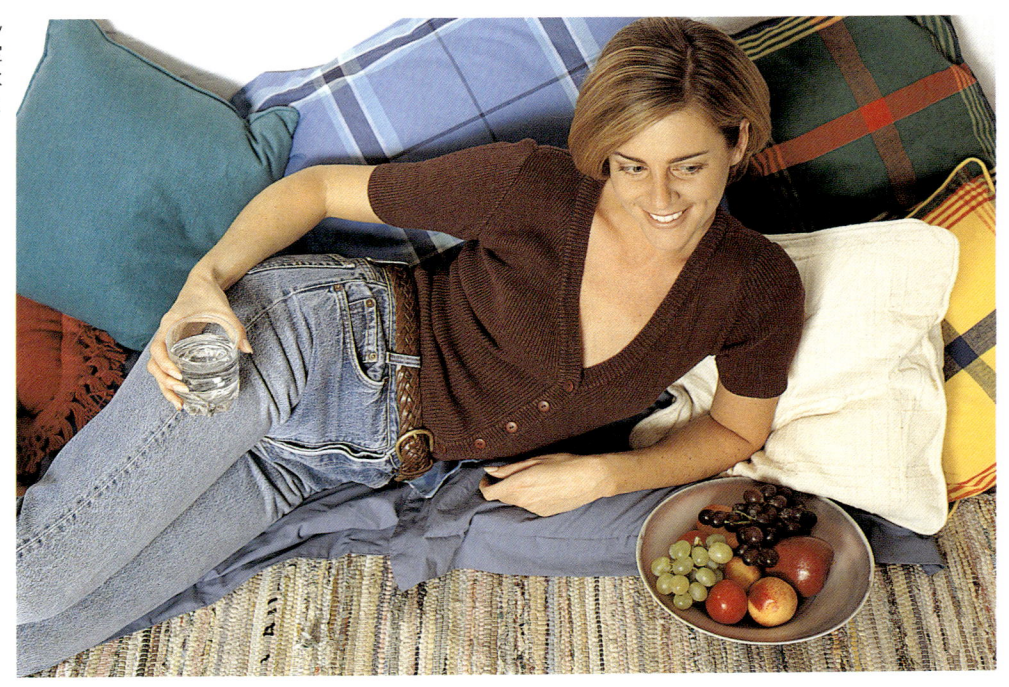

ともなうクシャミなどのアレルギー症状を引き起こします。こういった症状は、何かがおかしいという体からのシグナルです。

- 新鮮な野菜とくだものには、免疫力を高める物質がたっぷり含まれていますから、頻繁に食べましょう。野菜とくだものから最大の効果を得るためには、毎日食べなくてはなりません。新鮮なくだものや野菜を毎日少なくとも5ポーションとることが必要ですが、それが難しければ、ジュース（しぼりたてのジュースが理想的です）でもかまいません。年齢などの要素で個人差がありますが、1ポーションは生の食品でカップ1杯、加熱したものでカップ2分の1杯ぐらいと考えてください。
- ろ過した水道水かミネラルウォーターを、毎日大きめのグラスに6杯飲んで、軽度の脱水症状が起こらないようにしましょう。ここで大切なのは、紅茶やコーヒー、コーラなどでも水分補給できるという勘違いをしないことです。こういった飲み物は、健康におよぼす他の害に加えて利尿作用もあるので、体内から水分を追い出してしまいます。そのため、水分補給に役立つどころではなく、脱水症状の問題を起こすほうに加担してしまうのです。軽度の脱水症状で長く悩んでいる人は、繰り返し頭痛に襲われたり、肌荒れ、消化器系の問題、頑固な便秘などの症状が見られます。便秘が慢性になると、体の解毒器官にはさらに負担がかかることになり、健康状態やエネルギーのレベルを少しずつ、執拗にむしばんでいきます。
- 赤身肉や乳製品などの動物由来以外のタンパク質を探しましょう。動物由来のタンパク質には完全タンパク質が凝縮されていますが、たくさんの量を頻繁に食べると、さまざまな健康上の問題を引き起こします。かわりに、オーガニックの乳製品と脂肪分の多い魚を少量ずつ食べたり、全粒穀物（玄米など）と豆類を頻繁に食べることを心がけてください。このような2種類の食品群を組み合わせると、有益な食物繊維とともに、体が必要とする完全な形のタンパク質を供給してくれます。
- 精製した（白）砂糖を含む食品は、できるだけ避けましょう。最初はとてもできそうにないと思っても、免疫力と体力を増強したいと思うなら、やるだけの価値は充分にあります。炭酸飲料、ケーキ、ビ

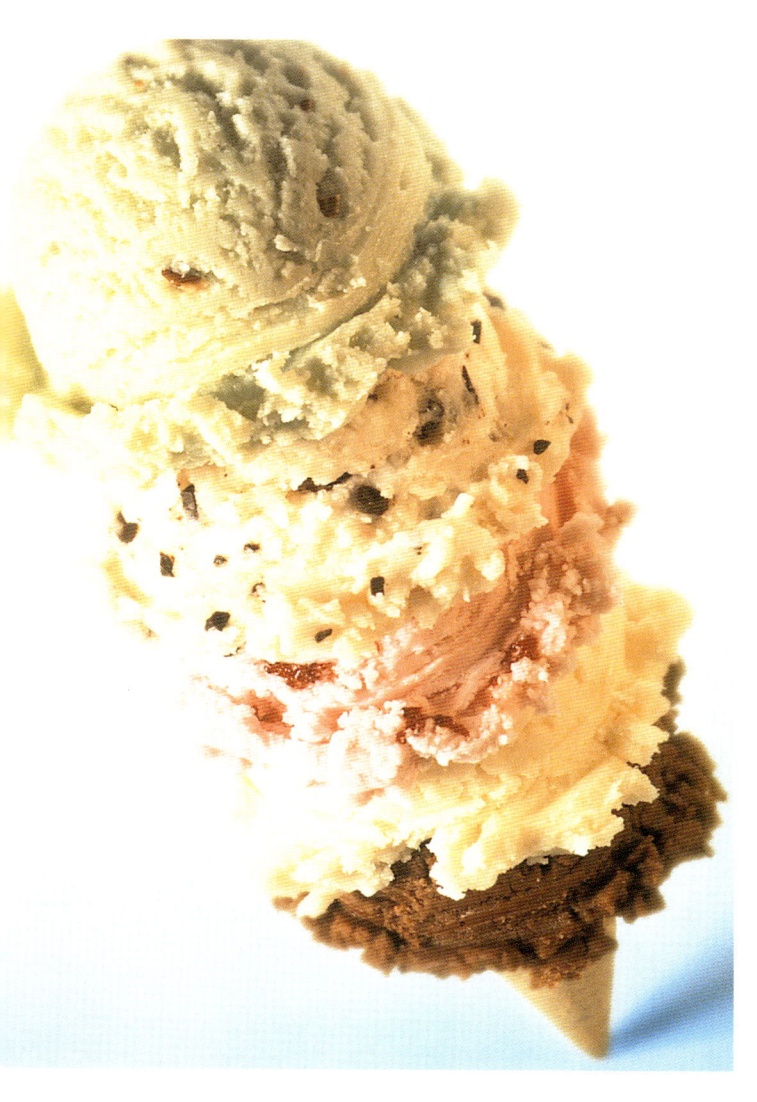

上：市販のアイスクリームはほとんどが、精製した砂糖と飽和脂肪を怖いほど多量に含んでいます。

スケット、アイスクリーム、ベイクトビーンズのようなインスタント食品には、精製した砂糖が驚くほど多量に「隠されて」います。こういう形で砂糖を飲んだり食べたりするのは、健康には百害あって一利なしです。精製糖を多量に摂取する食生活を送っていると、肥満や心臓病、糖尿、虫歯にかかる危険性が大きくなります。それだけでなく、砂糖には免疫システムを抑制する効果があると言われ、その効果は、砂糖の摂取量に比例して大きくなります。ま た、白砂糖をとりすぎると、気分のむらが激しくなったり、胃酸過多になったり、カンジダ症を繰り返したりすることがあります。

- 食べ過ぎを避けましょう。特に、砂糖や乳製品由来の不健康な脂肪など、免疫システムを抑制する食品、あるいは免疫システム抑制効果のあるトランス脂肪酸を含む食品、赤身肉を避けると、免疫力増進に多大な効果があります。このような食品のかわりに、ヘルシーなサラダ、新鮮なくだもの、野菜、豆、穀物、全粒小麦粉製品、脂肪分の多い魚が中心の食生活にすると、免疫システムに効果があるのはもちろん、太りすぎが原因の心臓病といった健康上の問題を避けるのにも役立ちます。

- タバコを避けるのは、免疫システムを保護し、サポートするための絶対条件です。タバコといえば、肺癌、心臓病、気管支炎のような慢性の肺の病気、骨粗鬆症(こつそしょうしょう)（骨密度の低下）をはじめ、嫌になるほどさまざまな健康上の問題を引き起こすことが知られています。さらに、喫煙は体内のフリーラジカルの生成を促します。フリーラジカルは体内の他の分子を傷つけたり破壊することのできる、非常に反応性の大きい分子です。外見の早期老化と密接につながっていると見られており、また、アテローム性動脈硬化、痴呆、癌などの変成疾患に非常にかかりやすくなる原因とも言われています。フリーラジカルはタンパク質の「架橋（橋かけ）」のプロセスにおける大きな要因で、皮膚のたるみやシワなど、美容面での早期老化に影響を与えます。この、手のつけられない暴れ者のフリーラジカルは、細胞レベルでも破壊的な影響を与える可能性があり、DNAやRNA（リボ核酸）に有害な影響をおよぼすため、前癌性の変化が起こりやすくなります。フリーラジカルの生成は、溶剤、農薬、放射線といった環境有害物質の数々と接触することで活発になりますから、自分も禁煙し、間接喫煙も可能なかぎり避けてタバコの煙を吸わないよう心がけるのは、フリーラジカルの量を減らすのに大きな効果があります。

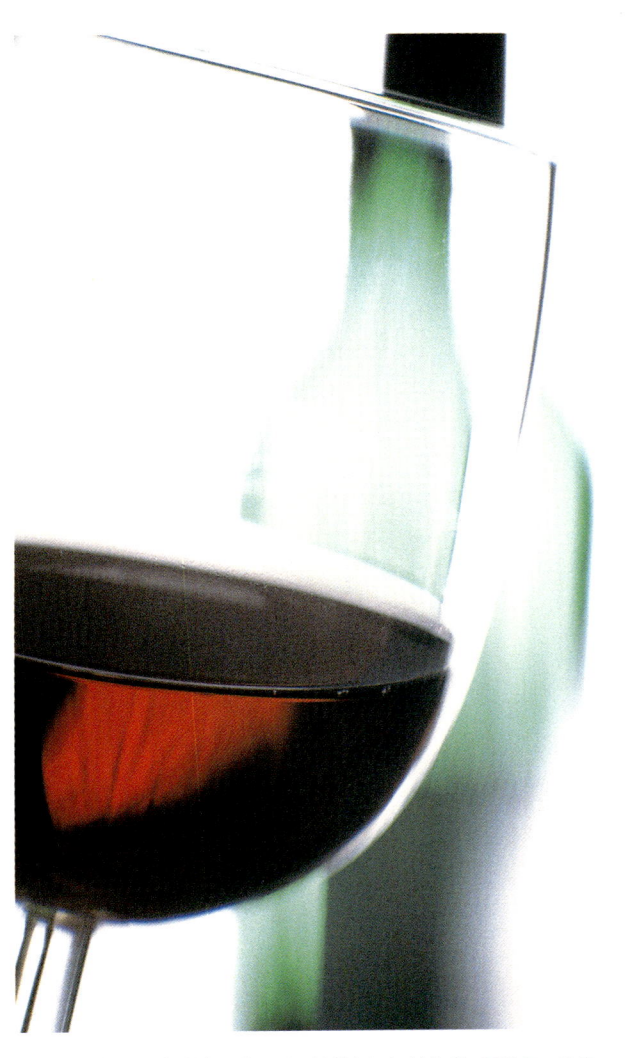

上：1日グラス1杯程度の赤ワインは体にいいけれど、アルコールの過剰摂取は肝臓に大きな負担を与えます。

体内の主要な解毒器官である肝臓に過剰な負担を与えないように、アルコールは適量を心がけましょう。赤ワインを1日グラス1杯程度の少量のアルコールは、循環器系には恩恵をもたらしますが、週間アルコール摂取勧告量ぎりぎり、あるいはそれを超える飲酒は、まちがいなく健康上の問題につながります。1週間の摂取勧告量の上限は、女性が14ユニット、男性が21ユニット。1ユニットはワインなら小さなグラス1杯、蒸留酒は標準規格で定められた量、ビールは半パイント（300ml弱）です。

免疫力を増強する食べ物

　免疫システムのはたらきを高め、保護するために、日々の食事に加えるべき基本的な食材を、これからいくつか紹介します。ここでの狙いは、最高の健康状態を手に入れるために、長期にわたって取り入れられる基礎的な枠組を作ることです。極端で過激な方法はあえて避け、がまんを強いられたり、追い詰められたりしたような感覚を持つことなく、長く続けられるものにしてあります。

　何よりも意味があるのは、排除すべき食べ物をきびしく並べ立てるのではなく、どんな食べ物を食事に加えればいいのかを説明している点です。また、柔軟性を持たせていますから、たとえば休日やクリスマスのパーティーシーズンにちょっとはめをはずしても、すぐに元のペースに戻すことができます。

　大切なのは、食べ物から最大の効果を得るには、その食べ物があなたの味覚にとって魅力的かどうかを無視してはいけないということです。長期間を想定した食事プランにおいて、これは欠かせない要素です。もちろん、まず体内の解毒という過激なやり方から入る場合には、ここで紹介した基本的な考え方を応用して、もっと思いきった方法をとることもできます。しかし概して、食生活を長期的に変えていくことを視野に入れない過激な方法は、効果も短期間で終わりがちです。もっと現実的で、取り組みやすい方法をとれば、危険性のない有益な食事パターンを作るために必要な土台が手に入ります。

　最後にもうひとつ、食材の持つ免疫力増強効果を最大限に引き出すためには、食材のクオリティそのものと同じぐらい、調理方法も大切だということを覚えておきましょう。

新鮮なくだものと緑の野菜

　免疫力増強食事プランの中では、新鮮な生野菜とくだものをできるかぎり多く食べることが必須条件です。手に入る種類は季節によってやや異なりますが、大型スーパーマーケットではほとんど常時、さまざまな種類のくだものと野菜を置いています。非常にバラエティに富んだ種類がありますから、気分や予算、調

栄養で高める免疫力　39

理にかけられる時間に合わせて選ぶことができます。野菜やくだものを使って、サラダ、スープ、裏ごし、作りたてのパスタソース、手作りの野菜ジュースとフルーツジュース、キャセロール、クスクス、生野菜とくだものをスティック状に切ったひと口サイズのスナックなどが作れます。

　野菜とくだものを頻繁に食べることによって、免疫システムには多くのメリットがありますが、それには、濃いオレンジ色や黄色、赤、緑の野菜が持つ抗酸化栄養素がかかわっています。抗酸化物質については、次の章で詳しく説明されています。今の段階では、体内のフリーラジカルがおよぼすマイナスの影響と闘うとき、頼りになる物質であることを知っていれば充分です。つまり抗酸化物質は、老化防止効果を持つとともに、さまざまな変成疾患から私たちを守ってくれる、重要な物質だと言えるでしょう。

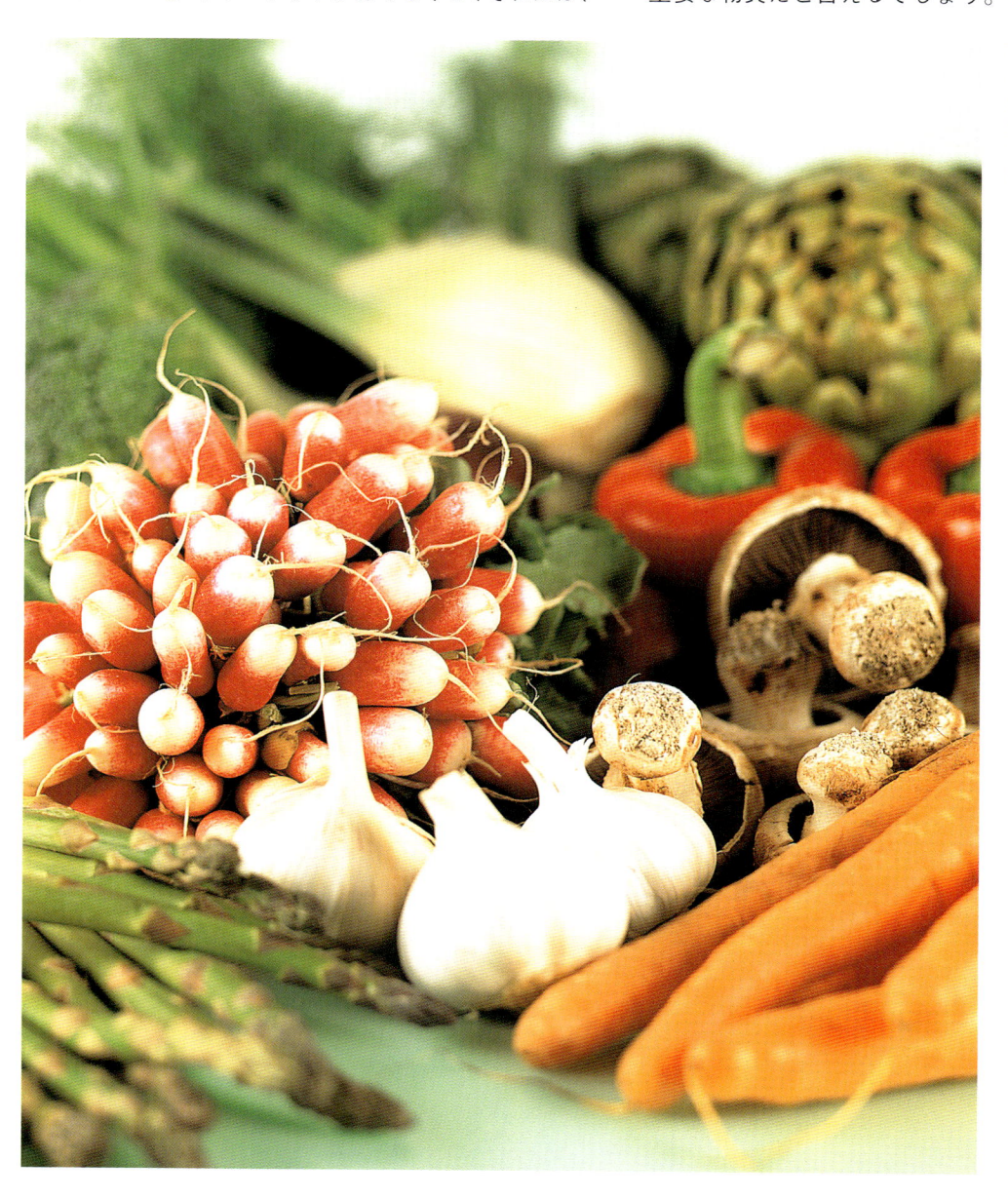

左：オレンジ色、赤、緑の野菜は抗酸化栄養素の宝庫。抗酸化栄養素は、免疫システムのはたらきを高めるのに欠かせない存在です。

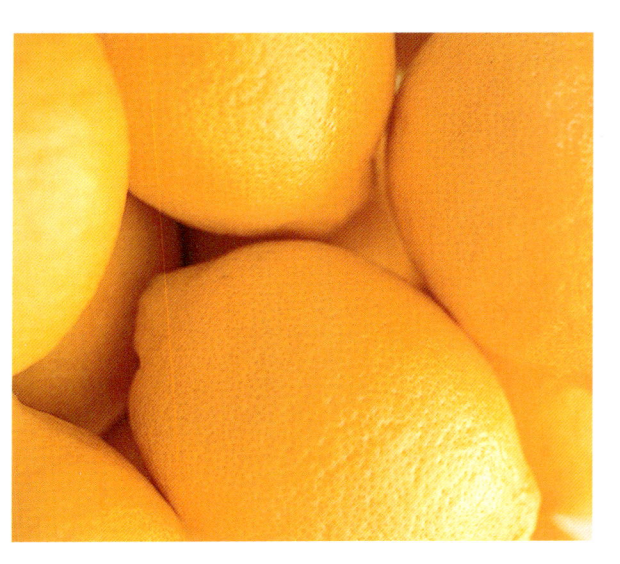

上：柑橘類の例にもれず、レモンにもビタミンCが豊富に含まれています。ビタミンCは健康と免疫システムの正常なはたらきに欠かせない栄養素です。

柑橘系のくだもの

　オレンジやレモン、グレープフルーツなどの柑橘類にビタミンCが多く含まれていることは、よく知られています。一方、体にとって不可欠な栄養素であり、免疫システムの強い味方でもあるビタミンCが、他のくだものや野菜からも摂取できるという事実は、それほど知られていません。たとえばキーウィフルーツ、濃い赤色のベリー類、ブルーベリーなど紫色のベリー類、トマト、ピーマン、濃緑色の野菜などです。柑橘類が体質に合わないなど、食物に敏感な人には特に嬉しい情報でしょう。

リコピンを含有するくだもの

　トマトやスイカ、グアヴァ、グレープフルーツには、カロチノイドリコピンが豊富に含まれています。カロチノイドリコピンは脂溶性の栄養素で、免疫システムに強くはたらきかけて癌を予防すると考えられています。オリーブオイルは脂溶性ですから、トマトを食べる前に低温圧搾のオリーブオイルを少しかけると、トマトに含まれるリコピンの吸収率をよくすることができます。

ブドウ

　ブドウにはポリフェノールの1種であるレスベラトロールという重要な植物化学物質が含まれており、そのため癌予防に大きな効果があるとされています。また、セレン、ケルセチンの供給源でもあります。ブドウを食べると、コレステロール値やアレルギーの発症率が下がり、循環器系の状態が良好になるなどの効果

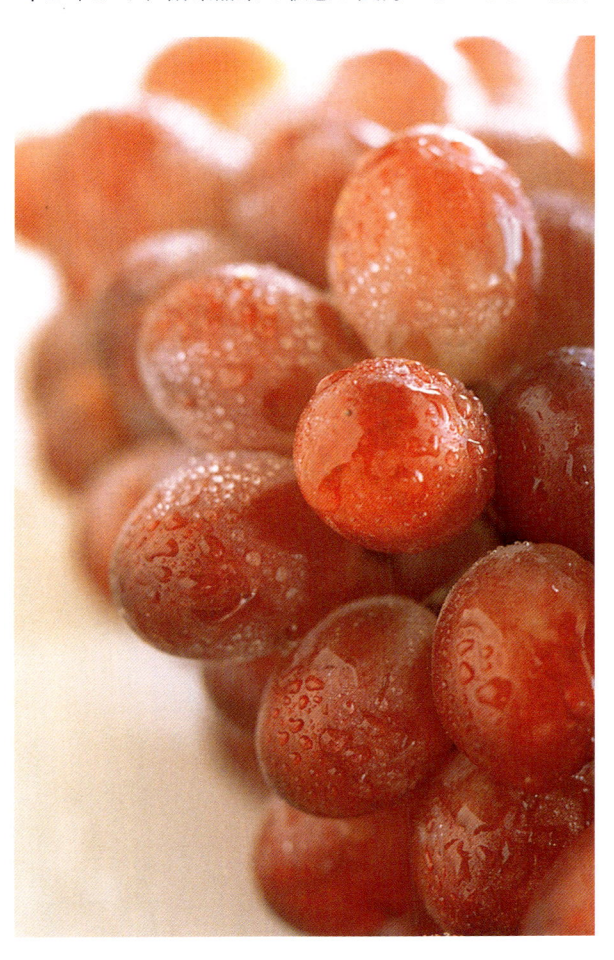

上：赤いブドウと紫のブドウは、健康のために重要な抗酸化物質を多量に含んでいます。

があると見られています。最大限の効果を得るためには、緑色よりも、抗酸化物質の含有率が高いとされる赤か紫のブドウを選びましょう。

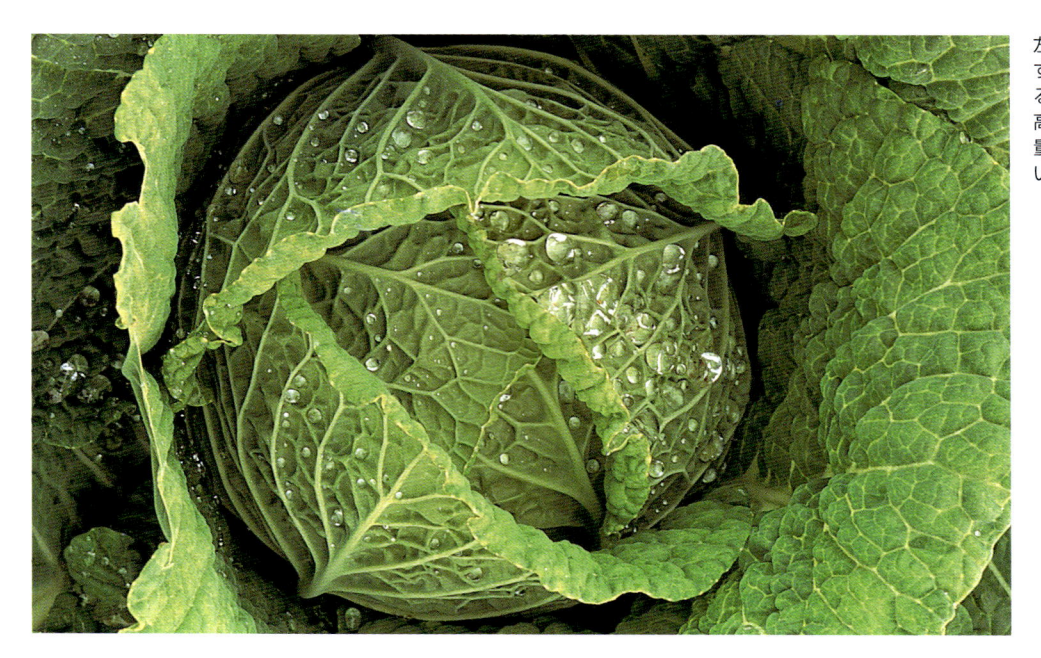

左：キャベツをはじめとする濃緑色の野菜を食べると、癌を予防する力が高まり、食物繊維の摂取量も増えると考えられています。

アブラナ科の野菜

　ブロッコリー、カリフラワー、キャベツ、クレソンなど、アブラナ科の野菜が栄養学者の関心を集めています。その理由は、大腸癌、乳癌、腸ポリープの予防に効果があると考えられるからです。ブロッコリーに含まれる植物化学物質は、癌細胞の活動を抑制し、体が癌細胞を排除できるようにする効果があるとされています。ブロッコリーにはさらに、スルフォラファンという硫黄化合物も含まれており、癌細胞をできるだけ迅速に処理するためにヘルパーT細胞が癌細胞を識別するのを助けるはたらきをします。

食物繊維

　くだものと野菜は食物繊維の重要な供給源です。食物繊維は、便秘など消化器系の慢性症状の予防において大きな役割を果たしています。極端に繊維の少ない食事をしていると、肥満を招いたり、心臓や腸の病気にかかりやすくなったりします。ベジタリアンが癌で死亡するリスクがかなり低いのは、繊維をたっぷり含む野菜中心のヘルシーな食事が一因だと考えられています。統計によると、肉食の人に比べると約40パーセント低いということです。

ヘルシーな脂肪

　「低脂肪」製品という名前がついているものは健康にいいに違いないと、多くの人が思いこんでいます。ところが、事実はまったく違うのです。市販の低脂肪食品は往々にして、健康を高めるどころか、低下させる犯人である化学添加物が山のように入っています。免疫力増進という点から考えると、これは特に大きな意味を持ってきます。全粒穀物、くだもの、野菜、魚、ローストされていないナッツや種など、免疫力の味方である食品は、自然のままに近い姿をしていることが多いからです。

　低脂肪、低糖、低カロリーをうたう平均的な製品の原料を見てみると、保存料や香料、着色料など、化学添加物が並んでいるのに驚くことでしょう。免疫力を低下させたり、有害なはたらきをする化学物質をできるだけ口に入れたくないと思うなら、このような形で手を加えられた食品を避けるのが効果的です。

　脂肪そのものについては、高血圧、心臓病、乳癌などから体を守るためには、バター、クリーム、チーズ、赤身肉などに含まれる飽和脂肪の摂取を、きびしく抑える必要があります。しかし、健康を保つためには、必須脂肪のバランスのいい摂取を心がけなければいけません。

必須脂肪酸

　必須脂肪酸（EFA）を豊富に含むヘルシーな油脂は、癌のリスクを減らしたり、心臓病を予防したり、ホルモンの乱れから体を守る効果があります。健康のために必要なこういった「フレンドリー」な脂肪は、種、ナッツ、精製されていない低温圧搾のバージンオイルに含まれています。脂肪分の多い魚、全粒穀物、濃緑色野菜もまた、必須脂肪酸の宝庫です。

　フラックスシードオイルやオリーブオイルに見られる必須脂肪酸、ステロール、ステロリンを、新鮮な野菜とくだものを豊富に含む食事と組み合わせると、免疫システムにとっては、最大限の効率をもって感染症と闘い、カンジダ菌の増殖を抑え、腫瘍を撃退するためのこの上ないサポートになります。

　必須脂肪酸を常に体に補給していると、プロスタグランジンというホルモン様の物質が炎症の発生を防ぐのを助け、月経前症候群（PMS）の激しい症状を防ぐことができます。

　しかし、これはすべてバランスの問題で、不健康な飽和脂肪を含む食品をとりすぎると、プロスタグランジンは体を炎症や月経前症候群の起こりやすい状態にしてしまいますから、注意しましょう。

植物油を使う

　植物油を選ぶときはかならず、ガラス容器に入った、オリーブ、ヒマワリ、紅花などの低温圧搾のバージンオイルを探しましょう。プラスチック容器に入った植物油は、化学物質の残留物がプラスチックから油に溶け出しますから、買わないようにしてください。いったん開けたオイルは、濃い色のガラス瓶に入れて、酸化や傷みを防ぐために直射日光を避けて保存します。透明感を出して見た目をよくするためだけに、免疫力増進に欠かせない植物性栄養素が影も形もなくなってしまうまで加工された、味も香りもない精製油はぜったいに避けましょう。

　植物油から作られた固形脂肪を調理のために高温に熱するときは、フリーラジカルができるので特に注意が必要です。また、市販の油を極度の高温に熱すると、ポリ不飽和油に含まれる必須脂肪酸が破壊されるので、これも避けましょう。

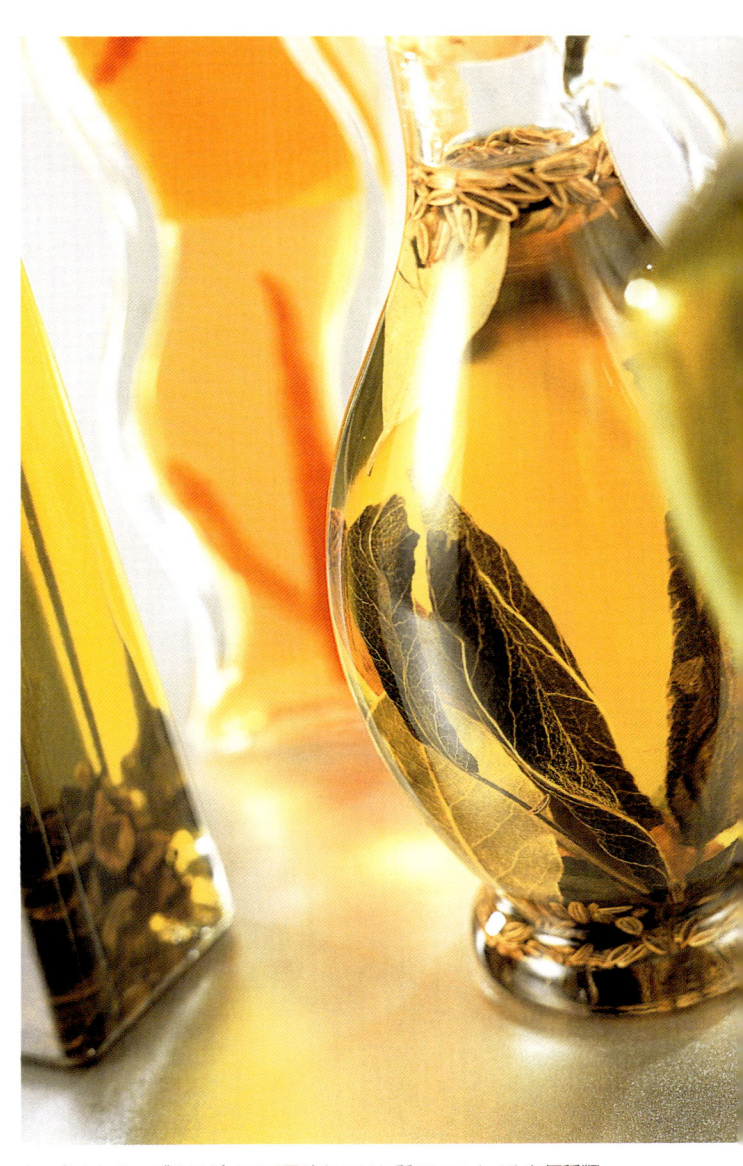

上：色々なハーブやスパイスで風味をつけた質のいいオイルを何種類かキッチンに常備し、料理に彩りを添えましょう。

　常温では植物性硬化脂肪にも問題があります。固形にするために植物油を硬化させる過程（高温に熱して水素を通す）で、危険なトランス脂肪酸が形成されるのです。このトランス脂肪酸は、バターやチーズ、赤身肉といった食品に含まれる飽和脂肪に似ています。つまり、習慣的に多くの量を使用すると、飽和脂肪が原因で起こるのと似たような健康上の問題を引き起こすのです。

最良の脂肪を選ぶには

脂肪のバランスがとれた食生活を送るための方法を、次にいくつかあげておきます。

- マーガリンをたっぷり使うよりも、ほんの少量のバターを使いましょう。不健康なトランス脂肪酸を原料とする低脂肪のスプレッド類は避けてください。
- 鮭やサバなどの脂肪分の多い魚、クルミ、カボチャの種などを食事に取り入れて、健康にいい必須脂肪酸の摂取量を増やしましょう。
- 飽和脂肪の摂取量を思いきって減らしましょう。赤身肉、フルファットチーズ、全脂乳やクリームの摂取量をきびしく制限することで、効率よく実行できます。
- 調理にはかならず、心臓や循環器系を保護してくれる必須脂肪酸を含んだ、オリーブかヒマワリの低温圧搾バージンオイルを使いましょう。このような健康にいい不飽和性のオイルを、少量のレモンかヴィネガーと合わせてサラダドレッシングに使いましょう。

緑茶とハーブティー

コーヒー、紅茶、ホットチョコレート、コーラなど、カフェイン含有飲料に替わるヘルシーな飲み物として、緑茶（ミルクは入れずに飲みます）が注目を集めています。カフェインを含む飲み物を習慣的に飲んでいると、睡眠障害、神経過敏、胸部圧痛、頻繁な頭痛、いつまでもとれない疲労感、血圧の上昇など、さまざまな問題が起こってきます。骨粗鬆症にかかる危険性のある人も、カフェイン含有飲料には注意してください。カフェインはマグネシウムの排出を促すので、カフェインを日常的に摂取しているとマグネシウム欠乏症を招くおそれがあります。

カフェイン含有飲料を（できればオーガニックの）緑茶に替えると、体が細菌性感染症やウイルス性感染症と闘うのをしっかり応援して免疫力を高めてくれる、抗酸化物質とビオフラボノイドを常に体に供給することができます。

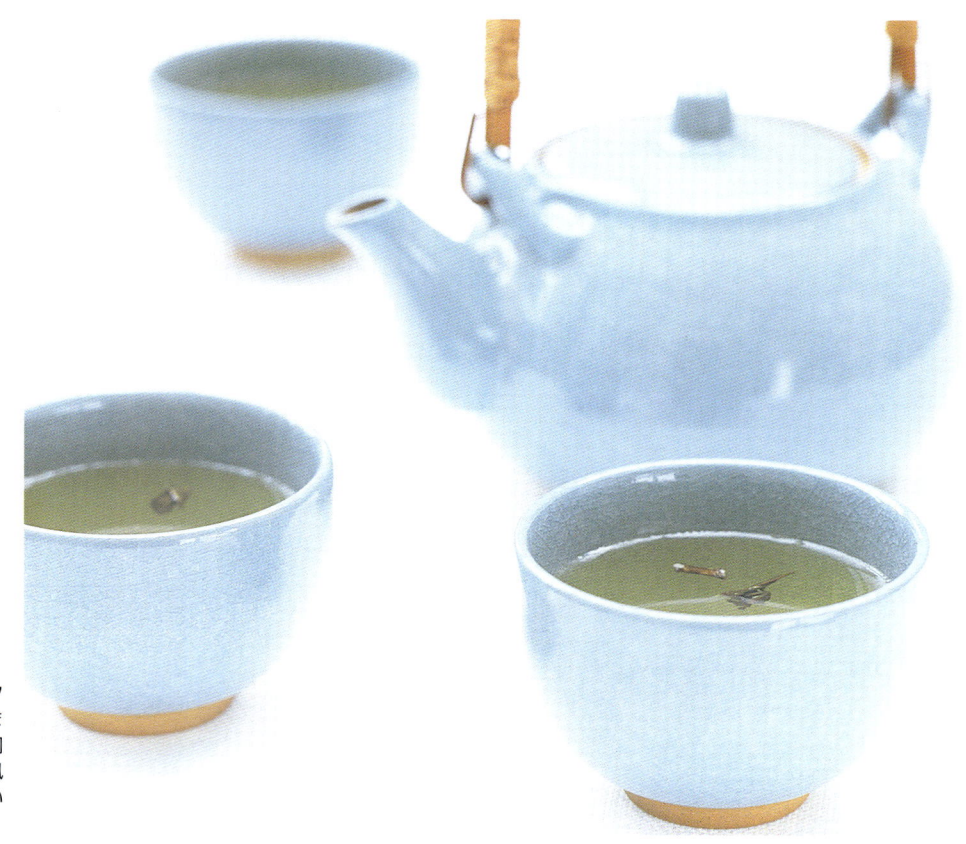

右：紅茶に含まれるカフェインは、緑茶には含まれていません。紅茶と同じように、さまざまな風味のものが市販されています。

温かい飲み物について、飽きないように目先を変えるには、幅広い種類のフルーツティーやハーブティーを探し、これはと思うものが見つかるまでたくさん試してみるといいでしょう。気持ちをやわらげてくれるカモミールティーやペパーミントティーにほっとする人もいれば、元気の出る刺激的な柑橘系のフルーツティーを本能的に求める人もいるでしょう。

ニンニク

　ニンニクが免疫システムに与えてくれる有益な効果は、数えきれないほどです。細菌性、菌性、ウイルス性の感染症との闘いを支え、炎症を軽減し、心臓と循環器系の健康にも役立ちます。研究によると、ニンニクの持つ保護効果や健康促進効果は、アリシンという抗菌性物質に関連しているのではないかとされていますが、ニンニクには他にもたくさん、心身の健康に役立つと思われる成分が含まれているのです。

　ニンニクに含まれる硫黄化合物はキラー細胞のはたらきを助けるため、ニンニクの免疫力増強効果の中心になるものとみなされています。習慣的にニンニクをとると、免疫システムが癌細胞や細菌性感染症、ウイルス性感染症を排除する能力を高めると考えられています。また、感染症を繰り返す傾向があり、習慣的に抗生物質を投与する必要のある人にも、その抗菌効果で真の代替療法をほどこしてくれるニンニクは必須食品です。

　ニンニクの風味が好きなら、野菜のローストやキャセロール、シチューに加えてもいいし、ニンニクだけを焼いたものも、おいしくてユニークな野菜料理になります。あの刺激のある風味や香りがどうも、という人や、体質に合わない人のために、ニンニクの健康促進効果を楽しむ他の方法も、いくつか紹介しています（P.68参照）。

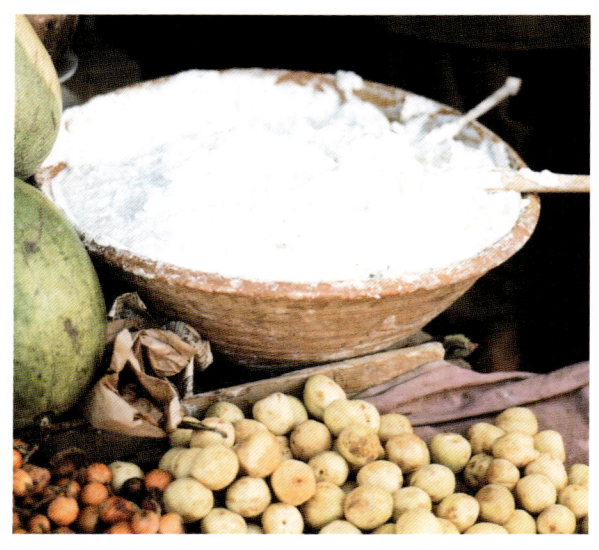

上：ナチュラルライブヨーグルトは、消化器系のバランスをととのえてくれるプロバイオティクスの宝庫です。

ヨーグルト

　免疫力増強の欠かせない味方として大きな関心を集めているのが、プロバイオティクスです。抗生物質の過剰使用は、特に患者の栄養状態がよくないときにおこなわれると、免疫システムを衰えさせ、はたらきを抑えてしまいます。とみに増えつつある抗生物質に耐性を持つウイルスや細菌に対する防御を常にしいられる状態にあって、免疫システムには、その防御戦を効果的に支えてくれる協力が必要なのです。

　この協力の一つの形として、ナチュラルライブヨーグルトに含まれるプロバイオティクスで毎日の食事を補助するという方法があります。乳酸菌を含有するヨーグルトはウイルスの繁殖を抑えると同時に、内臓の炎症を軽減するという効果も持っています。乳酸桿菌(かんきん)を日常的に摂取すると、強い抗菌作用があるだけでなく、免疫グロブリンEの寄生体排除効果を高めてくれます。

　ナチュラルライブヨーグルトに見られるプロバイオティクスは、消化器系のスムーズなはたらきに必要な、有益な微生物のバランスをとることにより、内臓を健康にし

てくれます。抗生物質を投与したあとによく起こる下痢などの消化器系の障害は、プロバイオティクスの豊富なヨーグルトをとることで緩和できるでしょう。

シイタケとレイシ

ほとんどのスーパーマーケットで生のものが手に入るシイタケは植物化学物質の宝庫で、カルシウム、燐、ビタミンDの他にも、ロイシン、リジン、トレオニンなどのアミノ酸が含まれています。さらに、レンチナンという強力な免疫力増強物質を持っています。これは、ウイルス性感染症との闘いを効率的にするインターフェロンの製造を刺激すると見られています。また、腫瘍の発生を抑えることで、癌のリスクを減らす効果もあると思われます。

レイシ（カプセルかエキスで入手可能）は健康に幅広い効果を持ち、中国医学では肝炎、気管支炎、気管支ぜん息、胃潰瘍、偏頭痛、冠状動脈の心臓疾患の患者を治療するときに使われています。レイシには強壮効果があり、血糖値を調整する、免疫システムの機能を高める、フリーラジカルと闘う、血圧を調整する、コレステロール値を下げるなどの効果があると言われます。また、鎮静作用も持っています。

上：シイタケにはいくつもの貴重な植物化学物質とともに、免疫力増強効果のあるレンチナンも含まれています。

レイシは堅くて非常に消化が悪いため、内に秘められた薬用効果を引き出すには、調理や処理に手間をかけなければなりません。このため、シイタケとは違って、薬の形でとるのが向いているのです。

免疫力を最大限に高めるための食事：まとめ

このセクションでは、免疫システムに長期的な利益とサポートを与える食事について、大まかに説明します。免疫システムにとってベストの食品、ときどきプランに取り入れるべき食品、できるだけ避けるべき食品の3種類に分けました。

「ベスト」の食品を中心にすえた食生活を送っていると、体はこの上なくスムーズに、効率よく機能することができます。栄養に対するこのような形のアプローチのすぐれた点は、その柔軟性にあります。そう、少しぐらい道をそれてもいいのです。正確できびしいプランを守れなくて挫折しても、意気消沈する必要はありません。これから説明する大まかな境界線の内側に、また戻ればいいだけの話です。

かならず取り入れたい食品

免疫力を最大限に高めるための食事に欠かせない食品です。

- 魚なら何でも。特に、必須脂肪酸を豊富に含む脂肪分の多い魚。焼く、蒸す、低温圧搾のバージンオリーブオイルを少量使って炒めるなど、脂肪分の少ない方法で調理すること。衣をつけて調理したり、油で揚げるのはできるだけ避けましょう。
- なるべくホームメードの、季節の野菜を使った新鮮なスープ。全粒穀物や豆類を加えると、量もたっぷりで、歯ごたえや風味のバリエーションも楽しめます。
- 新鮮なくだものと野菜を、少なくとも1日5ポーション。できるだけ多くの種類から選びましょう。生

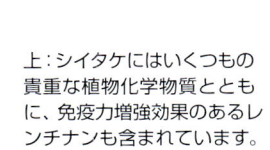

右：まろやかなパンプキンスープなど、作りたてのスープは、新鮮な野菜や豆類をたっぷりとるためのおいしい方法です。

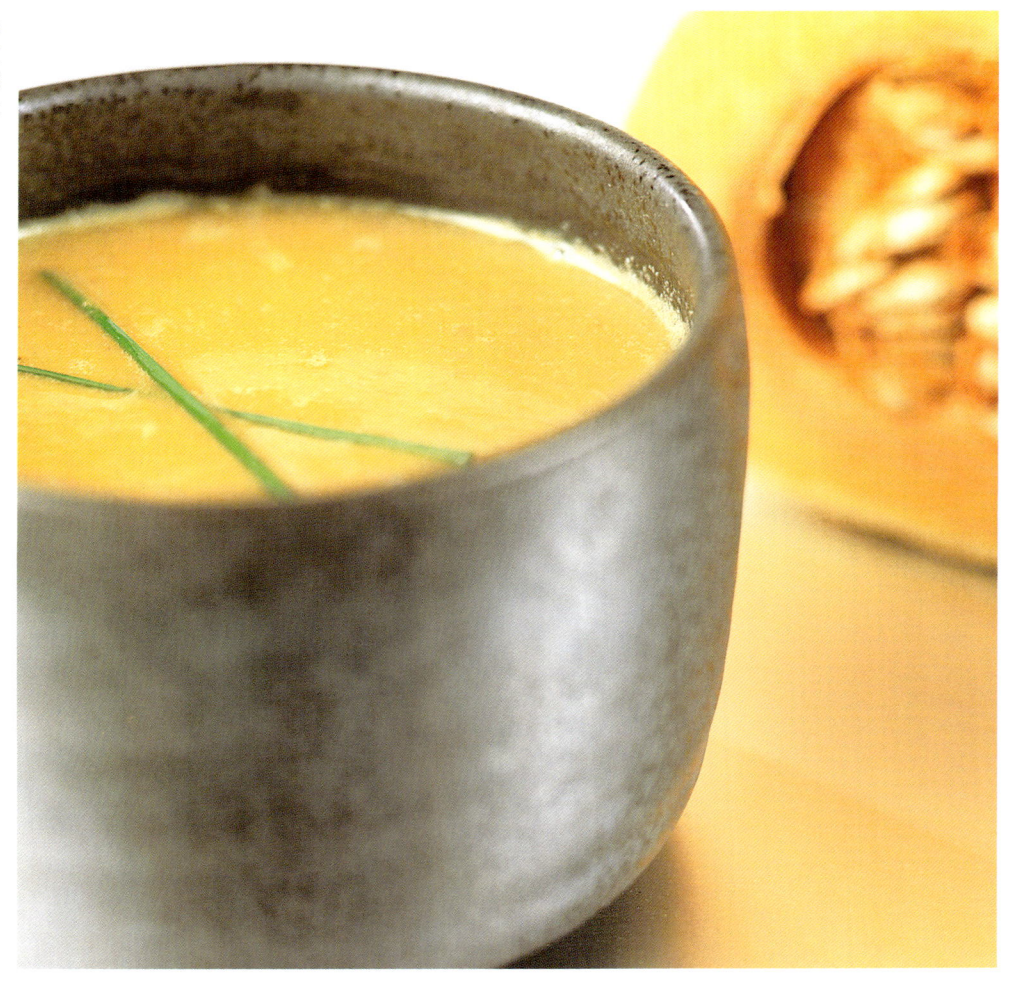

でサラダにしたり、軽く火を通して付け合わせにしたり、歯ごたえのある生野菜のオードブルやフルーツジュースもできれば、裏ごしにしてメインディッシュに添えることもできます。食べ方は色々ありますから、飽きる心配はありません。

- 全粒粉のパスタと玄米。
- 豆類。おいしくてスパイシーなインド料理に使うと、ベジタリアンフードは体にいいけれどおもしろみがないという思いこみは、消えてなくなるでしょう。
- トマトペーストをベースにしたソースはリコピンが豊富で、玄米、パスタ、ベイクトポテトとすばらしい相性です。好みに合わせて、他の野菜や生のハーブを加えましょう。
- 低温圧搾のオリーブオイルかヒマワリ油に、ヴィネガーかレモン汁、またはハーブを混ぜたナチュラルバイオヨーグルトを加えたサラダドレッシング。
- 鶏肉や七面鳥などの白身肉。できるだけオーガニック飼育のものを選んでください。「放し飼い」の表示は餌の内容とは関係なく、飼育の環境を表しているだけで、薬物や化学物質を餌に混ぜられていないという保証はありません。
- ナチュラルバイオヨーグルト。それだけで食べてもおいしいけれど、シナモンやきざんだくだものなど、ナチュラルスパイスを加えると変化が楽しめます。

栄養で高める免疫力

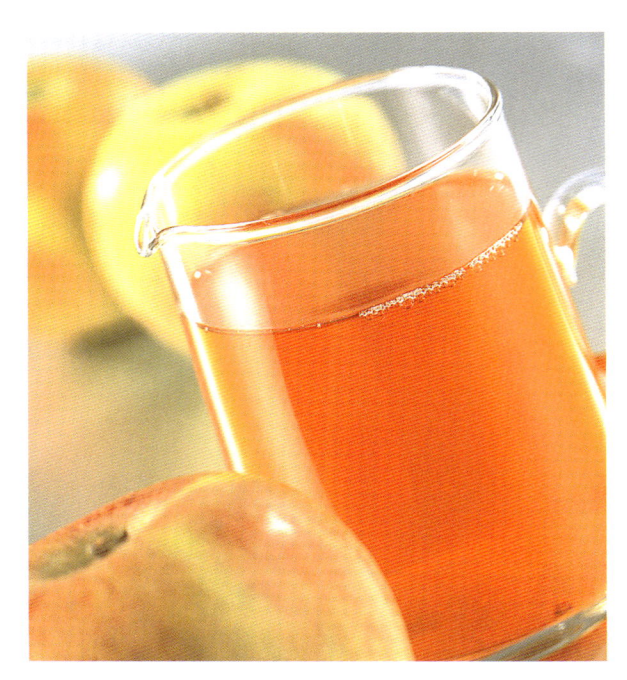

上：しぼりたてのフルーツジュースも、
毎日のくだものの摂取量の中に入ります。
ジューサーにかけたくだものには、食物繊維がたっぷり残ります。

- 新鮮なフルーツジュースか、くだものを氷やヨーグルトといっしょにミキサーにかけた「スムージー」。季節の新鮮なくだものを使い、量を増やし、舌ざわりをよくするためにナチュラルバイオヨーグルトを加えましょう。新鮮な野菜ジュースも作りましょう。野菜には特に抗酸化物質が豊富に含まれています。
- 炭酸を含まないミネラルウォーターか、ろ過した水道水を一定の量飲みましょう。毎日少なくともグラス5、6杯を目標とし、昼間のうちにどれだけ飲んだかチェックできるよう、職場にはボトルを持っていきましょう。
- 緑茶。
- ニンニク。ソースや野菜料理にはいつもたっぷりと使い、サラダドレッシングには生のまますりおろして加えましょう。
- オーガニックの半脱脂乳。
- 水素添加した植物性のスプレッド（マーガリンなど）よりも、オーガニックバターを控えめにとりましょう。
- オーガニックの玄米で作ったおせんべい。しょうゆとニンニクを塗って焼いたものや、酵母をベースにした塩味のものがあります。

ときどき取り入れる食品

免疫力増進の食事プランに、ときどき取り入れましょう。

- エダム、ヤールスバーグ、カマンベール、ゴーダ、フロマージュフランなどのチーズと、雌羊か山羊のチーズ。
- 放し飼いの鶏のオーガニック卵。ゆで卵、スクランブルエッグ、ポーチドエッグにして。目玉焼きは厳禁です。
- アルコール。量は控えめに。蒸留酒やビールよりも、赤ワインか辛口の白ワインをグラス1杯飲みましょう。
- オーガニックのケーキとビスケット。

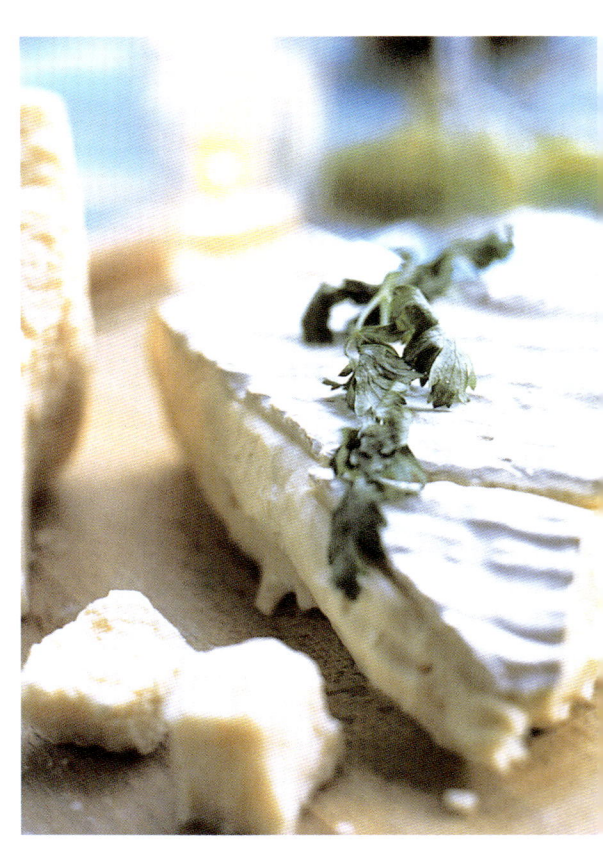

上：チーズはかならず控えめ食べること。
飽和脂肪がたくさん含まれています。

右：テイクアウトの料理は多くが飽和脂肪を含有しているため、日常的な食事ではなく、たまに食べる程度に抑えるべきです。

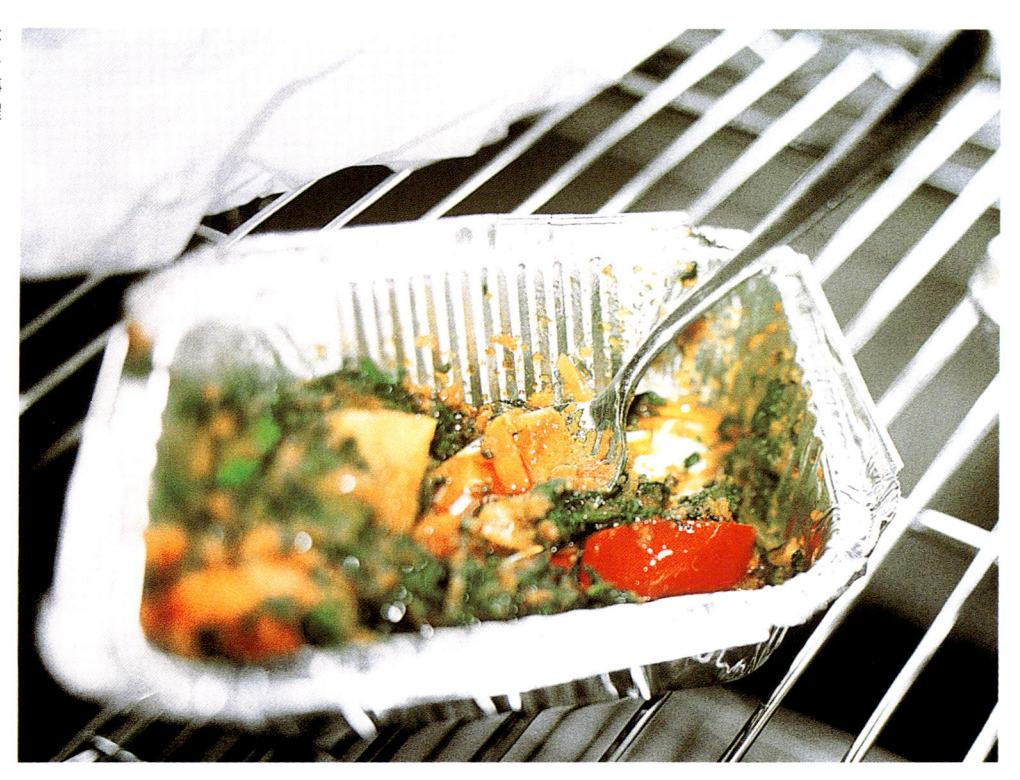

- ごくたまに、チョコレート。かならずオーガニックのものを選びましょう。
- 赤身肉。赤身の肉をどうしてもやめられない人は、有機農法で生産された肉を選んでください。2晩続けて赤身肉を食べるのは避け、魚や白身の肉、充分な量の豆類と全粒穀物を食事の中心にすることを心がけてください。赤身肉は消化器官を移動するのに時間がかかるため、体内から排出される前に腐敗して、有害物質が発生します。赤身肉をごくたまにとる程度に抑えることによって、こういった有害物質が発生する可能性を低くすることができます。
- コーヒー、または紅茶。カフェインを取り除くために化学溶媒を使っているカフェインレスコーヒーは、有害ですから避けましょう。カフェインレスコーヒーを飲むなら、水ろ過処理をおこなっているブランドを選んでください。ガラナ飲料、緑茶、ハーブティーやフルーツティーを代わりに飲むのもいいでしょう。
- 低脂肪の生クリーム。

避けるべき食品

可能なかぎり避けたい食品です。

- 乾燥食品、化学保存料を使用している食品、缶詰、真空パックなどの加工食品。言いかえれば、お湯を注いでまぜるだけでできあがり、といったタイプの「インスタント」食品やスナックです。
- パテ、ソーセージ、肉の燻製、サラミなど、脂肪分が非常に高い食品。このような食品は脂肪分以外にも、塩、燐（ラベルには「燐酸ナトリウム」「燐酸カリウム」「燐酸」と表示されることが多い）などの添加物が多量に使用される傾向があります。できるかぎりのことをして免疫システムを守りたいと思っているのなら、ぜひとも避けたい食品です。
- 精製した（白い）小麦粉と砂糖から作られたパッケージ食品。特に飽和脂肪や硬化脂肪を多量に使用しているものは、絶対に避けてください。このような原料をすべて含んでいるものには、ケーキ、ビスケット、プリンなどがあります。
- 放射線照射を受けた食品、遺伝子組み替えの原料を

ベースにした食品。
- テイクアウトのインド料理、中華料理。日常的に食卓に登場させず、ごくたまに食べるべき食品です。テイクアウトのインド料理は多量の飽和脂肪を含む傾向があり、中華料理には化学調味料や着色料が使用されています。インド料理や中華料理が好物なら、自分で作りましょう。きざんだ野菜、魚介類、鳥肉、魚を、低温圧搾のオリーブオイル少しで炒めた、ヘルシーな中華風炒め物はいかがでしょう。バイオヨーグルト、豆類、新鮮な野菜を使ったホームメードのインド料理もおいしいものです。
- サッカリン、アスパルテームなどの人工甘味料を使った「ダイエット」飲料や食品。人工甘味料は気持ちの悪い味がするだけでなく、健康にも害があることが知られています。できるかぎり避けましょう。
- ポテトチップスや塩味のローストピーナッツ、カシューナッツ（特に、塩とともに、ハチミツがけの中に大量の砂糖が使われているもの）。

実際にやってみましょう

さて、これでどんな食品をとるべきかはわかりましたが、それは単なるファーストステップにすぎません。食材の選び方、下ごしらえや調理の方法を知るのも、また大切なことです。

食材を選び、下ごしらえする

食事から最大の栄養分を得るためには、まず食材のクオリティに気を配らなければなりません。最高のくだものと野菜を選ぶのに役立つ、基本的なポイントをいくつかあげましょう。

できるだけ有機野菜を選び、特に根菜やジャガイモについては気をつけましょう。残留農薬は皮から50ミリ下の部分にまで吸収されるので、これはとても重要なポイントです。ジャガイモに含まれる栄養素の多

右：野菜を買うときにはいつも「試し済み」のものばかり買わず、豆のかわりにアーティチョークを買ってみるなど、目先を変えて楽しみましょう。

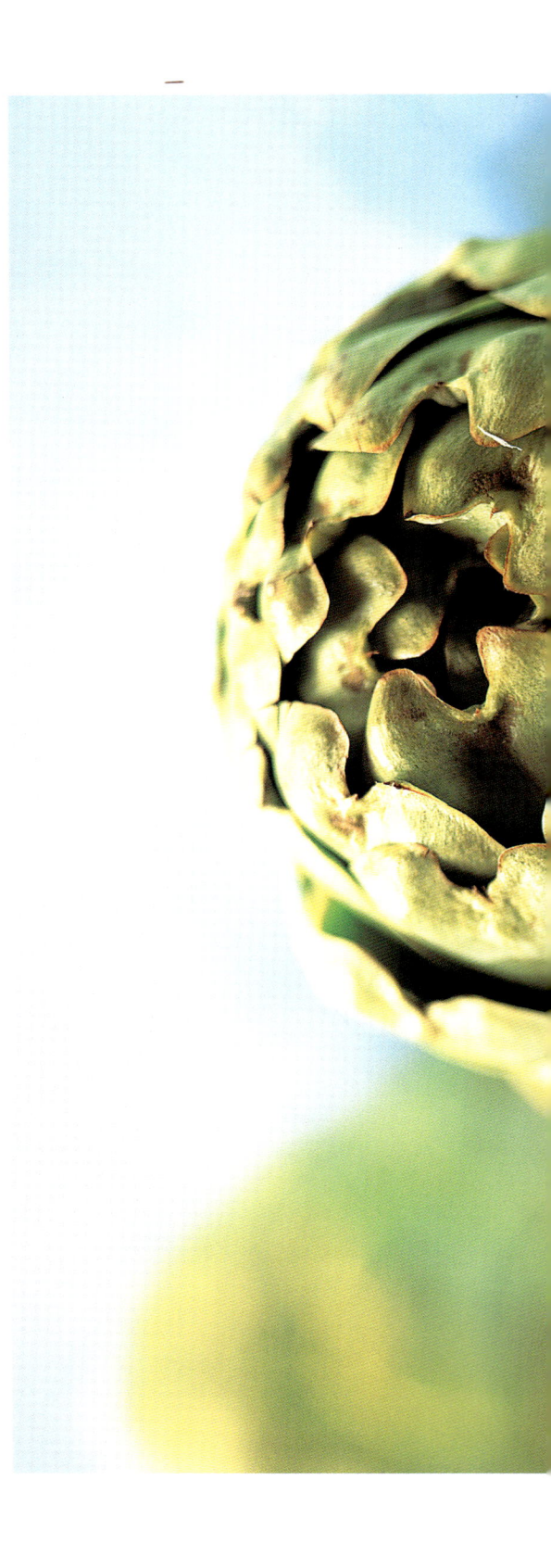

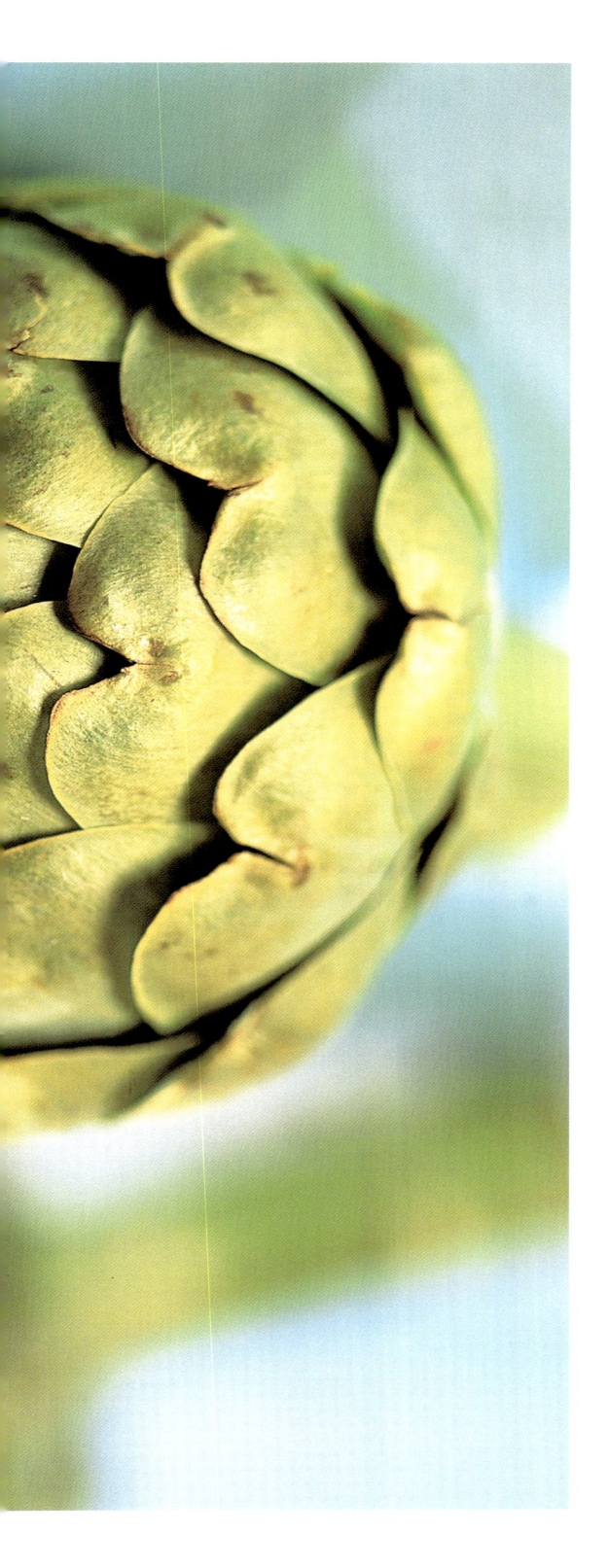

くは皮の真下に貯蔵されているため、皮をむかずに調理して食べるのがいちばんいいのです。有機栽培でないジャガイモを皮のままゆでると、有毒な化学物質がジャガイモに浸透していくという問題があります。

　有機栽培のくだものや野菜には、少しばかり形が悪いものもありますが、だからといって敬遠してはいけません。見た目の悪さは、殺虫剤や化学肥料を使わない農作物に対して払うべき代償なのです。有機栽培と非有機栽培をめぐっては何かと論議が続いていますが、人工化学肥料や殺虫剤を使用せずに栽培した農作物のほうが、栄養価が高いという説が有力です。

　あまりにも見た目が美しく、表面がつるつるしているくだものや野菜は避けましょう。表皮に化学物質が残留している証拠です。

　有機栽培でない野菜は調理前に皮を完全にむき、化学物質を口に入れる危険性を避けましょう。

　毎日、新鮮なくだものや野菜を生でなるべくたくさん食べましょう。加熱するとビタミンCは大部分が失われてしまいます。くだものや野菜を切るとビタミンCはあっというまに酸化しますから、食べる直前に切るようにします。有機栽培でないものは、かならず皮をむき、表面を洗うのを忘れてはいけません。

ヘルシーに調理する

　最大限の栄養分を引き出すためには、食材をどう調理するかということを無視するわけにはいきません。せっかくのヘルシーな食材も、ヘルシーでない方法で調理すれば、健康をおびやかすものになってしまいますから、これはきわめて重要なポイントです。たとえば有機栽培のジャガイモを洗って、皮のままオーブンで焼けば、炭水化物のすばらしい供給源になります。ところが同じジャガイモをフライドポテトにしたとたん、とても不健康な食べ物になってしまうのです。精製した植物油が揚げ油として使われる場合は、かなりの高温に熱されてフリーラジカルが増えるため、特に健康に害があります。さらに、フライドポテトから吸収される脂肪は、心臓や循環器系に悪影響を及ぼします。たっぷりの塩やバター、全脂牛乳を入れたマッシュポテトにも、同じような問題が起こります。しかし、やる気をなくすことはありません。食材の栄養価

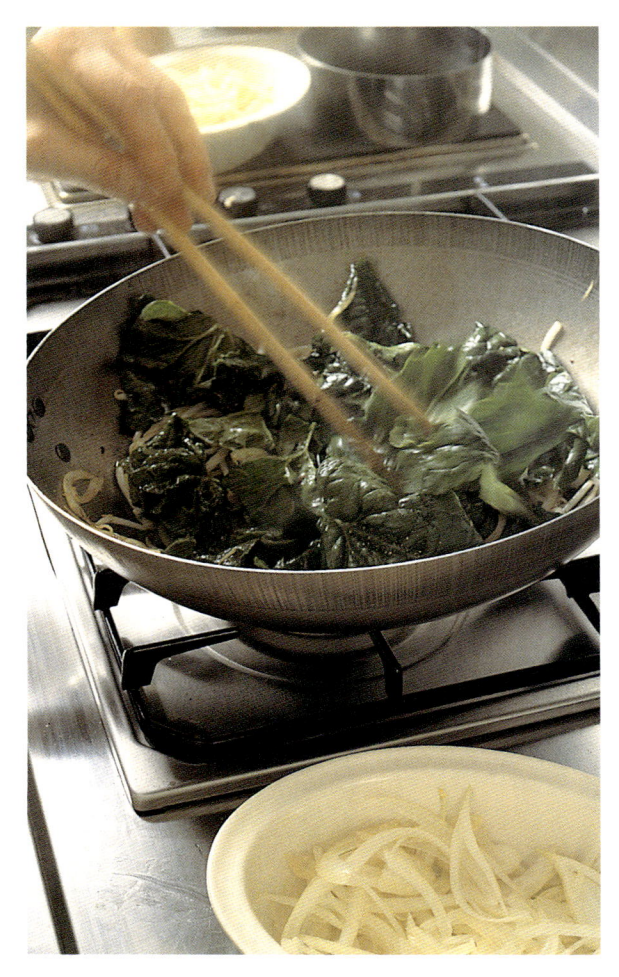

上：炒め料理は生の材料の持つ栄養価はもちろん、
質感や風味、歯ごたえも残します。

をそこなうことのない調理法は、幅広くあるのです。これからご紹介していきましょう。

炒める

食材の質感と栄養価を残すことができる、手早く、用途の広い調理法。時間のかぎられた人、ややこしいレシピの指示に一から十まで忠実に従うよりも、無理せずにできる料理を好む人には特に魅力的な調理法です。低温圧搾のバージンオリーブオイルを少量使って炒め、しょうゆを少し、あるいは生のハーブを加えて風味づけをします。油を控えめに使うため、油で揚げるときのような害は避けられますし、精製していないオリーブオイルやヒマワリ油といった不飽和油を使うことで、健康を守る効果もあります。

蒸す

野菜の色や歯ざわり、栄養分をそこなわない、軽い調理法として最適です。まったく対照的なのが「ゆでる」ことで、大量のビタミンが湯の中に溶け出してしまいます。ただし、ゆで汁を使ってスープストックやソースを作る場合には、それほど効率の悪い方法ではありません。魚など、非常にデリケートな風味や質感を持つ食材の調理にも蒸し器を使うことができます。

網焼き

肉や魚を手早く調理したい、あるいは軽く火を通したいときの理想的な調理法です。余分な脂肪が流れ落ちるように網を使い、どうしても必要なとき以外は、火にかける前の材料に油を塗るのは避けてください。

オーブンで焼く

肉自体に含まれている脂肪以外は使わないので、炒めたり網焼きしたりするのと同様、これもヘルシーな調理法です。ラムなどの脂肪分の多い肉は、網の上にのせて脂が下に落ちるようにしましょう。

油をほとんど使わずこんがり焼く

厚手の鍋を安定した中火にかけ、油は使わないか、あるいは食材からまったく汁や脂が出ない場合には、低温圧搾のオリーブかヒマワリのバージンオイルをほんの少し使って調理するのがいいでしょう。

避けるべき調理法

調理法の中には、栄養価を大幅にそこなうため避けなければならないものがあります。

油で揚げる

ときには精製小麦粉を使った衣をたっぷりつけ、かなりの高温に熱した調理油の中に浸すわけですから、ぜひとも避けたい調理法です。きのこ類やナスなどの食材はあっというまに調理油を吸収しますから、特に避けてください。食物脂肪の不健康な摂取が引き起

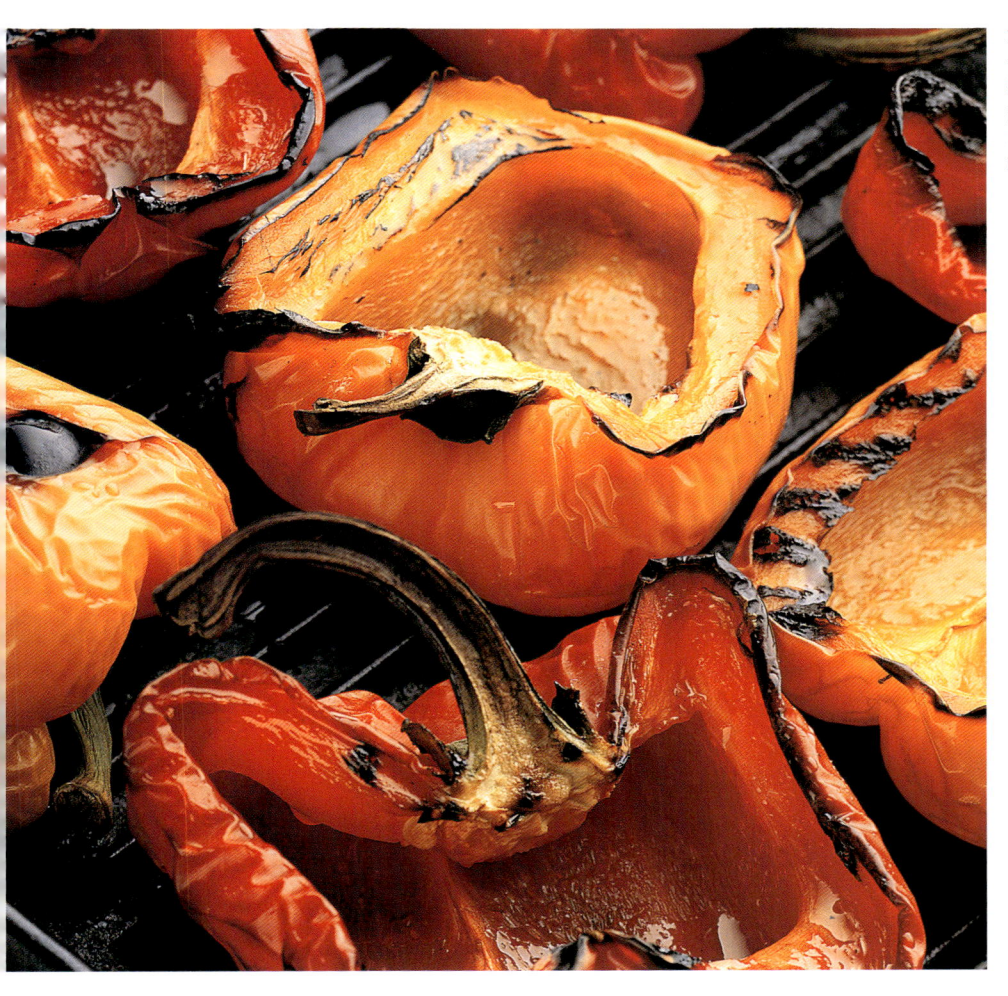

左：網焼きやオーブンのローストは、肉だけでなく野菜にもぴったりの調理法です。野菜を熱から守るには、不飽和植物油を軽く塗るだけで充分です。

す障害は、すでに周知の通りです。このような調理法で、必要のない油をさらに摂取する必要があるでしょうか？

ゆでる

歯ごたえがあり、風味豊かな食材の状態を保ちたいなら、大量の湯でゆでるのは絶対に避けてください。味が抜けきって水っぽくなったキャベツやカリフラワーなどは、気持ちが悪いだけでなく、栄養素の多くが湯の中に溶け出してしまっています。ゆでるのは、他の方法では安全に調理できないものだけにとどめましょう。たとえばインゲン豆は完全に火を通さなければならず、少なくとも最初のうちは高温での調理が必要ですから、ゆでるのに向いています。

電子レンジで調理する

野菜や他の食品を電子レンジで調理すると、手早く簡単にできる上に、食材の色や歯ごたえ、かなりの量のビタミンを残すことができます。しかし、いくら便利な調理法であっても、メインの調理法として電子レンジに頼りすぎるのは考えものです。電子レンジで調理した食品が、長期的には体にどのような影響をおよぼすのか、また、食品が電子レンジで処理されるときに起こる分子の変化がどんな結果を招くのか、まだわからないのです。

さらに、電子レンジから放出される低レベルの電磁波も気がかりな点です。ですから、電子レンジが作動しているあいだはあまり近くに立たず、調理が終わってから扉を開けるまで、何秒か間をあけるのが賢明でしょう。

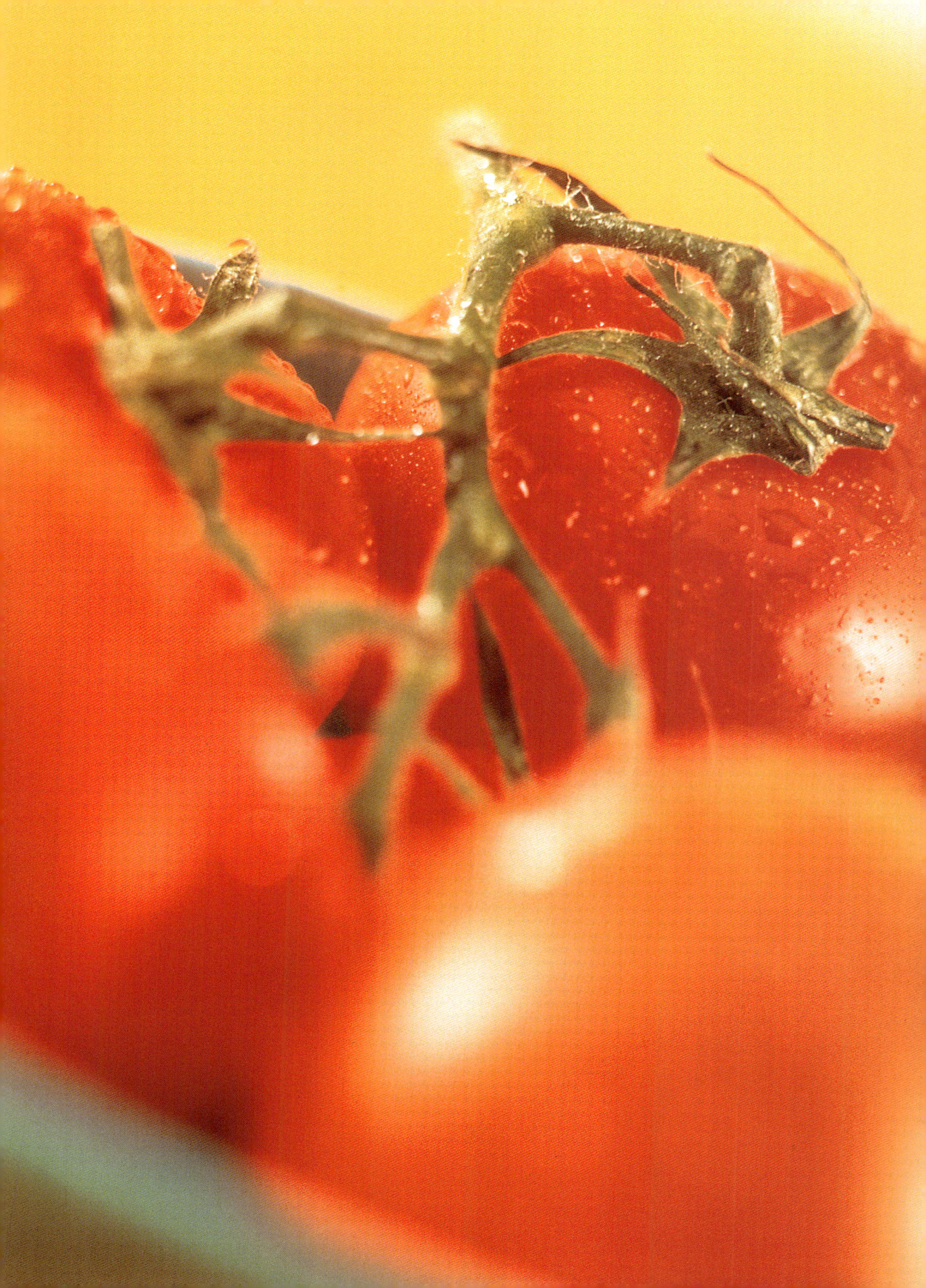

平均的な食事に、栄養補助食品という形でビタミンやミネラルを補給する必要があるかどうかは、議論の分かれるところです。有害な化学物質や汚染物質、低レベルの放射線に日常的に接触のある人、インスタント食品中心で栄養価の低い食生活を送っている人、多方面で強いストレスを感じている人は、適切なビタミンとミネラルの補助食品を習慣的にとって、健康を支えるべきだというのが、多くの栄養学者の考え方です。

同じ問題を代替医療の観点から論じると、よく見積もっても不必要、悪くすれば体内に大量の有害物質を蓄積させるかもしれない補助食品にお金をかけるなど、ばかげているということになります。この見方は、「バランスのとれた」平均的な食事には、私たちが必要とする基本的な栄養素がすべて含まれているという考えに根ざしています。

人の感情にもかかわってきて単純には割り切れない問題の例にもれず、このケースでも、真実はこの相反する2つの見解のあいだにあると言えそうです。時間に余裕のないあわただしい生活を送っている人、思うように健康的な食事をとれない人、軽い感染症を繰り返している人にとっては、適切な栄養補助食品をとるのが正しい判断だと思えることでしょう。

一方、もしもあなたが、くだものと野菜を1日に少なくとも5ポーションとり、栄養価のすぐれた食品をとることを習慣とし、リラックスする時間、エクササイズの時間をきちんととり、軽い感染症は寄せつけず、いつも前向きな姿勢で生活を送っているなら、栄養補助食品の助けがなくても充分にやっていけると考えられます。

とはいえ、だいたいにおいて健康的な生活をしている人でも、プレッシャーを感じたり生活のリズムが変わったりして、適切な栄養補助食品の助けが必要に思えるときがあるものです。どんなときにそうなるのかを、次にあげてみます。

- 家族の死、予期せぬリストラ、恋人との別れなどに直面して、感情面で激しいストレスやショックに襲われたとき。
- 過剰な労働時間が長期間にわたって続いたことによる、肉体的なストレスと度を越した精神的ストレス。
- 妊娠と出産。
- 更年期障害。
- ウイルス性の病気が長引いたとき、あるいは重症であるとき。

このような状況になったときは、自分に合った栄養補助食品のプログラムにしたがうことで、戦闘態勢に戻るために不可欠な力を手に入れることができます。

抗酸化物質と免疫システム

衰え気味の免疫システムを元気にしようと思うなら、誰もが、他の何よりも優先して考えるべき栄養素群があります。

抗酸化物質、ビタミン、ミネラルで高める免疫力 4

これらの栄養素を総称して「抗酸化栄養素」と呼び、ビタミンA、C、Eと、セレンというミネラルが含まれます。抗酸化栄養素は別名「スーパー栄養素」と呼ばれ、狭心症、卒中、肺癌、冠状動脈の心臓疾患、痴呆などの幅広い変性疾患から、がっちりと体を守る能力を持っています。

抗酸化栄養素は、免疫システムを強力にサポートすることにより、日々の暮らしの中で早期老化に関連する症状を防いだり、軽い感染症との闘いを手助けしたりします。

フリーラジカルが私たちの健康をむしばむ存在であることは、すでに説明した通りです（P.38参照）。ここでは、体内の過剰なフリーラジカルがどのような意味を持つのか、詳しく見ていきましょう。免疫システムのスムーズで健全なはたらきに対して抗酸化栄養素が持つ意味を論じるとき、フリーラジカルこそがその鍵を握っているのです。

フリーラジカルの脅威

フリーラジカルは体内の正常な細胞活動を妨げる、暴れ者の分子です。フリーラジカルの活動を野放しにしていると、体の組織に重大な損傷を与えたり劣化させたりすることがあります。フリーラジカルは、酸素がエネルギーに転化される、いわゆる酸化のプロセスでかならず発生する分子であるため、その活動の中には避けようのないものもあります。

体が有害な細菌を殺すためにはある程度のフリーラジカルを生産しなければなりませんが、数が増えすぎると、変性疾患にかかりやすい状態になるという悪影響をおよぼします。

フリーラジカルの破壊的な傾向は、細胞膜を崩壊させる原因となる、非常に変わりやすく不安定な性質に関連しています。また、その性質のせいで、遺伝物質を変質させて体の組織に激しい損傷を与えるというネガティブな連鎖反応を引き起こします。細胞テロリストともいうべきフリーラジカルは、各種の癌、心臓疾患、循環器系障害のような病気や、慢性関節リウマチなどの自己免疫障害、パーキンソン病をはじめとする慢性神経病など、おびただしい数の重大な病気に結びつくとされています。

フリーラジカルの破壊的な性質が解明されるにつれ、フリーラジカルの過剰な生産を招くと思われるライフスタイルが明らかになってきています。次にいくつかあげましょう。

- 適量を越えたアルコールを摂取する。
- 過度に加工、処理されたインスタント食品が食生活の大部分を占めている。
- 揚げ物を日常的に食べている。
- 喫煙の習慣がある（自分が吸う場合も、間接喫煙の場合も）。
- 皮膚を保護せず、直射日光にあたりすぎる。
- 車の排気ガスや職場での有害物質など、大気汚染にさらされている。

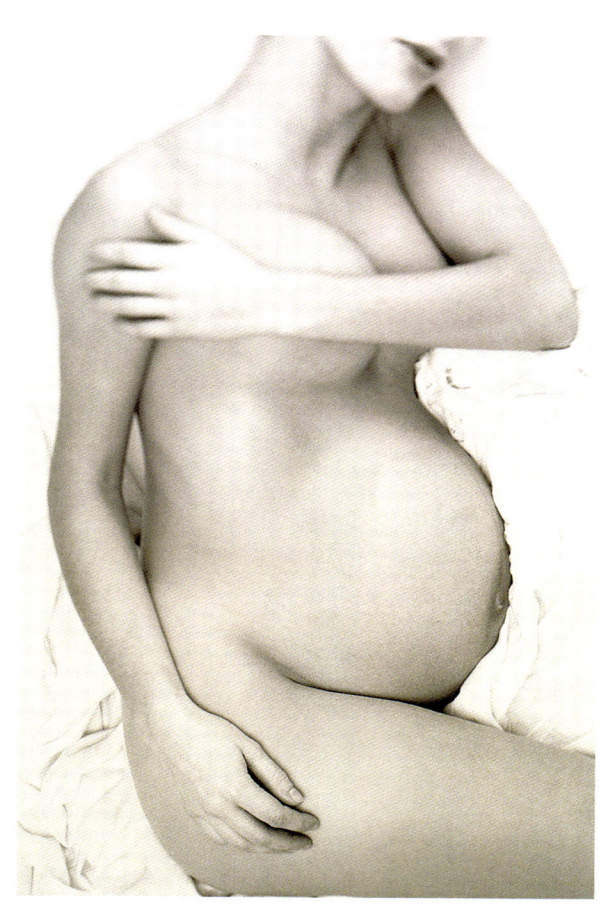

上：出産後に体の衰えを感じている女性にとって、栄養補助食品は大きな助けになると考えられています。

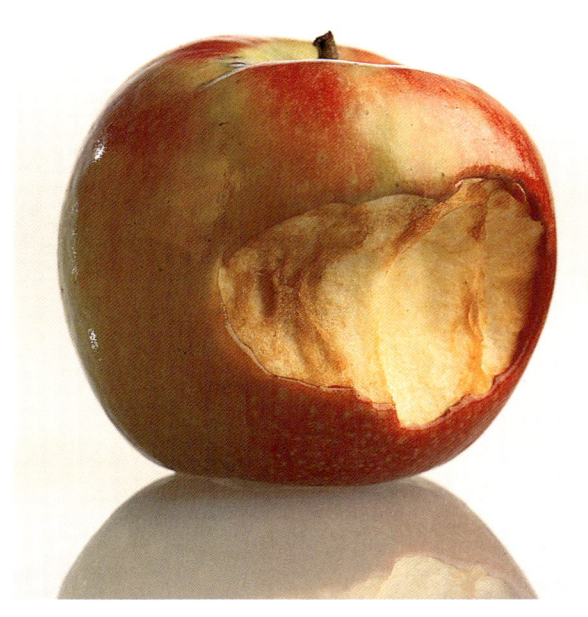

上：かじられたリンゴの茶色く変色した部分は、酸化が起こっているというまぎれもない証拠です。

左：皮膚を保護せずに太陽の光を浴びすぎると、皮膚の早期老化という好ましくない影響が現れます。

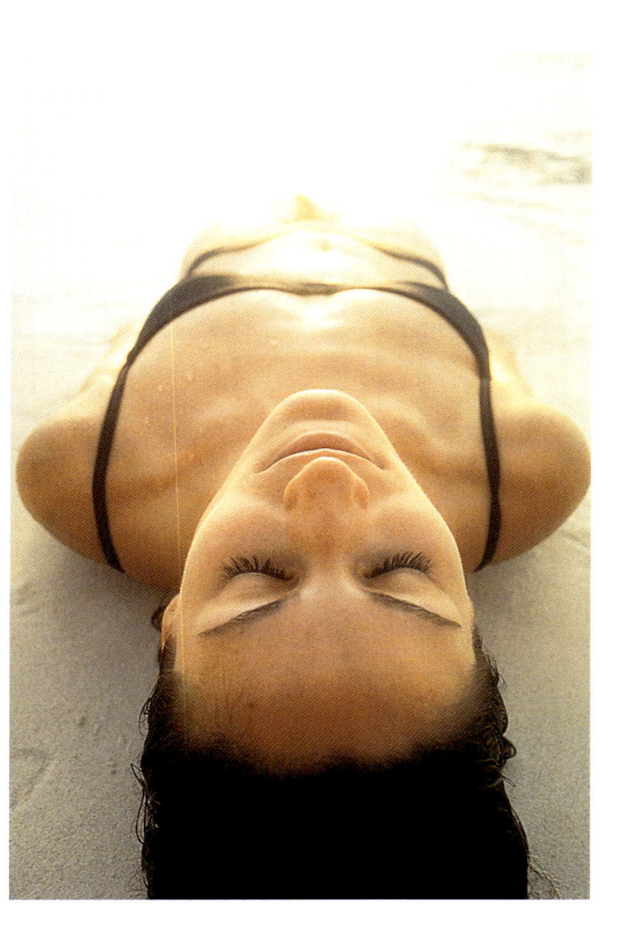

　遺伝的に元気な体質であるうえに、健康にいいライフスタイルを送っているおかげで、体の機能がバランスよくはたらいて健康状態は絶好調。そんなとき私たちは、体に備わっている安全装置によってフリーラジカルを抑制することができています。

　ところが、常に過剰な大気汚染にさらされていて、激しいストレスを解決できないまま抱えこみ、おまけにしょっちゅうタバコの煙を吸うような生活をしていると、体が処理しきれないほど大量のフリーラジカルが体内を動き回っているということになってしまいます。このようなときに抗酸化物質の貴重な助けを借りて、私たちは本来あるべき状態に戻ることができるのです。全般的な生活態度をあらためれば、という条件つきであることは言うまでもありません。

　抗酸化栄養素は、フリーラジカルの量を安全範囲内にとどめ、そのネガティブな影響と体が闘うための中心的な役割の存在とされています。研究の結果、抗酸化ビタミンが欠乏している人たちは、日常的に摂取している人たちよりも変性疾患にかかる確率が非常に高いことがわかっています。

すばらしいはたらきをする抗酸化物質

　抗酸化物質は、体内で常時起こっている酸化のプロセスと闘うという形で活動しています。酸化がもたらす影響をわかりやすくするために、リンゴを半分に切って何時間かそのまま置いた場合を考えましょう。空気中の酸素にリンゴが反応した結果、空気に触れている切断面は茶色く変色していきます。たとえば自動車がむき出しの状態で長期間放置され、風雨にさらされたときに起こる変質のプロセスも、これと似たものです。錆が現れ、金属製の車体に変質を引き起こします。フリーラジカルの生成と酸化

のプロセスに抑制がかからなかったために体内で起こる反応も、同じようなものなのです。

ありがたいことに私たちの体には、この避けられない酸化のプロセスから受けるダメージを最小限にとどめてくれる、抗酸化物質という強い味方があります。このように抗酸化物質はきわめて重要な存在ですから、私たちが活力にあふれた健康な状態を保つためにどんな大きな貢献をしてくれるのか、充分に理解する必要があります。それぞれの抗酸化栄養素を順番に見ていきましょう。

ビタミンAとベータカロチン

私たちの体には、ベータカロチンをビタミンAに転化させる能力があります。ベータカロチンには、野菜やくだものが有害な直射日光にさらされたとき細胞が縮むのを防ぐ力があり、そのため、特に効果の大きい抗酸化物質として注目されています。ビタミンAが不足すると、風邪やインフルエンザにかかりやすくなり、皮膚の傷などが治りにくくなります。ビタミンAにはさらに、消化器官や肺、細胞膜の状態をととのえ、有害物質が外部から体内に侵入しようとしたり、ウイルスが細胞内に定着しようとするのを抑えるはたらきもあります。

ビタミンAの不足は胸腺が縮むという悪影響をおよぼし、免疫反応の効率や勢いが低下してしまいます。体内のビタミンAの量が低下すると、体内で生産される抗体が減少し、T細胞が危険な侵入者と闘うときの効率が落ちるなど、望ましくない影響が現れます。

最適な量のビタミンAと
ベータカロチンを摂取するために

ビタミンAを多く含む食品は次の通りです。
- 脂肪分の多い魚
- レバー
- 卵
- 牛乳
- チーズ
- バター

しかし、実はビタミンAよりもベータカロチンを補給したほうが、ずっとメリットが大きいのです。ビタミンAは脂溶性ですから体内に蓄積され、有害な影響をおよぼす危険性があります。このため、食事という形にせよ補助食品という形にせよ、毎日大量に摂取するのはきわめて危険だと考えられています。たとえば妊娠中の女性は、ビタミンAをとりすぎると危険なため、レバーや脂肪の多い食品は避けるようにアドバイスされます。これに対してベータカロチンは水溶性で、体が必要とする以上の量はすべて排出されます。

人体と同様、植物においても、紫外線に反応してフリーラジカルが形成されますから、フリーラジカルが敏感肌におよぼす悪影響を緩和するのに、ベータカロチンが活躍してくれます。ベータカロチンはまた、特に敏感でない肌も強い直射日光の悪影響から守り、スキンケアクリームに含有されると老化防止のはたらきもすると考えられています。

ベータカロチンの豊富な食事にするためには、次の食品を取り入れてください。

- ニンジン、マンゴー、黄色のピーマンなど、非常に濃いオレンジ色か黄色の野菜やくだもの。
- 深い濃緑色の野菜。ブロッコリーや新鮮なホウレン草なら申し分ありません。
- パセリ
- クレソン
- アスパラガス
- トマト
- アプリコット
- 桃

上にあげた食品から好きなものを選んだら、ここでもまた1日少なくとも5ポーションを心がけてください。野菜によっては、精製されていない油を少しだけ塗って、吸収率を高くしましょう。

ビタミンAとベータカロチンを含む食品の調理

ベータカロチンは加熱しても安定しているので、調理してもマイナスの影響はありません。それに、野菜の中には、ベータカロチンを最大限に放出するためには、細胞壁を破壊されなければならないものもあるのです。これを頭において、ベータカロチンの豊富な野

右：アスパラガスは、抗酸化栄養素のベータカロチンのおいしい供給源。アスパラガスに含まれるベータカロチンは火を通しても壊れません。

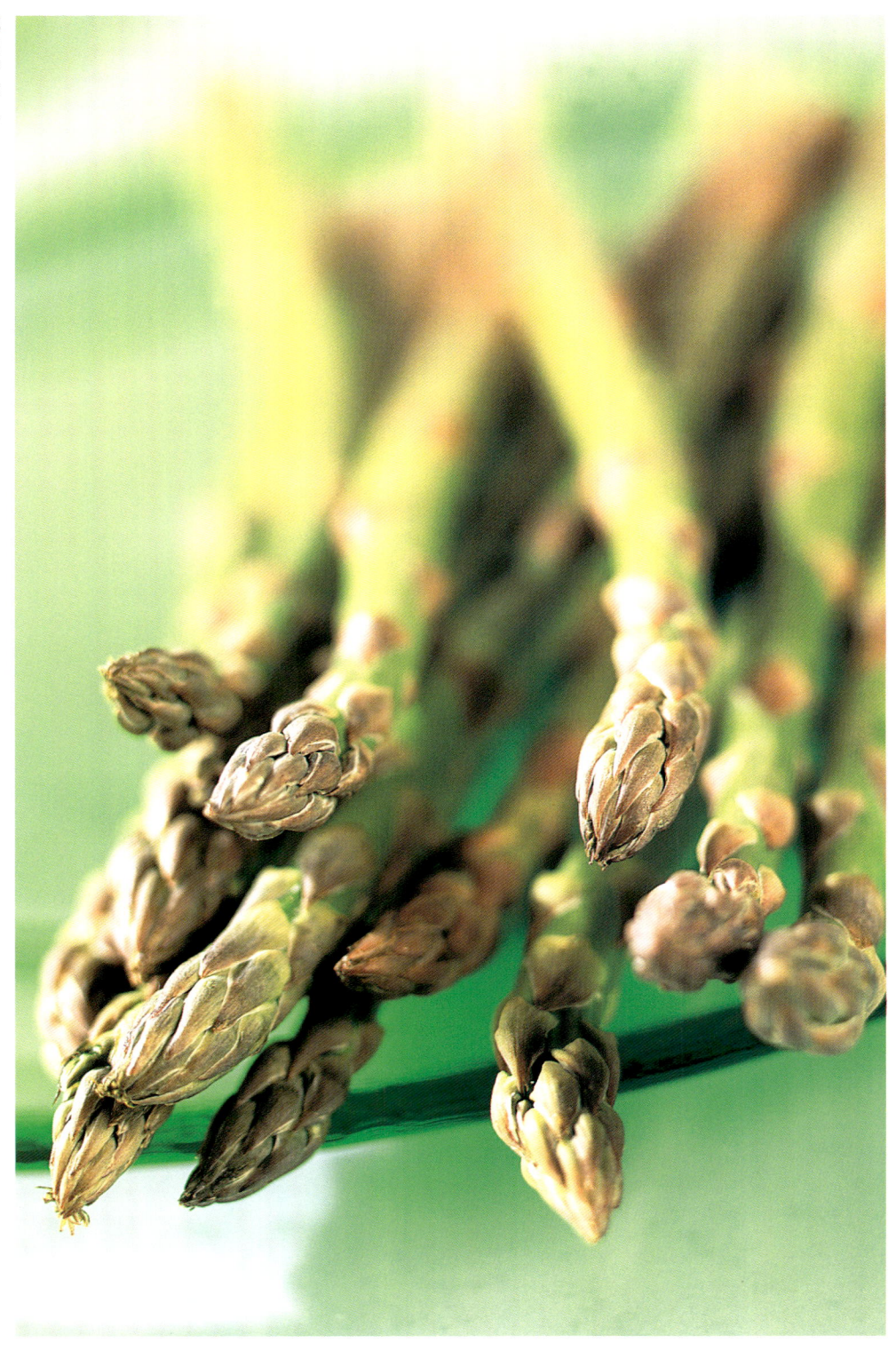

菜とくだものを、きざんだりジュースにしたり裏ごしにしたりして、素早くスムーズに体に吸収させましょう。

1日の摂取量の目安

ビタミンAの1日の摂取量は、5,000IU（国際単位）が上限とされています。ベータカロチンの1日の摂取量の目安は約7mgです。

ビタミンC

ビタミンCは、免疫システムがバランスよく活発にはたらくのを助けることによって、体が細菌性やウイルス性の感染症と闘うときに欠かせない役割を果たします。さらに、皮膚と歯ぐきの健康を維持し、組織の成長と修復を促進するための大きな要素でもあります。

ビタミンCは、体がフリーラジカルの有害な影響と闘うのを助ける抗酸化栄養素の代表格です。細胞間を流れる液体の中で「サーチ・アンド・ディストロイ」兵器としてはたらき、運悪くビタミンCと出くわしたフリーラジカルを効率的に排除していきます。さらに、ウイルスの複製を抑え、ウイルスに感染した細胞を排除することで、ウイルス性の感染症を防ぎます。1日に約1,200mgのビタミンCを摂取すると、T細胞のはたらきが活発になることが研究によって示されています。

ビタミンCは免疫力増強に欠かせないものですから、ビタミンCを豊富に含む食べ物や飲み物を毎日とるように心がけましょう。次のリストを参考にしてください。

- ブラックカラントやイチゴのようなベリー類
- オレンジ、グレープフルーツ、レモンなどの柑橘類
- キーウィフルーツ
- パセリ
- 緑と赤のピーマンを生で
- 芽キャベツ
- カリフラワー

最適な量のビタミンCを摂取するために

残念なことに、ビタミンCは日常的に摂取するのがむずかしい栄養素です。くだものや野菜の摂取量が減りがちな冬の間は、特にそうです。さらに、下ごしらえや調理のあいだに空気に触れると、ビタミンCはあっというまに酸化してしまいます。野菜に含まれるビタミンCを残すために、食べる何時間も前に食材をきざんだりするのは避けましょう。野菜やくだものを長いあいだ保存するとビタミンC含有量に悪影響がありますから、なるべく旬のものを買うようにしてください。たとえば、秋に掘り出したばかりのジャガイモには約30mgのビタミンCが含まれています。これを春まで貯蔵しておくと、ビタミンC含有量は8mgにまで落ちてしまいます。この問題の例外はキーウィフルーツで、かなり長期の保存にもビタミンCはほとんど失われません。

市販のフルーツジュースにほどこされる処理は、ビタ

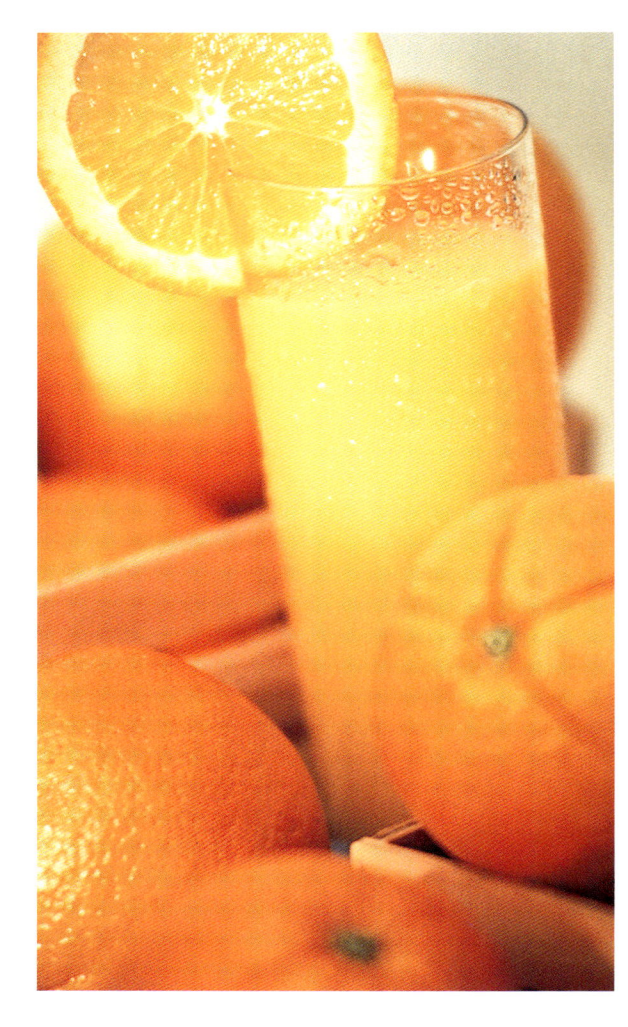

上：飲む直前に搾った新鮮なオレンジジュースには、ビタミンCがたっぷり含まれています。

ミンC含有量に大きな影響を与えます。オレンジジュースを開けて冷蔵庫の中に4日も置いておくと、ビタミンCの量は半分になっているでしょう。また、私たちは飲む前にジュースの容器をつい振ってしまいますが、振ることで酸素との接触（つまり酸化）を促し、さらにビタミンCを失わせることになるため、やめましょう。

ビタミンCを豊富に含む食品の調理

ビタミンCをできるだけ残そうと思えば、食材を正しく調理するのも大切なポイントです。最高の調理法は、蒸すという方法です。ゆでる必要があるときは、すでに沸いているお湯に入れること。水の状態から入れて、沸騰するまで時間がかかるのはいけません。ビタミンCを攻撃して破壊する酸化酵素は、高温ではたらきが鈍るからです。野菜を水に浸してから火にかけると、本来含まれているビタミンCは大量に破壊され、温度が上がるにしたがってお湯の中に溶け出してしまいます。

ビタミンCを含む食材の調理でもうひとつ重要なのは、できるだけ手早くすることです。15分間加熱すると25パーセントものビタミンCが失われ、何とか残った75パーセントも、調理後1時間半で壊れてしまうと見られています。

ビタミンCの摂取量

ビタミンCは水溶性ですから、いざというときのために体内に貯めておくことができません。つまり、ビタミンCを含む食品を毎日とらなければならないのです。体が1日に必要とする量は、人によってさまざまです。悪性のウイルスや細菌との接触、たまっていくストレス、大量の飲酒、喫煙、薬品の摂取といった生活を送っていると、ビタミンCの必要性が大きくなります。何か思いがけない、激しい精神的ショックを受けただけでも、体内のビタミンCが奪われてしまいます。

冬のあいだに免疫力が衰えていると感じたら、防御策として1日に1gのビタミンC補給を考えたほうがいいでしょう。風邪を引いたときは、治るまでのあいだ、一時的に2～3gに増やします。胃酸過多や軽い下痢のような症状が出たら、その症状が収まるまで摂取量を減らしてください。

ビタミンE

白血球が感染症と闘う力を強めることによって、免疫システムのはたらきを活発にする能力があることから、ビタミンEは最高に重要な抗酸化栄養素とみなされています。また、免疫システムの機能が徐々に衰えていくのは、年をとると避けられないと思われていますが、この衰えから体を守るために、非常に大きなはたらきをしていると考えられています。

ビタミンEの重要な役割は他にもあり、LDL（低密度リポプロテイン）コレステロールが酸化し、動脈内に脂肪性の血小板を形成するのを防ぐことで、心臓

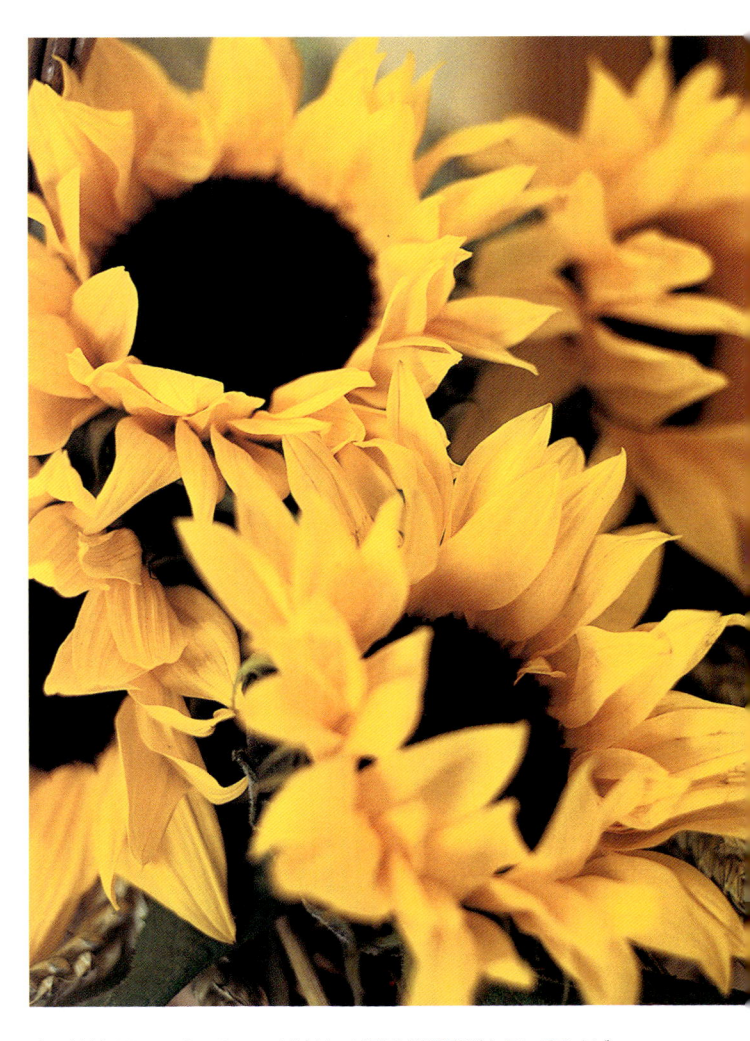

上：精製されていないヒマワリ油は、抗酸化栄養素ビタミンEのすばらしい供給源です。

と循環器系の健康と回復力を守ってくれます。さらに、私たちが摂取する脂肪が体内で腐敗するのを防ぐはたらきもあります。つまり、ポリ不飽和性のマーガリンなどの摂取量に比例して、ビタミンEの摂取量も増やさなければならないということです。

多くの栄養素と同じく、ビタミンEの有益なはたらきも、ビタミンCやセレンなど、他の栄養素の存在によって活発になります。特にそれが顕著になるのは、ビタミンEがフリーラジカルの排除にあたるときです。

ビタミンEの供給源

ビタミンEの主な供給源となる食品は、小麦麦芽、紅花、ヒマワリなどを原料とする、精製されていない植物油です。全粒小麦粉パンなどの全粒製品とナッツからも摂取することができます。

ビタミンEから最大の効果を引き出すには

ビタミンCと同じく、ビタミンEにも向いていない調理法や保存法があります。急速冷凍したり油で揚げたりすると、特に損傷が大きくなります。油で揚げると、食材に含まれるビタミンEの最高90パーセントが破壊されると見られており、その調理油が腐敗していると、さらに状況は悪化します。

保存法にも気をつけなければなりません。植物油に含まれるビタミンEは、酸素や直射日光にさらされたり、周囲の温度が高すぎると簡単に壊れてしまいます。精製されていない油は、かならずしっかりとフタをしめて、涼しくて暗い戸棚か冷蔵庫に置くのが最適の保存方法です。

ビタミンEの摂取量

合成石油化学によって作られる種類のビタミンEもありますが、このタイプは自然な形のビタミンEと比べて、健康維持に役立つ効果が36パーセントも落ちると言われています。サプリメントのラベルをしっかり見て、合成のビタミンEなのか、天然のビタミンEなのかを調べましょう。天然のものから作られたビタミンEカプセルには、「d」(dアルファ・トコフェロール)、合成タイプには「dl」(dlアルファ・トコフェロール)の文字が最初についているはずです。

ビタミンEの摂取量の目安は、1日に200IU前後です。高血圧の人がビタミンEを大量に摂取すると、害がある可能性がありますから、避けてください。控えめな量を目標に、ゆっくりと時間をかけて徐々に量を増やしていき、体を慣れさせましょう。

セレン

セレンの強力な抗酸化物質としての役割は、確実に認められつつあります。セレンは心臓疾患や癌からしっかりと体を守り、全般的な免疫力を高めるはたらき

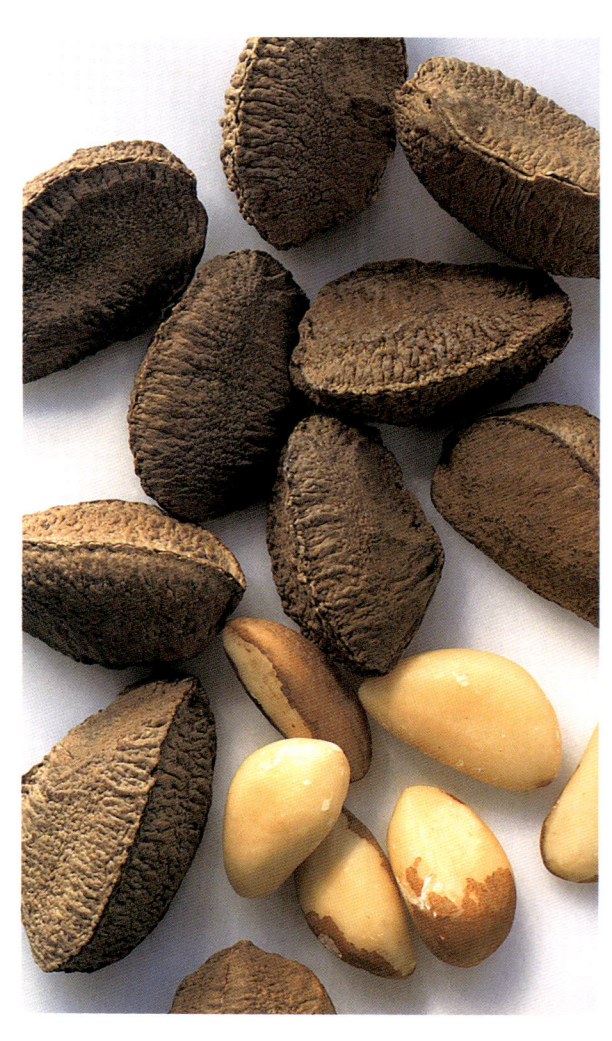

上：体が1日に必要とするセレンは、ブラジルナッツを1、2個食べるだけで充分に補給できます。

をします。このような有益なはたらきは、セレンというミネラルが非常に有能なフリーラジカル処理係であることと、細菌性やウイルス性の感染症と闘うために、T細胞とキラー細胞が動きやすくなるようにサポートもすることと関連しているようです。

また、セレンは精神と感情の健全なバランスを保つのにも大きな効果があります。ウエールズのスウォンジー大学でおこなわれた研究によれば、適切な量のセレンを摂取している人たちは、不安、うつ、疲労感のリスクが軽減されるといいます。

最高のセレン供給源

ブラジルナッツはセレンの宝庫で、毎日1、2個食べるだけで1日の基本的な必要量は満たされます。サプリメントという形で過剰に摂取すると有害な効果が出ることがあるため、必要なセレンをとるには、ブラジルナッツを食べる以上に確実な方法はありません。

亜鉛

亜鉛は、免疫システムの重要な構成器官である胸腺のはたらきをサポートするミネラルとして知られています。胸腺が健全にはたらいていなければ、T細胞は危険な侵入者たちと闘うという役目を、充分に果たすことができません。

体が亜鉛不足になると、T細胞やキラー細胞、そして胸腺ホルモンが減少してしまいます。体内の亜鉛の量を最適の状態に戻すと、好ましくない侵入者を排除して大食細胞を元気にし、免疫システムが細菌性の感染症に対処する能力を高めることができます。

亜鉛欠乏症の人は概して免疫反応が衰え、感染症に繰り返しかかりやすくなります。亜鉛欠乏症に特にかかりやすい人には次のような特徴があります。

- 炎症性腸疾患をわずらっている人。栄養物の吸収不良につながる可能性があります。
- お年寄り。一般的に胸腺が小さくなり、効率も落ちています。
- アルコール依存症の人。
- 過激な食事法や急激なダイエットをおこなっている人。
- 経口避妊薬を服用している人。

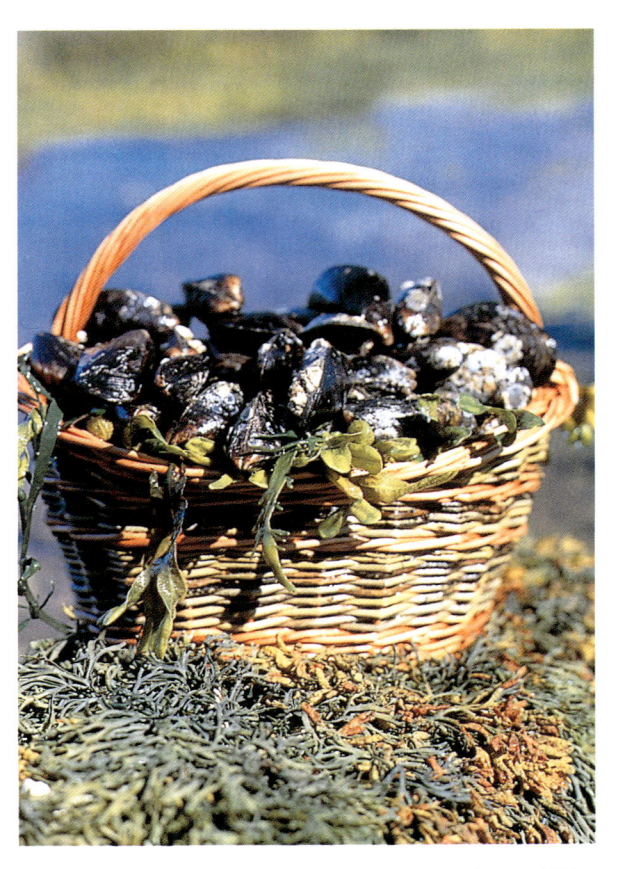

上：貝類は胸腺のはたらきを活発にしてくれます。汚染された場所でとれた貝は絶対に避けましょう。

- 静脈内に薬物を注入している人。

バランスよく亜鉛をとる

亜鉛は食品から簡単に摂取できます。次の食品をとりましょう。

- 貝類
- 赤身の肉
- ナッツ類。特にペカン、ブラジルナッツ、クルミ、アーモンド。
- 全粒穀物
- ニンニク
- ジャガイモ
- 豆類

1日の亜鉛摂取量は15mgを目安にしましょう。亜鉛不足が免疫システムの機能の深刻な問題を招くのな

ら、もっと亜鉛を補給しさえすれば、そんな問題は自動的に解決されるのではないかと思うかもしれません。ところが、そうではないのです。たしかに亜鉛は必須ミネラルですが、過剰に摂取すると、免疫システムの健全なはたらきを抑制するという問題を引き起こします。ですから、1日の摂取量の上限15mgを厳守して、体内の亜鉛の量をバランスよく保つことがとても大切になります。

補酵素Q10

「生命の輝き」という別名を持つ抗酸化物質。抗体の生成を促進するという形で免疫力を高める、抗ウイルス性、抗菌性、抗腫瘍性の物質です。

食品からだけの摂取はむずかしいため、サプリメントの形で補給することが望ましい栄養素です。補酵素Q10を含む食品には、サバやイワシなどの脂肪分の多い魚、内臓、ピーナツなどがあります。免疫力増進に必要な量の目安は、1日に約30mgです。

ビタミンB6

一般的にビタミンB複合体は、ストレスがあるときの神経系をサポートするはたらきがありますが、ビタミンB6はさらに、ホルモンのバランスをとり、プロスタグランジンというホルモン様物質の形成を調節し、免疫システムをサポートするという作業に大きくかかわっています。

体内に充分なビタミンB6がないと胸腺が小さくなり、それに付随してチミュリンの分泌量も少なくなります。また、T細胞はB細胞や抗体の活動と連携して能率的なはたらきができなくなります。体内のインターロイキン2の量にも悪影響があり、その結果、キラー細胞におよぼされる有害な影響により、体は感染症や腫瘍に対して無防備な状態になります。

このように、ビタミンB6の不足は免疫システム全体に壊滅的な影響をおよぼし、最高の健康状態に必要な機能を妨げてしまうと見られています。

ビタミンB複合体は単独ではなくいっしょに摂取すると、調和して効率よくはたらきますから、ビタミン

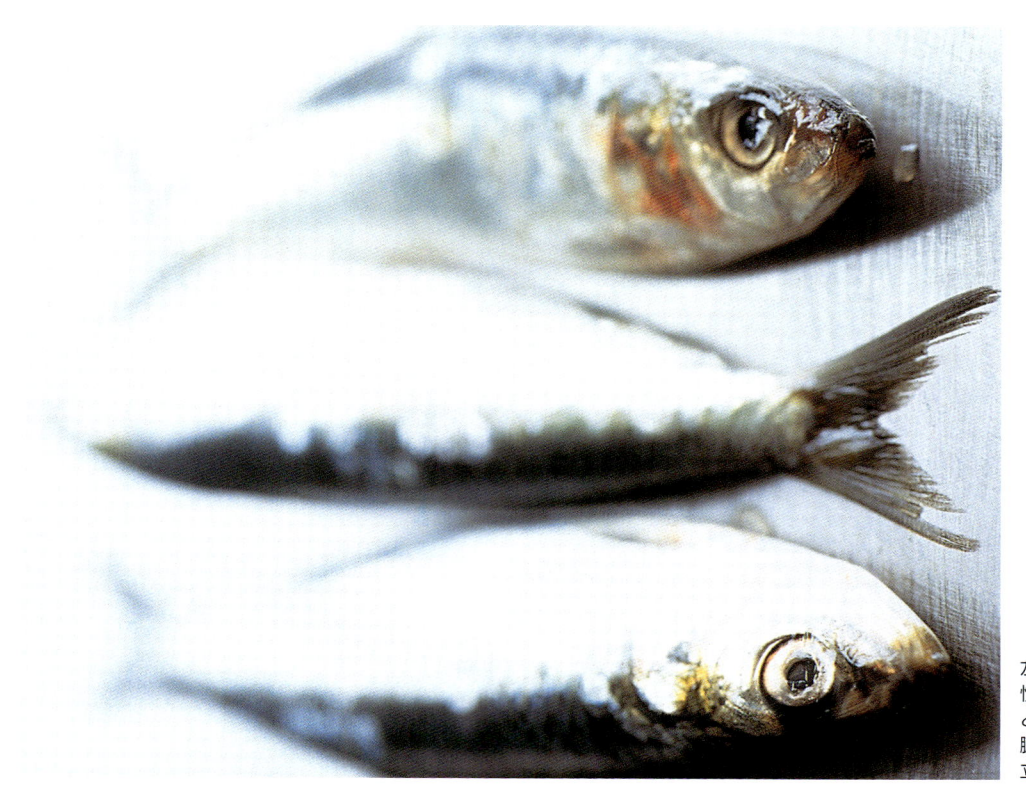

左：脂肪分の多い魚を習慣的に食事に取り入れると、免疫システムと、心臓や循環器系の健康に役立ちます。

右：ナッツや種には、必須脂肪酸とともにビタミンBも豊富に含まれています。

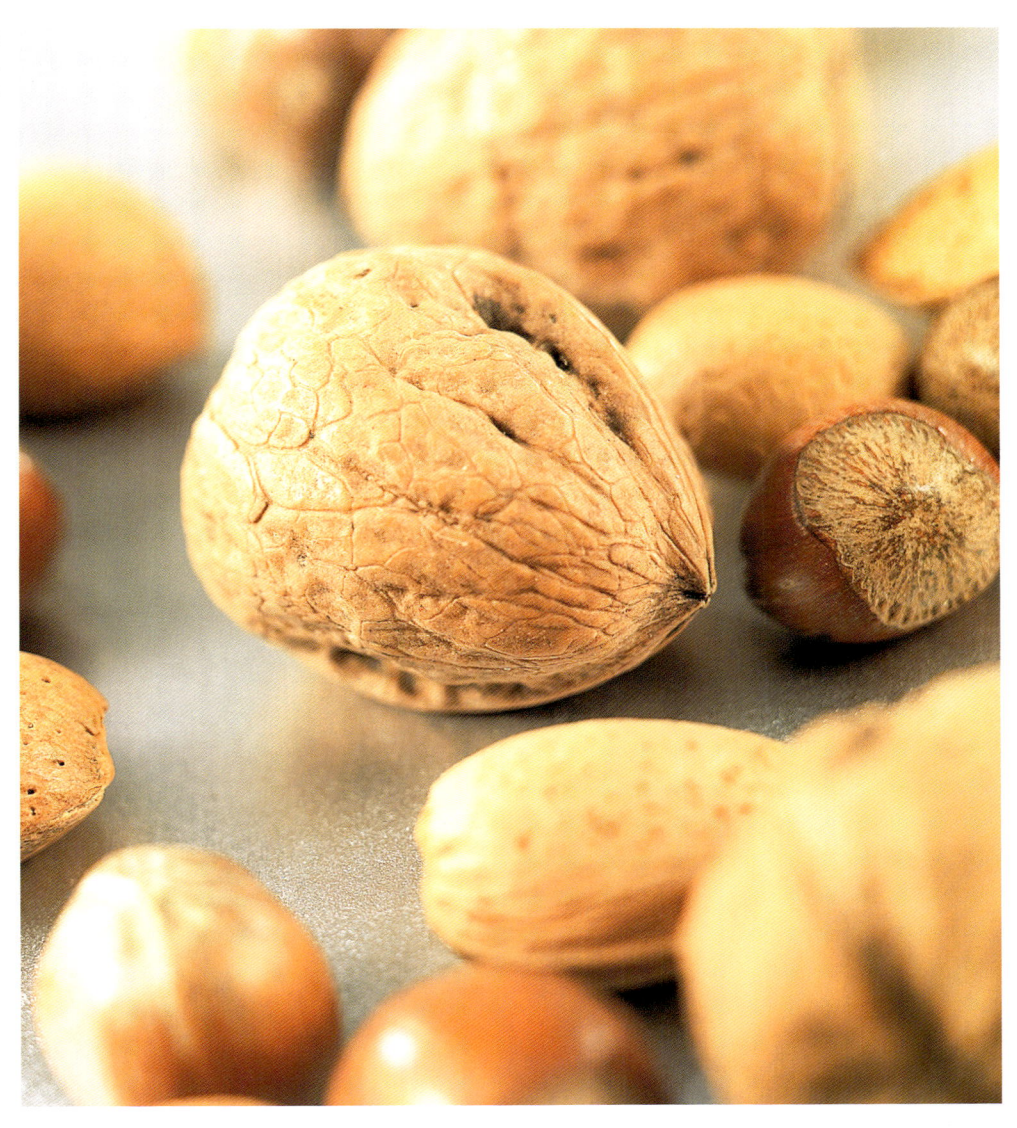

B6もビタミンB複合体の一部として摂取するのがいちばんです。ビタミンB6を単独で大量に摂取すると、神経性の有害な副作用を引き起こすとされています。

ストレスの激しいときは、症状がおさまるまで、食事に加えて上質のサプリメントでビタミンB複合体を補給しましょう。

ビタミンB6を豊富に含む食品

ビタミンB6は幅広い種類の食品に含まれています。

- 魚
- 鳥肉
- 全粒穀物
- ナッツ、種
- 大豆
- 赤身肉
- 緑の葉物野菜
- ジャガイモ

抗酸化物質、ビタミン、ミネラルで高める免疫力

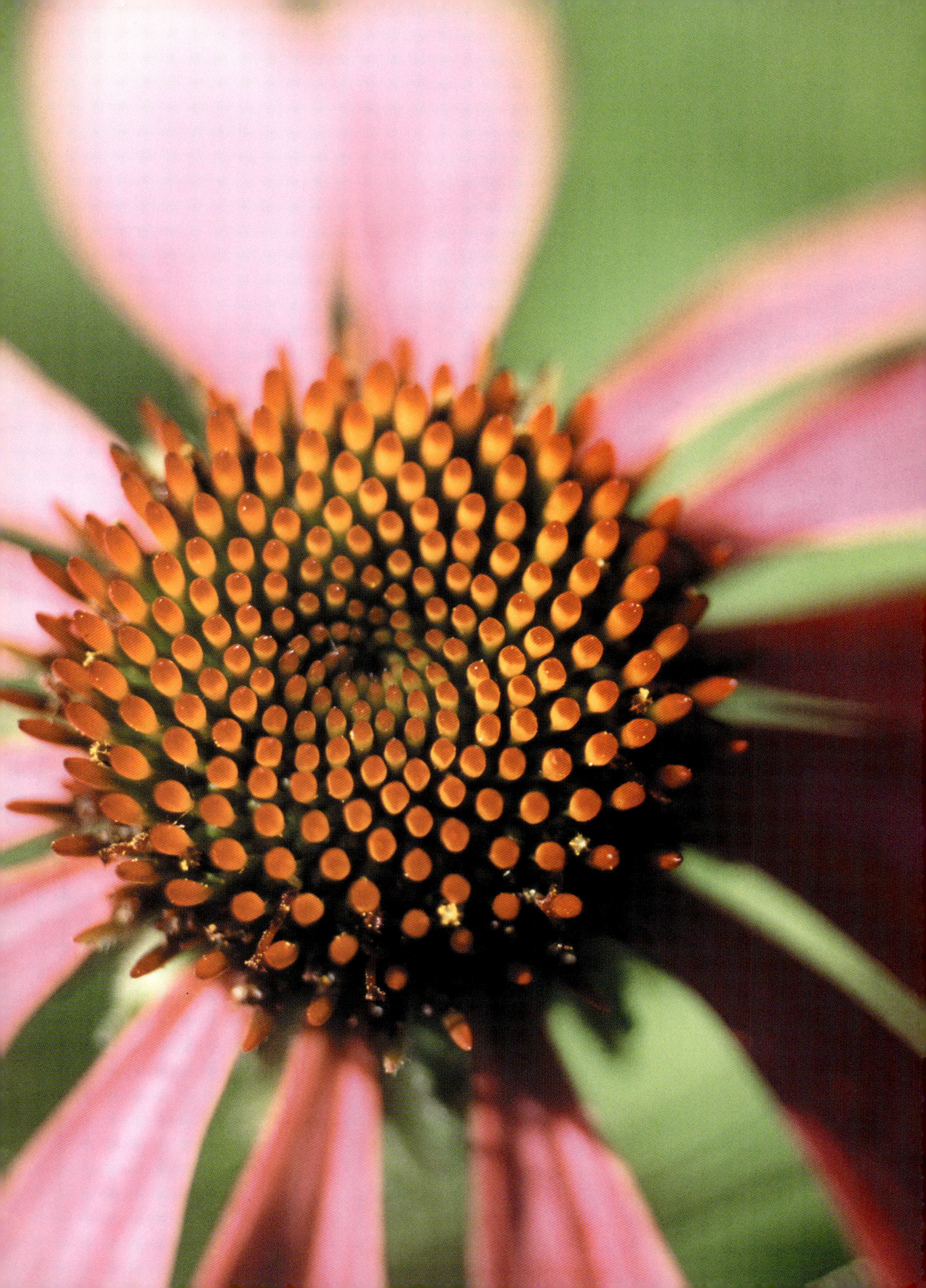

軽い病気であれば、広い範囲のものを効果的に治療できる実用的な方法が、身近にたくさんあると考えてみてください。とても心強いのではありませんか？　咳が止まらなかったり風邪を引いたりという症状は、それ自体は深刻な病気ではありませんが、健康状態全般に大いにダメージを与えます。さらに、軽い感染症を次から次へと繰り返していると、体が断固として効果的に感染症と闘う能力に対して、自信が持てなくなってしまうのです。

免疫システムが急性の感染症を迅速に、効率よく処理する能力を高めるために、どんな実用的な方法があるのかを理解すれば、かぎりなく解放された気分になることでしょう。何よりも、鎮痛剤や抗生物質のような薬品を習慣的に、あるいはあまりにも頻繁に使用することから解放されるのは、この上ない喜びです。

この章で取り上げる一般的な病気に対する自然療法には、副作用もなく、習慣性になる危険性もありません。また、穏やかでいながら素早く、効率よく健康を取り戻していく、輝かしい実績を持っています。

風邪のための自然療法

命にかかわるような病気ではないものの、風邪を引いたときの、何日にもわたって完全にダウンした気分になるあの苦しさは、ちょっと例えようがありません。冬のあいだ何度も風邪を引くのは、体が衰弱しているというまちがいのないサインです。繰り返し風邪

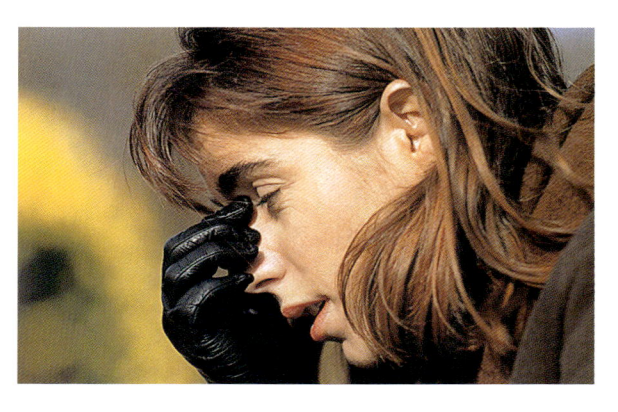

上：風邪を引くと色々な症状が出て、どうしようもなく調子が悪くなってしまうものです。

を引いている人が自分のためにできる最善の策は、風邪の症状に対してさっさと「絶縁通告」を与えてくれる免疫力増強プランを実行に移すことです。同じ方法で、しつこい咳や耳の感染症、副鼻腔炎など、一般的な風邪の合併症を防ぐこともできます。

自分でできること

■ 特に風邪の初期段階においては、できるだけ体を休めること。というと、いかにもわかりきったことで拍子抜けするかもしれませんが、感染症との闘いにエネルギーを集中させるためには、休息ほど大切な味方は他にないのです。無理をして動き回っていると、闘いに不可欠なエネルギーを無駄遣いしてしまいます。

自然療法で高める
5 免疫力

- 体温が適度に高くなったときは解熱剤で下げようとせず、自然な方法で熱に対処しましょう。規則的に時間をおいて水分をとってください。ただし、コーヒーや紅茶には利尿作用があって水分を排出させてしまうので、水か薄めたフルーツジュースを飲みましょう。
- 食欲がなければ、無理してふだん通りの食事をとろうとしないこと。体温が上がったり、吐き気がしたりという、好ましくない症状が出る可能性があります。重い食事は避け、スープや蒸した野菜など、軽くて消化しやすいものを食べましょう。
- 鼻が詰まって苦しいときは、すべての暖房器具のそばに水を入れたボウルを置き、部屋の湿度を上げましょう。あるいは、風邪を引いているあいだ、市販の加湿器を使うのもいいでしょう。

欠かせないサプリメント

ニンニクとビタミンCは、ナチュラルに風邪と闘うための欠かせない武器です。

ニンニク

天然の抗菌、抗ウイルス物質として定評のあるのが、ニンニクです。しかし、治療効果が期待できるだけの量のニンニクを食べるのはむずかしいでしょうから、無臭の錠剤になったものを摂取するほうが現実的でもあり、効果的でしょう。それなら、1日1錠を服用するというきわめて簡単な方法で摂取できます。免疫システムをさらに活発にするには、抗酸化ビタミンA、C、Eを加えたニンニクのサプリメントを選びましょう。

ビタミンC

感染症と闘う免疫システムを大いに助けてくれるビタミンです。クシャミ、鼻水、かすかな喉の痛みといった症状が出始めたらすぐに、ビタミンCを1日に1gとってください。最大の効果を引き出すには、一度の服用で最長8時間効果が持続するように、朝晩500mgずつ服用しましょう。消化不良や下痢の徴候が出てきたら、症状が落ち着くまで服用量を減らします。

ハーブを使った治療

ナチュラルに風邪を治す3つのハーブを紹介しましょう。

エキナシア

できるだけ早く、効率的に風邪を治すための強いサポートがほしい人には、欠かせないハーブです。エキナシアはエキス、カプセルなどの形で入手できます。風邪を引いているあいだだけ、それぞれの製品の指示書にしたがって使用してください。風邪の予防手段として冬のあいだずっと使用する人が多いのですが、これはまちがった使用法ですから絶対にやめましょう。エキナシアが感染症の撃退に最大の力を発揮するのは、短期間の使用においてです。

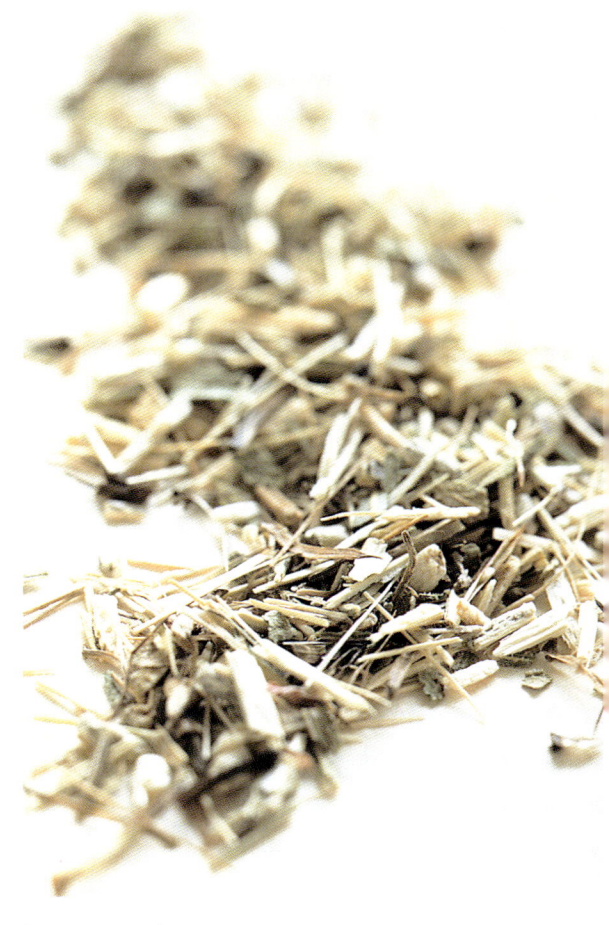

上：エキナシア（P.66の写真も）は、すぐ手に入る免疫力増強の心強い味方です。

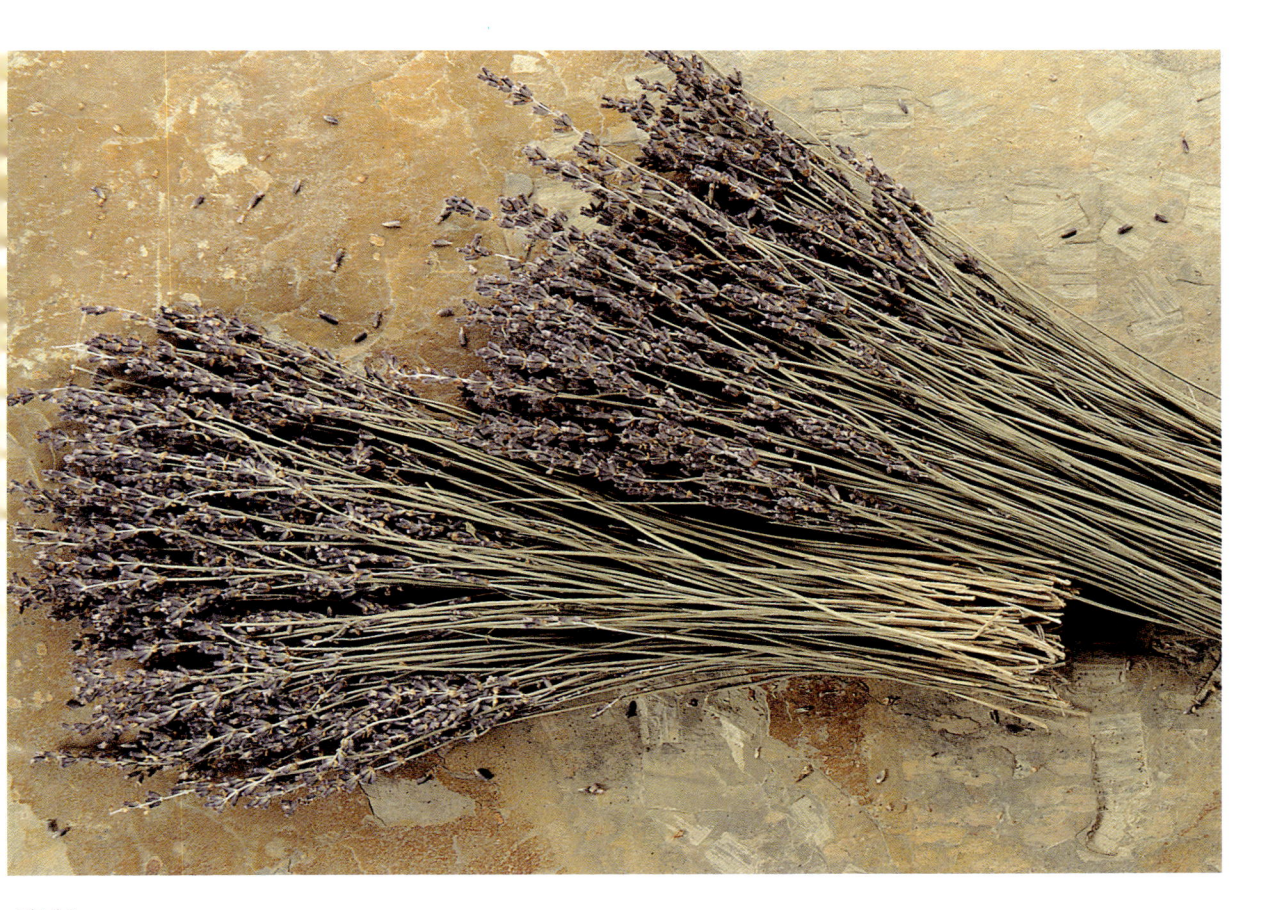

バジル
クローブを少し加えた風味豊かなバジルティーは、喉の炎症をしずめ、穏やかな発汗を促します。

エルダーベリー・エキス
ウイルスの蔓延を抑制する効果でよく知られ、重症の風邪の期間を大幅に縮める効果もあるようです。トローチか液体のものを売っています。

アロマセラピー
エッセンシャルオイルをいろいろ工夫して使うと、風邪の諸症状を軽くするのに役立ちます。

- ユーカリやティーツリー、ラベンダーのエッセンシャルオイルを数滴、ティッシュペーパーにたらし、鼻が詰まったり、頭が重くてぼんやりしたときなどに吸いこみます。
- 上であげたエッセンシャルオイルのうちのどれかを、小さじ2杯のキャリアオイルに4滴たらし、胸や背中にすりこんでマッサージをします。
- 温かいお風呂にラベンダーかティーツリーのオイルを5、6滴入れ、ゆったりと浸かりましょう。ただし、少しでも熱があるときは、悪寒を避けるためにこの方法はやめてください。

上：ラベンダーのエッセンシャルオイルは、心を静め、落ち着いた気分にさせる強い効果を持っています。

ホメオパシー療法
これから紹介する治療薬の中から、ご自分の風邪の症状に合うものを選んでください。症状に改善が見られたら、その治療薬がきちんとはたらいていて、繰り返し使う必要がないというサインですから、その時点で治療をやめてください。病気がぶり返したために同じ症状が出たり、別の症状が出たりしたときだけ、もう一度ホメオパシー治療をおこなってください。別の

症状が出た場合は、その症状に合わせて新たに治療薬を選びましょう。

トリカブト

寒気がしたり、乾燥した冷たい風にさらされたりしたあと、急に風邪の症状が出始めたとき、初期段階で使うのに適した、効き目の早い治療薬です。症状は一夜のうちに突然現れることもあれば、寝苦しくて目が覚めたときにずっと悪化していることもあります。何となく熱っぽく、目、鼻、喉が炎症を起こしていて、透明な鼻水や目やにが少量出ます。病気をすると精神状態にも大きな影響があり、パニック症候群のような激しい不安やイライラに襲われます。精神的に強いショックを受けて免疫システムが抑圧されたときにも、風邪を引くことがあります。

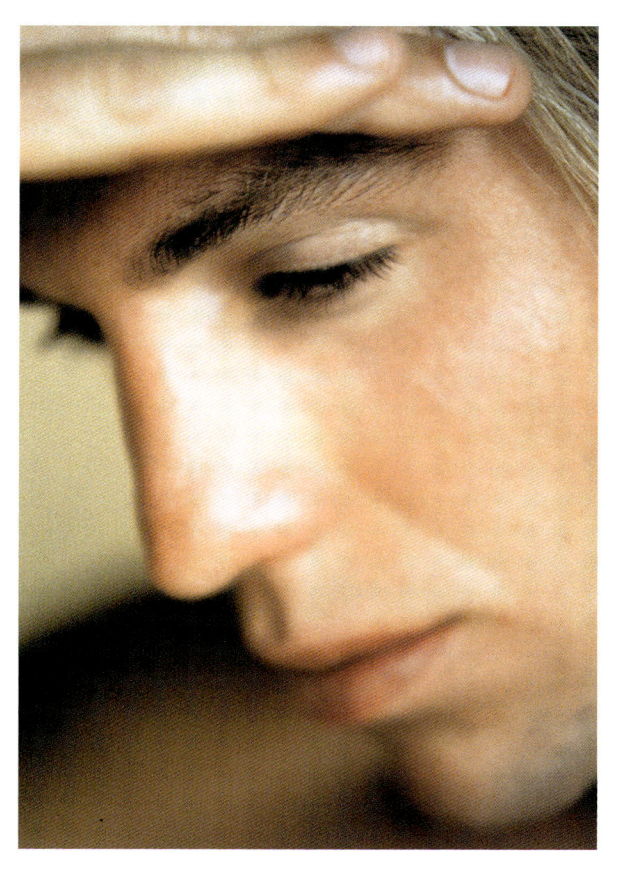

上：二日酔いのような気分にさせる風邪には、ホミカを使ったホメオパシー療法がよく効くでしょう。

ゲルセミウム根

この治療薬が必要になるのは、数日間かけて、じわじわと症状が進展するときです。この期間には、体に独特の疲労感があり、腕や脚がだるく、痛みと悪寒が背筋を走り続けています。ひたいをベルトできつく締めつけられるような感覚で頭痛が始まり、鼻が詰まって苦しく、喉が腫れて声がかすれます。体じゅうに打ち身のような感覚があり、不機嫌で怒りっぽく、人嫌いになる傾向があります。

ホミカ

まるで「二日酔い」のような気分を引き起こす風邪、あるいは、働きすぎ、遊びすぎで体力がダウンしたあと出てきた風邪の症状に適した治療薬です。屋内にいると鼻がひどく詰まり、外で新鮮な空気に触れると、ずっと楽になります。激しいクシャミがとまらず、喉が炎症を起こしてヒリヒリとむず痒く、耳も痒くなります。激しい頭痛に襲われて、顔面には神経痛のような痛みが走り、胃がむかつきます。この治療薬が必要な症状には、静かで穏やかな状態と、中断されることのない、やすらかな睡眠が何よりも効果があります。

岩塩

この治療薬が適しているのは、気力がなく、体力も落ちた状態になっているときです。気分が落ちこんだ結果、唇には口辺ヘルペスの症状が現れ、軽い脱水症状から唇の中央がひび割れて痛みます。まるで蛇口から水が流れるように鼻水が流れ出てコントロールできない状態と、卵の白身のような透明でどろっとした鼻汁が出る状態が交互に来ます。この治療薬が必要なときの精神状態はわかりやすく、自分の力でゆっくりと回復したいという願望があり、慰めようとしたり、うるさいことを言ったりしても、はねつけられるだけです。

プルサチラ

風邪の初期症状よりも、定着した症状に最も効果のあるのが、この治療薬です。寒気がしますが、暖房の効きすぎた蒸し暑い部屋にいると風邪の諸症状が悪化します。どろっとした黄緑色の鼻汁が出て、鼻水も同じ色です。喉は渇いていないのに口が渇き、頭はぼー

っとして全体にうっ血感があります。すぐに涙が出るようなきわめて不安定な精神状態で、誰かにやさしく慰めてもらいたい気持ちになります。

燃え尽き症候群のための自然療法

この症状は、過剰なストレスが長期間続いたとき、あるいは、良好な健康状態を維持するための土台にならない不健康なライフスタイルを続けた結果、情緒、肉体、精神が疲労しきった状態です。

燃え尽き症候群の症状は多岐にわたり、次にあげるのはどれもその症状です。

- 感染症に対する抵抗力が弱い
- 集中力に欠ける
- 心身に激しい疲労感がある
- よく眠れないか、寝ても疲れがとれない
- 胃酸過多、消化不良、下痢と便秘を交互に繰り返すなど、消化器官の問題がある
- 疲れきっているのに、リラックスして心身を休めることができない
- 自信が持てない

これから紹介するアドバイスは、だいたいにおいて健康だけれど、最近、何か危険な状態を経験して、体力を絞りとられたように消耗している人にはとても役立つでしょう。

ストレスを抱えた状態が長く続いて定着し、いわば慢性症状になっている人は、専門家から対処法のアドバイスを受けると大いに助かるはずです。最初は、ホメオパシーや、西洋のハーブ療法、伝統的な中国医学など、代替医療の専門家からアドバイスを受けるといいでしょう。

精神面からのアプローチがさらに助けになると思うなら、ストレスカウンセラーか認知療法士に相談することを考えましょう。彼らは、燃え尽き感を生み出している思考パターンを正す手助けをしてくれます。その結果、自分を消耗させている否定的な習慣を断ち切る勇気が出てくるはずです。

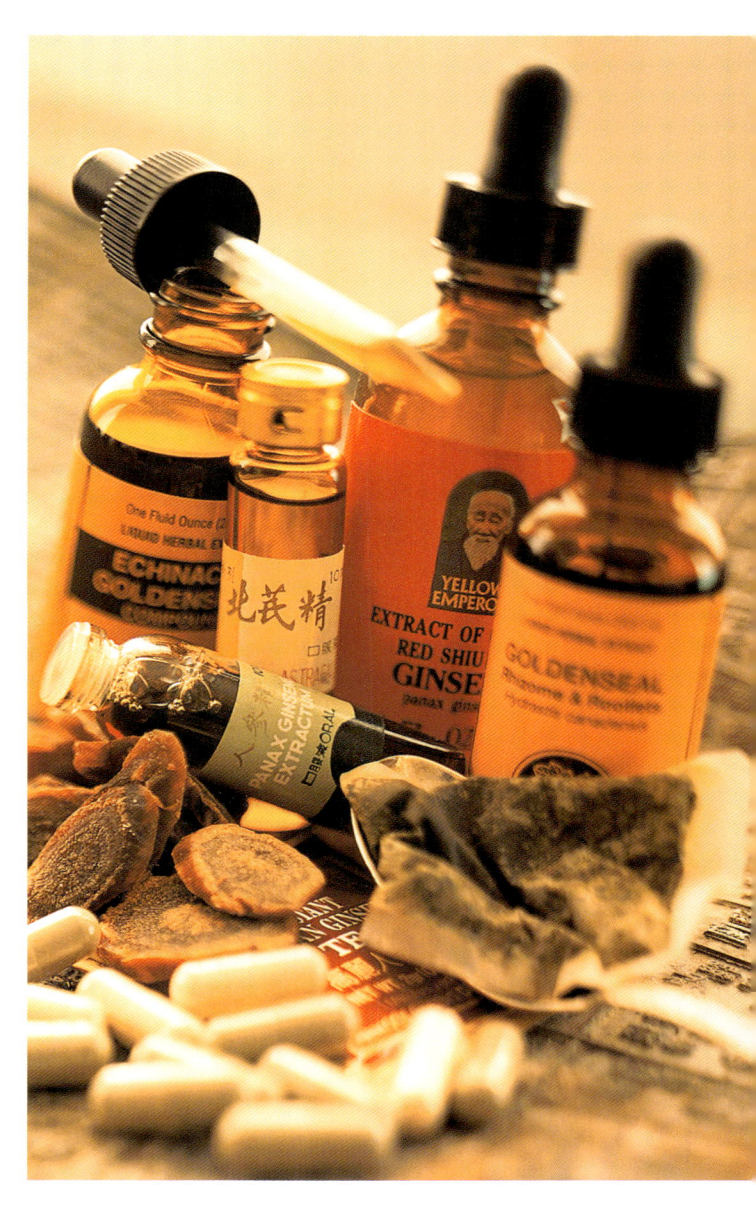

上：代替療法はストレスから来る症状の治療において重要な役割を果たしています。

自分でできること

- 実践しやすいストレス管理法は、この症状を定着させないための絶大な味方になってくれます。どんなにせっぱ詰まった仕事を抱えていても昼休みはかならずとると決めるのも、基本戦略のひとつです。きちんと休憩をとるということには、リラックスしてものごと

を振り返る時間が持てるというメリットと、食べているものを効率よくスムーズに消化させることができるというメリットがあります。仕事に集中しながらサンドイッチをコーヒーで流しこむような食事ほど、消化に悪いものはないのです。

- もう能力の限界だと感じ、これ以上頑張ると消耗してしまうとわかっているときは、過剰な要求にはノーと言う勇気を持ちましょう。努力すればいい仕事ができる、バランスのとれた状態の限界を超えてまで無理をする習慣におちいると、遅かれ早かれ燃え尽きてしまうことになるのは、ほぼ確実です。これを防ぐには、健康に働くために越えてはいけない境界線を知り、ごくたまに、あるいは短期間か例外的なときを除いてはその境界線を越えようとせず、人からも強要されないようにすればいいだけです。
- リラクゼーションの方法を日常生活の一部として定着させるのは、燃え尽き症候群の予防に絶大な効果があります。私たちの体、頭脳、感情はそれぞれ、休息し、均衡を取り戻すチャンスを必要としています。楽しみながら深くリラックスする習慣をつけると、そのチャンスを作ってやることができるのです。第7章「リラクゼーションで高める免疫力」で取り上げるように、バランスのとれた健康な免疫システムを作る上で、精神状態は非常に重要な役割を果たしています。
- 適度なエクササイズを日常的におこなうのもまた、心身の調和を保ち、免疫システムを調整するための中心的な役割になります。ストレスや不安を感じているとき、太極拳やヨーガのように、エネルギーにあふれながらも穏やかな動きのエクササイズをすると、ストレスを発散させ、同時に免疫システムのはたらきを高めるのにも大きな効果があります。エクササイズのメリットについての詳しいアドバイスは、第6章「エクササイズとボディコンディショニング・テクニックで高める免疫力」を見てください。

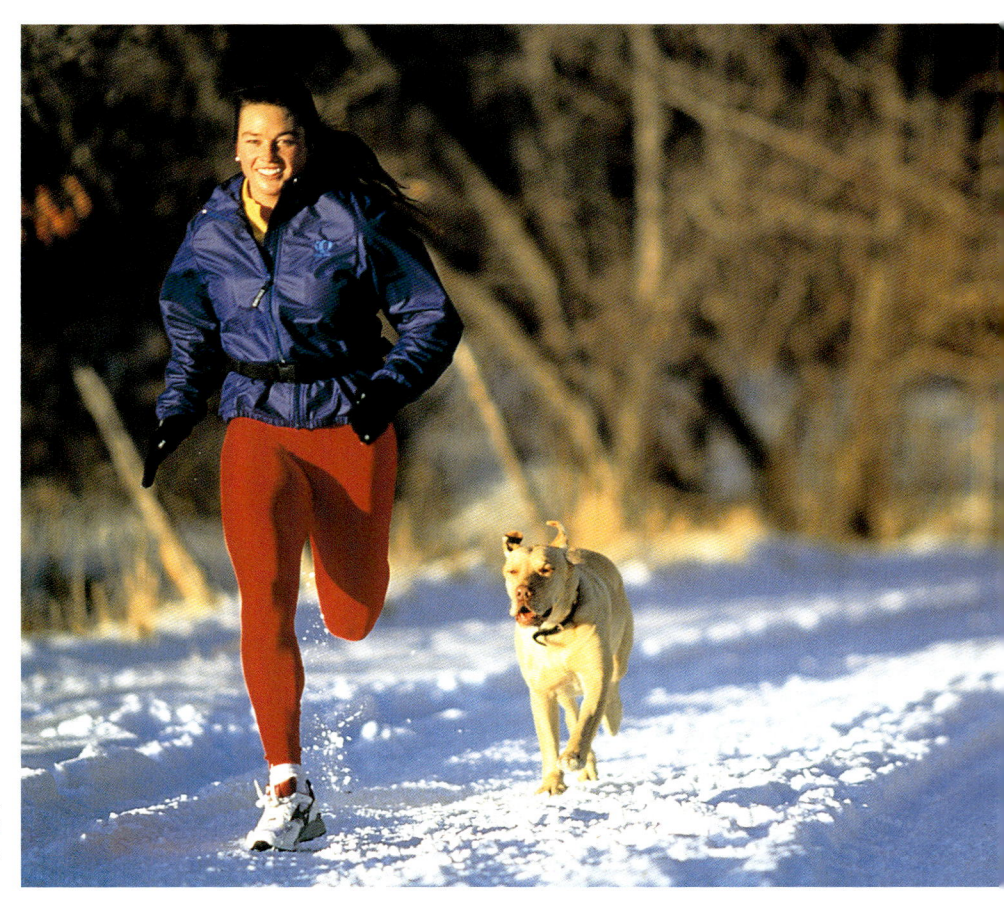

右：楽しみながら続けられるエクササイズは、心身のストレスを大幅に減らしてくれます。

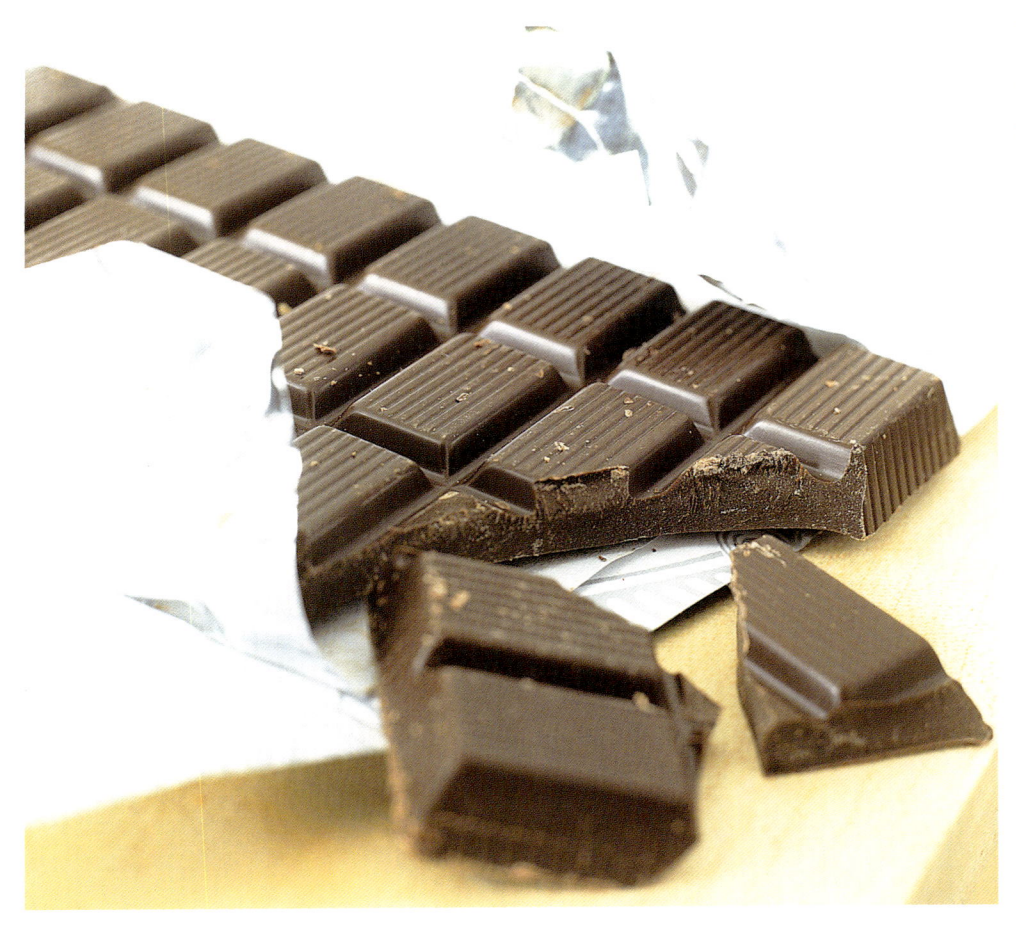

左：チョコレートにはカフェインが含まれているため、とげとげしくピリピリした気分を悪化させるはたらきがあります。

■ 食べたり飲んだりするものしだいで、燃え尽き症候群の症状を避けることもできるし、逆に症状が出やすくなることもあります。神経過敏、不機嫌、イライラを招きやすい食品には、砂糖を使った食品やチョコレートの他、保存料、着色料、人工甘味料といった化学添加物の宝庫であるインスタント食品やジャンクフードがあります。長期にわたって摂取していると燃え尽き症候群の症状を悪化させる飲み物は、濃いコーヒー、紅茶、ホットチョコレート、アルコールなどです。

そうは言っても、エネルギーを一気に高めるには、チョコレートかケーキにコーヒーというのがいちばんだとお思いかもしれません。しかし、実は反対なのです。そういった食べ物や飲み物は、急激にエネルギーを上昇させて、短時間持続したあと、血糖値がまた低めのレベルに戻ると、同じように急激な速度でエネルギーを低下させます。そして血糖値が下がると、人は本能的に甘いものとカフェインをさらに摂取しようとしますが、エネルギーの上昇を持続させる時間はどんどん短くなるのです。

このような悪循環をうまく断ち切るには、単純糖質を複合糖質に替えてみることです。わかりやすく言うと、甘いケーキやビスケットなど、砂糖を使った精製食品を避けて、そのかわりに全粒粉のパン、オーガニックのおせんべいやくだものをとるということです。温かい飲み物がほしいときは、コーヒーのかわりに、穀物から作られた代用品、緑茶、ハーブティーやフルーツティーを飲みましょう。大量の精製糖と、人工甘味料や着色料が添加されたダイエットコーラなどの炭酸飲料は、発泡性のミネラルウォーターか、天然のフルーツフレイバーの炭酸飲料に切り替えましょう。

自然療法で高める免疫力

欠かせないサプリメント

チョウセンニンジン、チョウセンゴミシ、各種ビタミンBは、燃え尽き症候群の治療に大きく貢献してくれます。

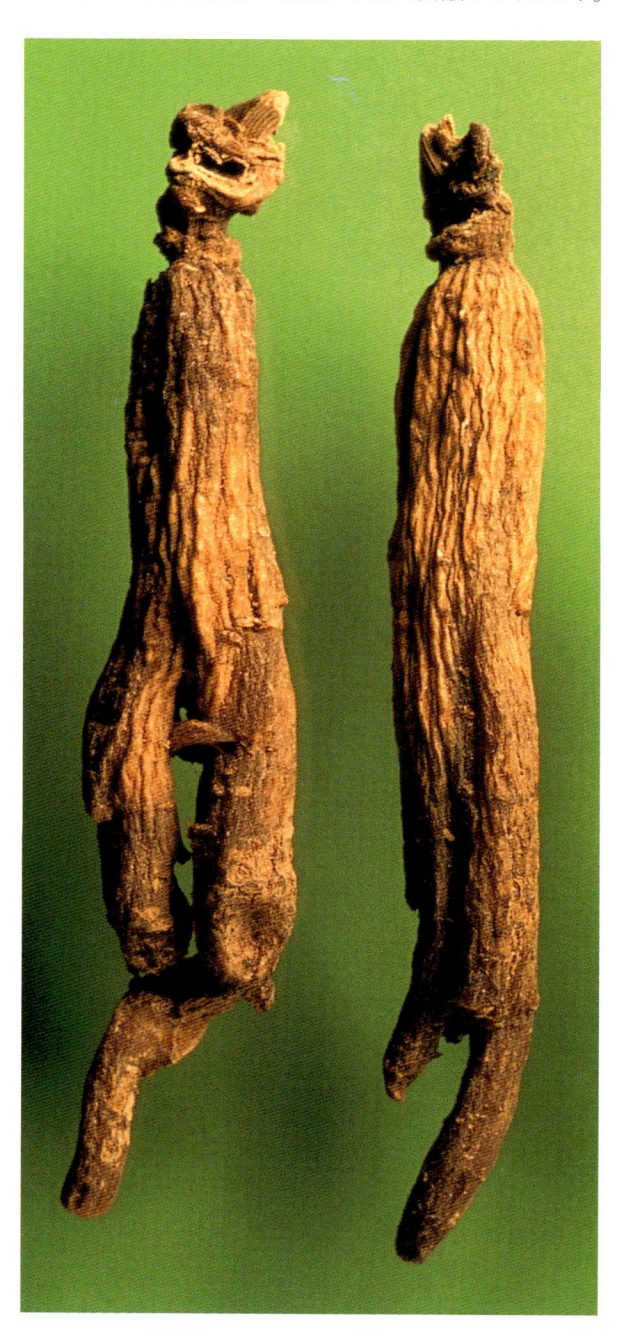

上：チョウセンニンジンには、ストレスがあるときにからだをサポートする強壮効果があります。

チョウセンニンジン

エネルギーと活力の刺激剤として定評のある健康食品です。サポニンを豊富に含む強壮剤として知られ、体を刺激して、心身のバランスを最高の状態にととのえる強力な効果があると見られています。

チョウセンニンジンの利用は7,000年前の極東にさかのぼり、現代においても、その有益な効果は臨床で確認されています。こういったことから、チョウセンニンジンの有益なはたらきは、体が心身のストレスやトラウマに適応するのを助ける力に関連していると思われます。

チョウセンニンジンというと、もっぱら精力増強効果ばかりが喧伝されていますが、実際の効果はそのような分野だけにはとどまりません。心身のエネルギーを活発にし、体力と集中力と回復力を高める効果もあるとされています。

チョウセンニンジンの大きな効果は免疫システムのサポートにもおよび、ある調査で、Tリンパ球はチョウセンニンジンに反応するとより効率的に増殖することが明らかにされています。こういった効果は適量を摂取することでより大きくなり、大量に摂取すると免疫システムの機能低下という影響があると見られています。

チョウセンニンジンを買うときは、買い得品に走るのではなく、手に入る最高の品質のものを求めましょう。安くて質の劣るものには、有益な成分がほとんど含まれていないことがありますから、注意してください。

最適な摂取量の目安は、1日に100mgを2回、計200gです。チョウセンニンジンを継続して摂取するのは避けるべきで、2週間服用し、そのあと2週間あいだをあけて、また2週間の服用期間に入るというのがよいとされています。高血圧、子宮癌、乳癌の病歴がある人は避けてください。

チョウセンゴミシ（朝鮮五味子）

シザンドラとも呼ばれます。チョウセンニンジンと多くの共通点があり、体が尋常ではない強いストレスにさらされているとき、きわめて大きな効果を発揮する強壮効果を持っています。細胞が酸素を取りこみやすくし、集中力を最大限に高め、イライラしたり不安が募ったりという情緒不安定を予防するはたらきをします。1日1回、250mgから500mgをカプセルで摂取しましょう。

咳のための自然療法

咳に悩まされているときはこんなふうには考えられないでしょうが、私たちにとって咳は、呼吸器系の病気を克服するのを手伝ってくれる、大切な味方なのです。咳をするという行為がきちんと機能すれば、痰を体内に出して、胸部から危険なうっ血を一掃してくれます。痰の色は透明から黄色、緑、茶色までさまざまですが、それぞれが、胸部の感染症の有無を示しています（緑っぽい色の場合は感染症にかかっていることを示します）。咳が長期間にわたって続くのでなければ、病気のあいだに発生した有害物質を排出するための、力強いサポートと見ていいでしょう。

ハーブを使った治療

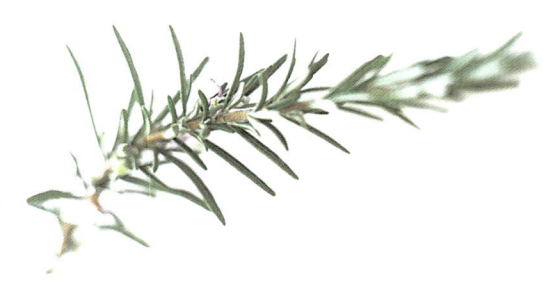

心身のエネルギーが衰えているときには、エネルギーのバランスをととのえるハーブをお風呂に入れてみましょう。ペパーミントやローズマリーが向いています。

濃い浸出液を作るには、汲みたての水を入れた中型の鍋に、手のひらにたっぷり3杯分のドライハーブを入れ、一晩浸しておきます。翌朝、鍋の中身を沸騰させ、液体を漉します。できた浸出液はガラス容器に入れてしっかりとフタを締め、暗い場所に保存してください。心身の緊張をといてリラックスするために、温かいお風呂にたっぷりとこの浸出液を入れましょう。

ビタミンB複合体

ビタミンB複合体は、強いストレスが長引いたときに神経系を支えてくれる貴重な栄養素です。ビタミンB群は、単独ではなくいっしょに摂取することで最大の効果を発揮しますから、その効果を引き出す形で取り入れなければなりません。

ビタミンBを豊富に含む食品は、酵母エキス、小麦胚芽、全粒穀物のシリアル、魚介類、そしてキャベツやフダンソウなどの葉物野菜です。

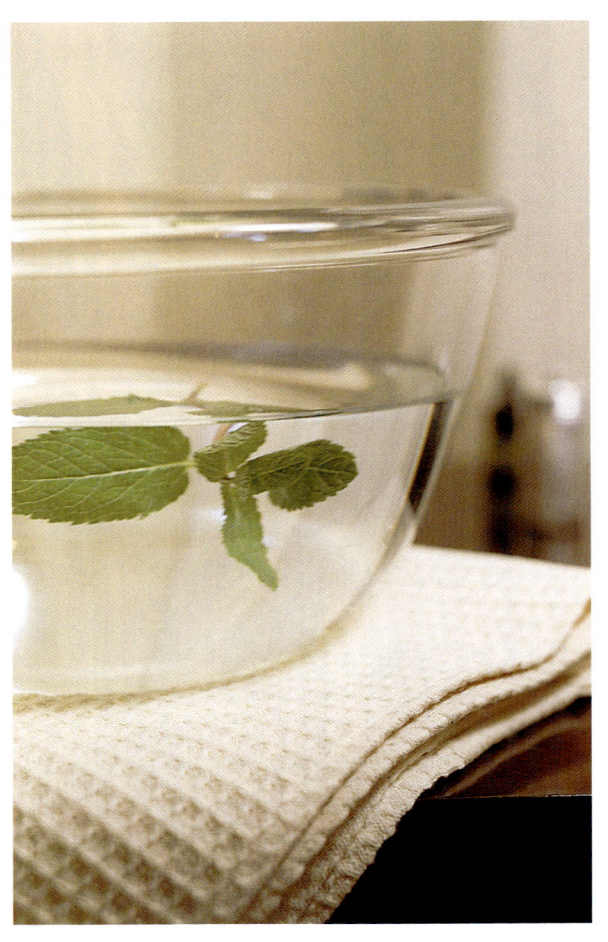

上：ハーブの浸出液は、体にエネルギーを与えたり、穏やかにほぐしたりというように、選ぶハーブの種類によってさまざまな効果をもたらします。

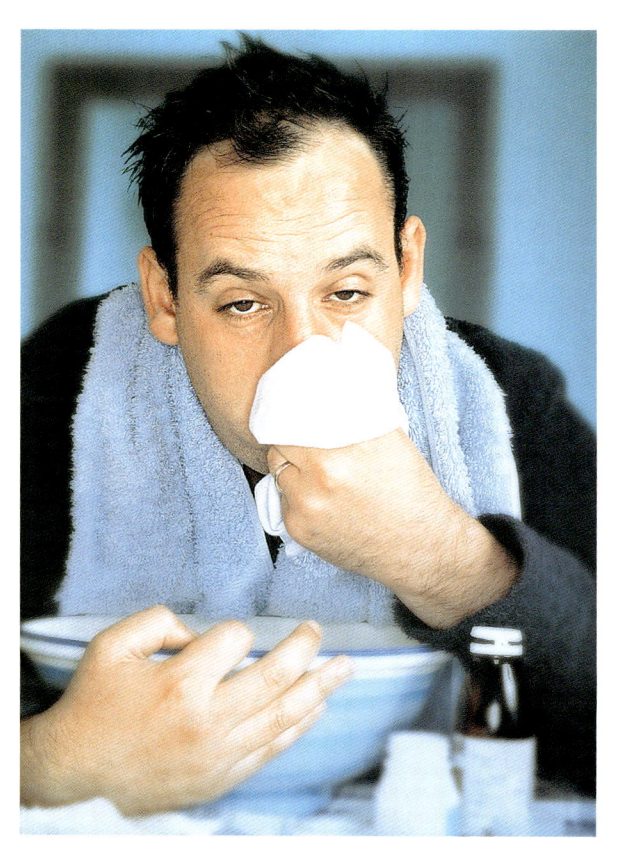

上：症状に合ったアロマテラピーのオイルを使った蒸気吸入法は、気道をすっきりと通してくれます。

自分でできること

- 夜になると特に咳がひどいようなら、枕を2、3個重ねた上に頭をのせて眠りましょう。こうすると胸部が楽になり、膨らみやすくなりますから、平らな姿勢で寝るよりもずっと快適です。
- 乾いた咳がしつこく出るとき、特に冷たく乾燥した空気に触れると咳がひどくなるときには、蒸気療法がよく効きます。アロマセラピーのオイルを適量使った蒸気吸入法や、蒸気を満たした浴室に座る方法を試してみましょう。
- 寝る前に牛乳を飲みたくなっても、がまんしましょう。牛乳や、牛乳を原料とする乳製品は、洟や痰を増やし、鼻、副鼻腔、胸部のうっ血を招く作用があります。同じ理由から、牛乳から作られたチーズやヨーグルト、クリームも避けてください。

ここで取り上げているのは、風邪かインフルエンザにかかって始まった、併発症をともなわない咳だということに注意してください。ぜん息、気管支炎、再発性の胸部感染症のような持病のある人は、自分で対処しようとせず、医療の専門家に相談しなければなりません。

ふだんは健康な人が急性の咳に襲われた場合、体が痰を分解して胸から排泄するのを手伝うのが、代替医療のアプローチです。これとまったく違うのが、一時的に咳を抑えこもうとする西洋医学の考え方です。そのようなやり方では、咳を長引かせ、胸がうっ血した苦しい状態になるという、不幸な結果になってしまいます。

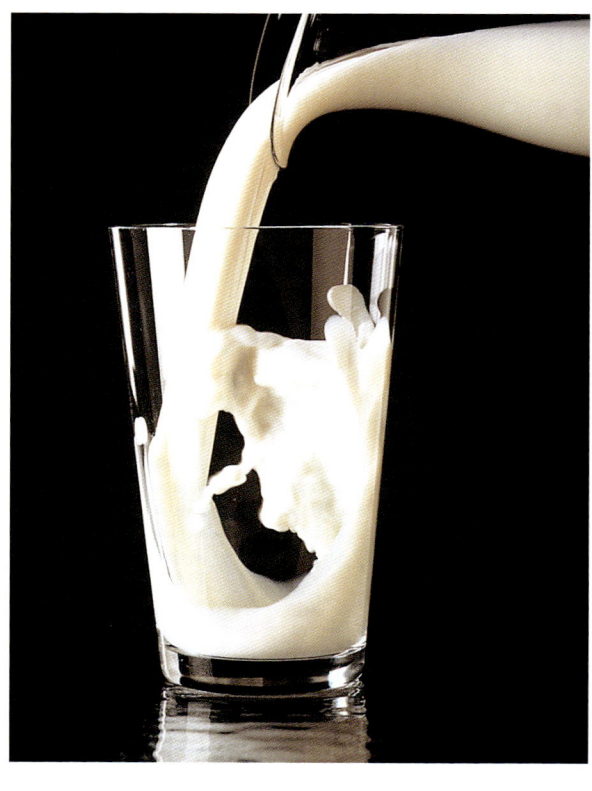

上：風邪を引いている人は、寝る前に牛乳を飲むのは避けましょう。牛乳には洟や痰を増やすはたらきがあります。

欠かせないサプリメント

- ニンニクの成分を濃縮した錠剤は、抗細菌、抗ウイルス物質のすぐれた摂取方法であり、胸部のうっ血した粘液の分解を促す効果もあります。1日1錠を服用する形なら、治療効果が期待できる量のニンニクを何のトラブルもなく摂取できて、理想的です。冬になると咳がよく出る場合には、秋の声を聞いたら予防薬としてニンニクの錠剤を服用し始め、春まで続けるといいでしょう。
- 重症の風邪の合併症として咳が出始めた場合は、「風邪のための自然療法」(P.67-70)で説明した、適切なサプリメントのアドバイスを参考にしてください。

アロマセラピー

ティーツリー、ユーカリ、ギンバイカのうち、好きなもののエッセンシャルオイルを、小さじ2杯のキャリアオイルに混ぜます。1日3回か4回、喉と胸に伸ばしてマッサージをし、鎮静効果と香りを楽しみましょう。

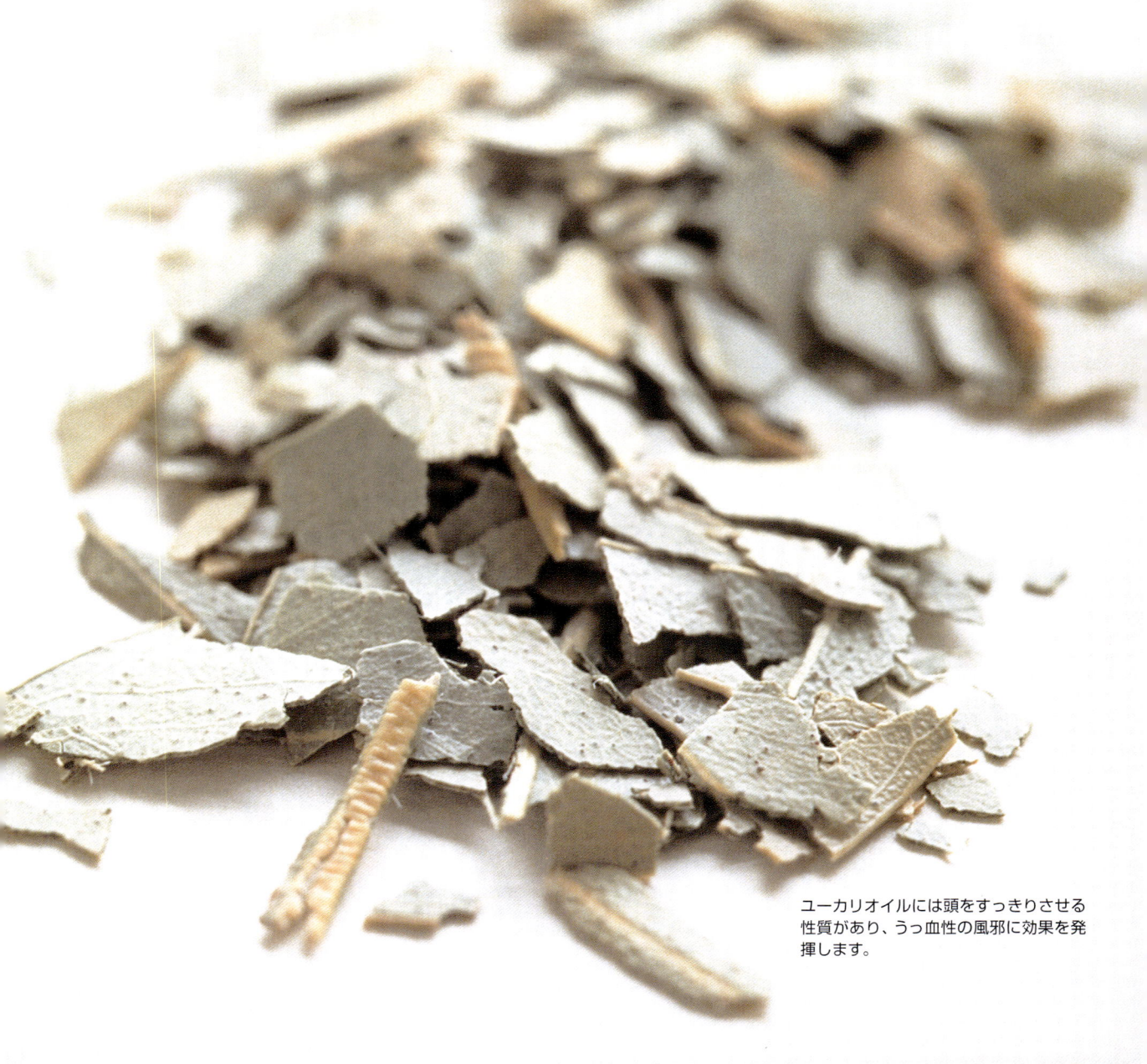

ユーカリオイルには頭をすっきりさせる性質があり、うっ血性の風邪に効果を発揮します。

ハーブを使った治療

- 乾いた咳が出て、咳をしようとすると筋肉が痛む場合、ハチミツとオオグルマの根を混ぜたもので緩和できるでしょう。ハチミツ1カップ、水1カップ、オオグルマの根1カップを使います。材料をソースパンに入れ、弱火でゆっくり、慎重に沸騰させます。根がやわらかくなったら火を止めて冷まし、ガラス瓶の中に液を漉します。
- 胸の奥から出る咳には、天然のビタミンCが豊富なカナダサイシンがよく効くでしょう。ソースパンに入れた水600ml弱の中に、乾燥カナダサイシン25gを浸します。沸騰させて火から降ろし、10分間おいて浸出液を作り、清潔な容器に移してください。咳がおさまるまで、この浸出液をカップ1杯、1日に3回飲みましょう。
- 自分で咳止めシロップを作りたくない人は、ホメオパシー薬品のWeleda社が製造している、2種類の効果的な自然薬品を試してみましょう。風味のよい「Cough Elixir」は、胸の奥深くから咳が出るとき、痰を取り除くのにすばらしい効果を発揮します。一方、乾いたしつこい咳には、「Herb and Honey Elixir」が効果的でしょう（注：この2つの製品は現在、日本国内では販売されておりません）。

ホメオパシー療法

これから紹介する治療薬の中から、ご自分の咳の症状に合うものを選んでください。症状に改善が見られたら、その治療薬がきちんとはたらいていて、繰り返し使う必要がないというサインですから、その時点で治療をやめてください。病気がぶり返したために同じ症状が出たり、別の症状が出たりしたときだけ、もう一度ホメオパシー治療をおこなってください。別の症状が出た場合は、その症状に合わせて新たに治療薬を選びましょう。

ブリオニア根

胸の上部から出てくるような、喉が炎症を起こしてチクチクする感じの乾いた咳を退治するのに、非常に効果的な治療薬です。痰の出ない空咳が続いた結果、胸の筋肉が痛み、頭痛がしたり、咳がとまらないために気むずかしく不機嫌になったりするのも、この治療薬に向く症状です。

重クロム酸カリウム

この治療薬が適しているのは、喉に炎症が起こっている感覚から始まる、ぜん息のような激しい咳きこみです。痰は粘着質で、咳をしてもなかなか外に出すことができません。ものを食べたり、冷たい空気を吸いこんだりすると咳が起こります。

燐

痰をともなう咳と、ともなわない咳が交互に出る症状に適しています。気温の異なる場所に移動すると、咳が激しさを増します。胸が締めつけられるような独特の感覚があり、咳のせいで、声がかすれて出にくくなったり、まったく出なくなったりします。黄色っぽい痰が出ます。

プルサチラ

夜は空咳、朝は痰をともなう咳がいつまでも治ら

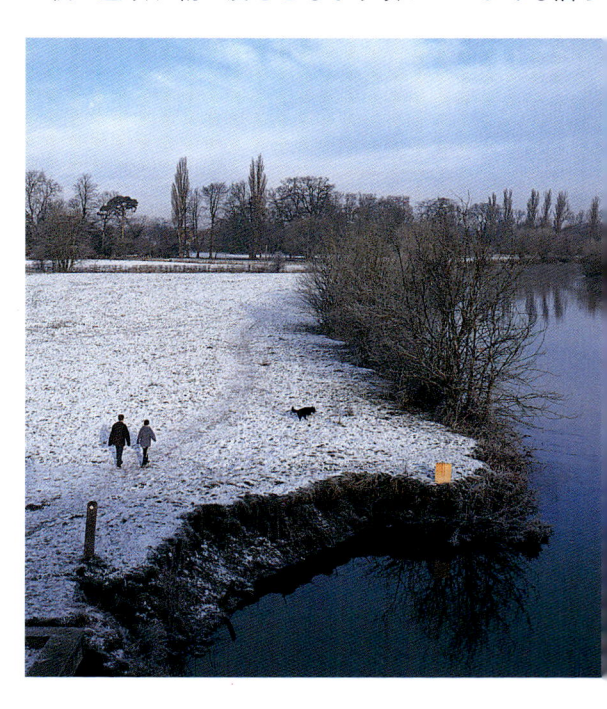

上：冷たく乾いた空気に触れると咳きこむ場合には、重クロム酸カリウムが効果的でしょう。

ず、どろっとした黄色っぽい緑色の痰が出る場合、この治療薬で症状が大幅におさまるでしょう。蒸し暑い部屋にいたり、平らな姿勢で寝たりすると咳がひどくなり、新鮮な空気の中を歩くとおさまります。

膀胱炎のための自然療法

　膀胱炎の症状は、苦痛と不快感をともないます。男性よりも女性に多く見られ、体力が衰えているとき、あるいは更年期や妊娠中といった、人生における特定の時期にかかりやすい病気です。

　あまりに頻繁に膀胱炎にかかってしまうようなら、かかりやすくしている根本的な要素は何なのか、医療の専門家に相談する必要があります。西洋医学の検査でこれといった原因が明らかにならず、有効な治療法も見つからないときは、代替療法に目を向ければ、体が感染症と効率よく闘うための、はかり知れないサポートが手に入ります。

　しかし、ごく稀に、体力が衰えたときに膀胱炎にかかるという場合は、このセクションのアドバイスを使って短期間で問題を解決できるでしょう。症状が消えたら、本書で紹介している免疫力増強の全般的なアドバイスにしたがって、難なく元の健康な状態に戻ることができるはずです。

　膀胱炎の一般的な症状は非常に特徴があり、次にあげる症状が組み合わさって出ることがあります。
- 下腹部に耐えられないような不快感がしつこく続き、ときには背中にまでおよぶ。
- ほとんど尿が出ないのに、常に尿意がある。
- 排尿時、あるいはその前後に、刺すような痛みや焼けつくような感覚がある。
- なんとなく体調が悪く、体温が低い。
- 尿の色が濃く、匂いが強い。症状がひどい場合には、尿が濁ったり血がまじったりすることがある
- せっぱ詰まった尿意があり、尿漏れを起こす。

自分でできること
- 他の感染症と同じく、体が感染症との闘いに使うエネルギーを確保するために、意識的に休息をとることがとても効果的です。微熱があったり、なんとなく調子が

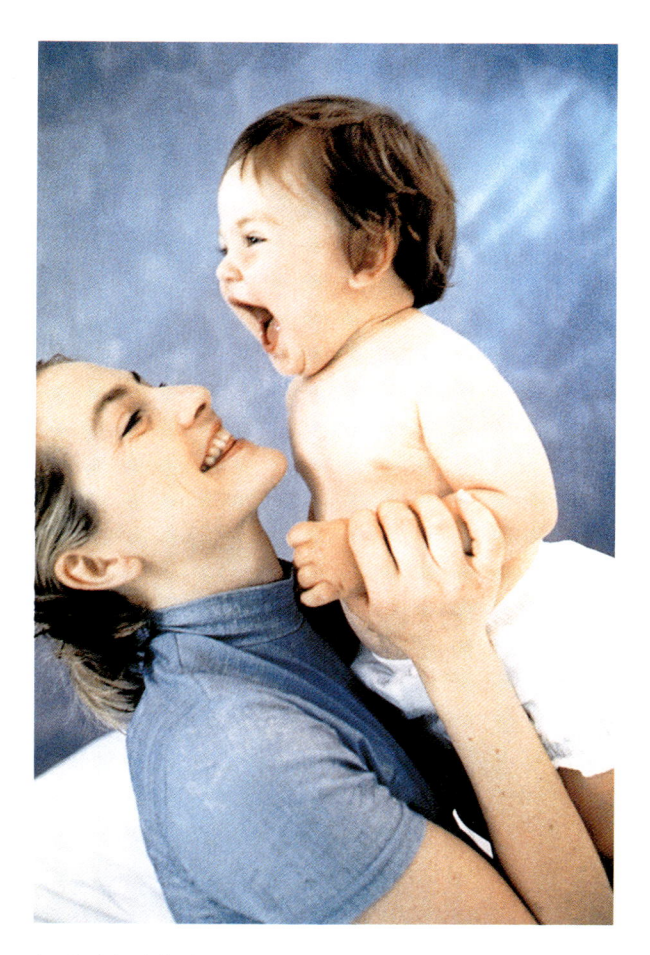

上：膀胱炎は妊娠中、あるいは産後にかかりやすい病気です。

悪いと感じるときは、特にこれが重要になります。
- 膀胱炎には、体を冷やさず、温かくすることが何よりも大切です。体が冷えると膀胱炎の症状が出たり、悪化したりします。温かくしていると症状が改善されます。
- 膀胱炎にかかりやすくなっている人は、膀胱がいっぱいになったらがまんせずにトイレに行く習慣をつけ、症状の悪化を防ぎましょう。
- きついジーンズやパンティストッキング、レギンスなどのぴったりしたパンツを身につけると、細菌性や菌性の感染症が進行するまたとない環境になるので避けてください。天然繊維の下着を身につけ、パンティストッキングのかわりに膝上までのストッキングをはくようにしましょう。

自然療法で高める免疫力

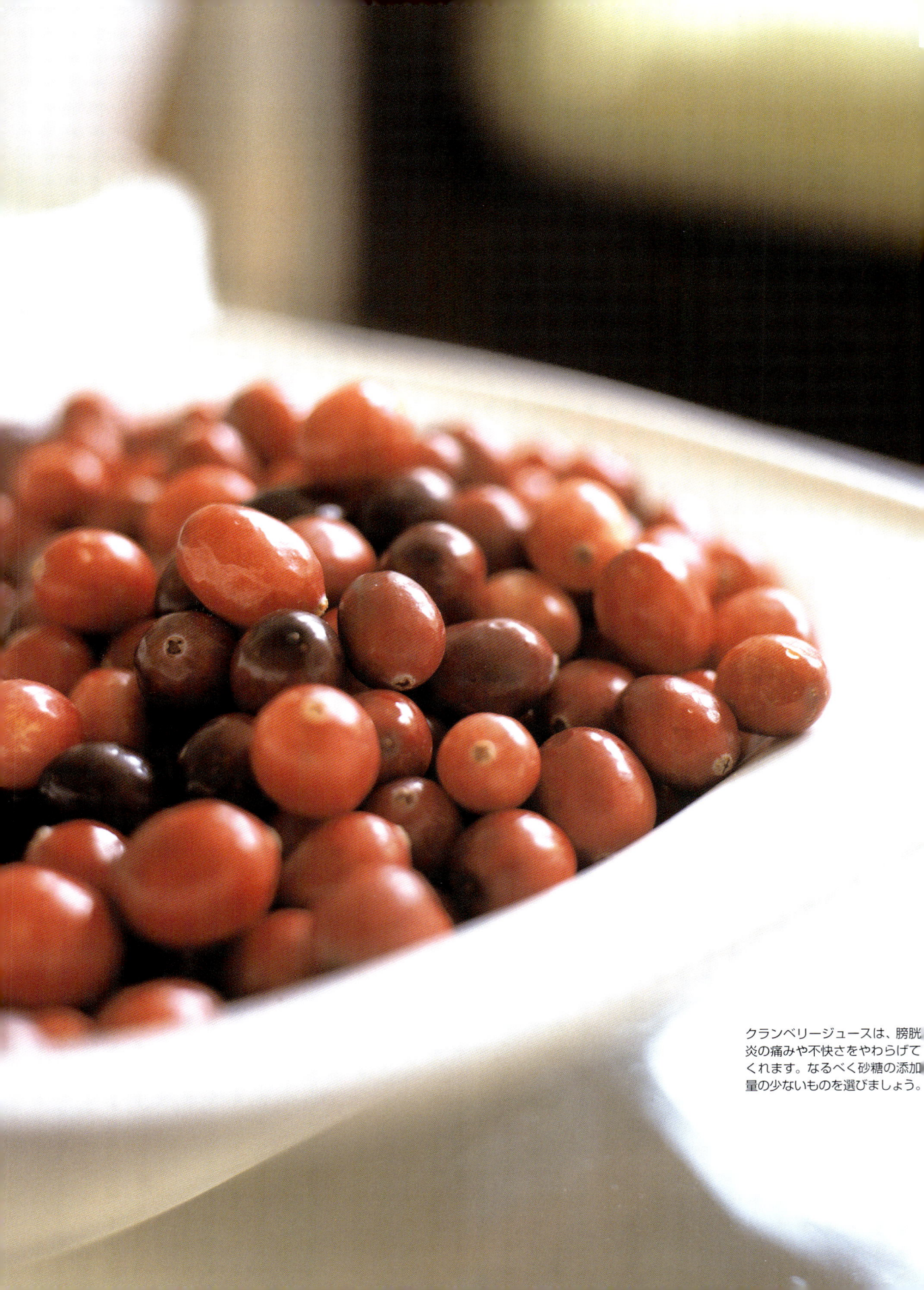

クランベリージュースは、膀胱炎の痛みや不快さをやわらげてくれます。なるべく砂糖の添加量の少ないものを選びましょう。

■ 膀胱を洗い流すために、水か、鎮静効果のあるフルーツティーやハーブティーをたっぷり飲みましょう。コーヒーや紅茶は膀胱炎の症状を悪化させますから、避けてください。コーヒーや紅茶は膀胱内部を刺激するだけでなく、利尿作用があるため、摂取した量以上の水分を尿として体内に出してしまいます。砂糖を使った食品や飲み物も、尿を酸性にするので避けましょう。

欠かせないサプリメント

次にあげる2種類のサプリメントは、膀胱炎にとても効果的です。

クランベリージュース

膀胱炎との闘いで強力な味方になってくれるのが、クランベリージュースです。また、予防手段として摂取すると、膀胱炎や急性腎盂腎炎（じんうじんえん）などの尿路感染症の発病率を下げるはたらきもあります。これは、感染症を引き起こす細菌が膀胱に住みつくのを妨げる成分が、クランベリージュースに含まれているためだと考えられています。膀胱炎の徴候が出たらすぐに、グラス1杯のクランベリージュースを飲むとともに、水もたっぷり飲んで、膀胱をきれいに洗い流しましょう。症状がおさまるまで、1日に3、4回これを繰り返してください。クランベリージュースが飲みにくいという人は、クランベリーの錠剤を服用してもかまいません。

ビタミンC

症状が出ているあいだ、500mgのビタミンCを朝晩の2回とると、体が膀胱炎を退治するための大きな支えになります。ただし、柑橘類には刺激性があり、尿を酸性にしますから、柑橘類からさらにビタミンCを補給するのは避けてください。

ハーブを使った治療

■ 温かいカモミールティーは、膀胱炎の症状をやさしく鎮めてくれます。温かい飲み物にはだいたい鎮静効果がありますが、カモミールにはそれに加えて、激しい腹痛をやわらげる効果に定評があります。カモミールティーは、ティーバッグを使うか、花を乾燥したもの小さじ半分を300mlのお湯に浸して作ります。3分間浸したら漉して、大き目のカップかマグで飲みましょう。症状が改善するまで、1日に3、4杯飲んでください。カモミールには消耗した神経をやわらげるはたらきがあるため、膀胱炎の症状がストレスや緊張感によって悪化している場合は特に効果的です。また、カモミールは白血球など食細胞の活動をサポートして、免疫力を高めるとも考えられています。

■ 自家製の大麦湯を作ってみましょう。小さじ2杯の精白玉麦と1リットルの水をソースパンに入れ、沸騰させたら液体をガラス瓶の中に漉し、栓かねじぶ

カモミールには多方面にわたる鎮静効果があります。

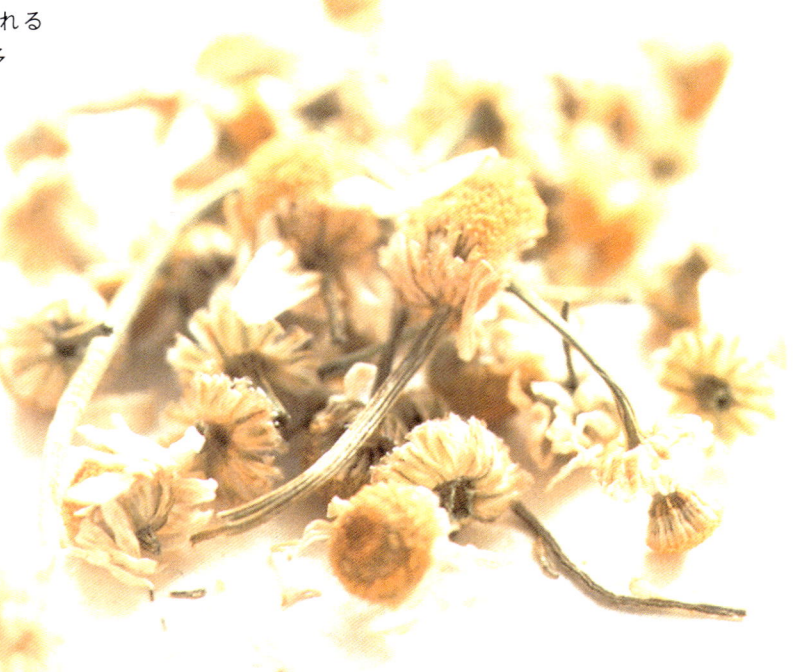

自然療法で高める免疫力

たを締めて冷蔵庫で保管します。膀胱炎にかかっているときに大麦湯を（市販の砂糖や甘味料を入れずに）飲むと、尿をアルカリ性にし、出やすくしてくれるので、症状がやわらぎます。

アロマセラピー

ティーツリーかラベンダーのエッセンシャルオイルを何滴かたらした温かいお風呂につかり、心身の苦痛をやわらげましょう。あるいは、小さじ2杯のキャリアオイルにエッセンシャルオイル3、4滴を落とし、お腹をマッサージして筋肉の痛みと不快感を緩和するのもいいでしょう。

ホメオパシー療法

これから紹介する治療薬の中から、ご自分の膀胱炎の症状に合うものを選んでください。症状に改善が見られたら、その治療薬がきちんとはたらいていて、繰り返し使う必要がないというサインですから、その時点で治療をやめてください。病気がぶり返したために同じ症状が出たり、別の症状が出たりしたときだけ、もう一度ホメオパシー治療をおこなってください。別の症状が出た場合は、その症状に合わせて新たに治療薬を選びましょう。

カンタリス

膀胱炎の症状をやわらげる治療薬として代表的なものです。排尿時、あるいはその前後に、焼けつくようにヒリヒリした痛みを感じます。常に不快な尿意がありますが、行くとほんの数滴しか出ません。調子の悪いときは、熱っぽく、寒気がして体が震えます。

アーセニカム・アルバム

この治療薬が必要なのは、体を温めることでやわらぐ、独特の焼けつくような感覚があるときです。ベッドに入って体を休めてもいいし、温かいお風呂に入ったり、痛みのある部分に湯たんぽをあてたりするのもいいでしょう。夜になると症状はずっと悪化し、病気にかかっていることへの不安とともに、体も心もひどく休まらない感覚に襲われます。

ヒエンソウ

産後や腹部の手術後、膀胱炎にかかりやすくなっている場合に効果的な治療薬です。チクチクする、焼けつくような痛みと、数滴の尿が膀胱に残ってどうしても出てこないような感覚があり、激しいいらだちを感じます。膀胱炎は性行為によって発病したり、症状が悪化したりします。痛みのために、極端に不機嫌で怒りっぽくなります。

扁桃炎のための自然療法

扁桃炎の症状が出るのは、体の第一線の防御機能が最善を尽くして感染症と闘っているというサインです。もしこれが、ごくたまに短い期間続くだけで、あまり苦痛のないものであれば、体の防御機能がうまくはたらいていると見てまちがいないでしょう。そんなときは、これから紹介するヒントを取り入れることで、たいした合併症状も起こすことなく、喉の炎症や痛みを取り除くことができるでしょう。

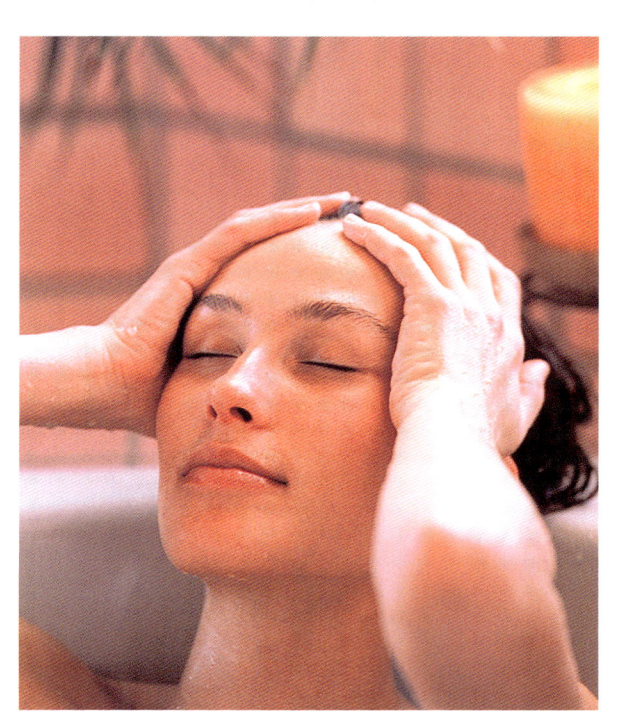

上：ヒリヒリする痛みが暖かいお風呂に入るとやわらぐ場合は、アーセニカム・アルバムが効果的でしょう。

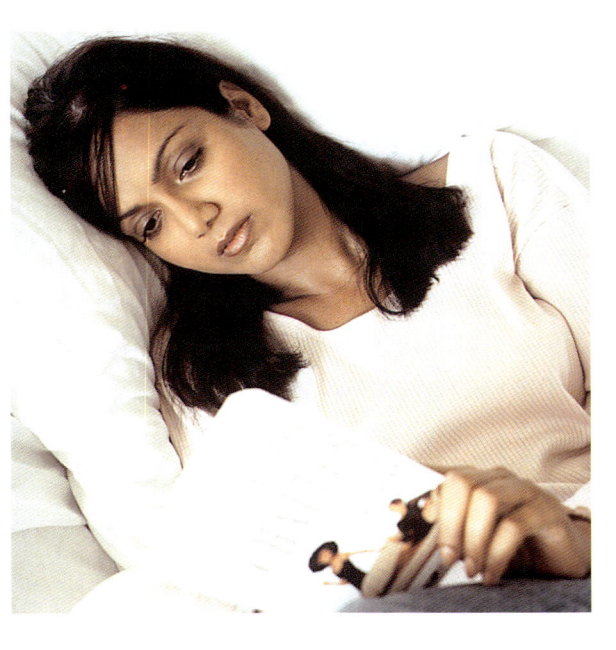

上：軽症の感染性の病気から早く回復するためには、夜早く寝るのが効果的です。

しかし、冬になると喉の炎症を繰り返し、慢性になっている場合には、代替医療の専門家に相談するのが解決の近道です。伝統的な中国医学、ホメオパシー、西洋のハーブ療法などの代替療法は、感染症に対する抵抗力が高まるように、体が持っている防御機能を刺激し、応援するための効果的な治療を目的としています。

また、代替療法が本当にうまくいったときには、全般的に健康状態が良好になり、体力と心身の回復力がアップするという形で、嬉しいおまけもついてきます。これは、扁桃炎の症状だけを一時的に治療するのではなく、全身のシステムが調和のとれた状態で効果的にはたらくように治療するからなのです。

自分でできること

- 抵抗力が一時的に落ちているときは、扁桃炎の徴候を招くと言われているようなこと、たとえば黒煙の含まれた空気を吸う、長時間にわたって大きな声を出す、体力が落ちているときに何日も続けて夜ふかしをする、といったことは避けましょう。早く寝て充分に休息をとる日を作ったり、リラックスしたりということを意識的に努力してください。何も面倒なことはありません。外に出かけず、ゆったりとお風呂に入ったあと、本を読んだりビデオを観たりといったことで、充分に効果があるのです。
- 最初に喉の痛みを感じた時点で、体温が上がるのを防ぎ、有害物質を体から洗い流すために、水分の摂取量を増やしましょう。ろ過した水か湧き水が理想的です。扁桃炎に加えてリンパ腺の腫れも見られるようなら、柑橘類のジュースは避けてください。紅茶やコーヒーなど利尿効果のある飲み物は避け、体が温かい飲み物を求めているときは、鎮静効果のあるハーブティーをかわりに飲みましょう。ハチミツやスパイスで味つけしたハーブティーやフルーツティーを冷蔵庫で冷やすと、おいしい飲み物になります。乾燥してざらざらした喉の痛みや炎症をやわらげるのに、特に効果があります。
- 喉が乾燥して不快感を覚えたときは、鎮静効果のあるグリセリンの錠剤をなめて喉をなめらかにする

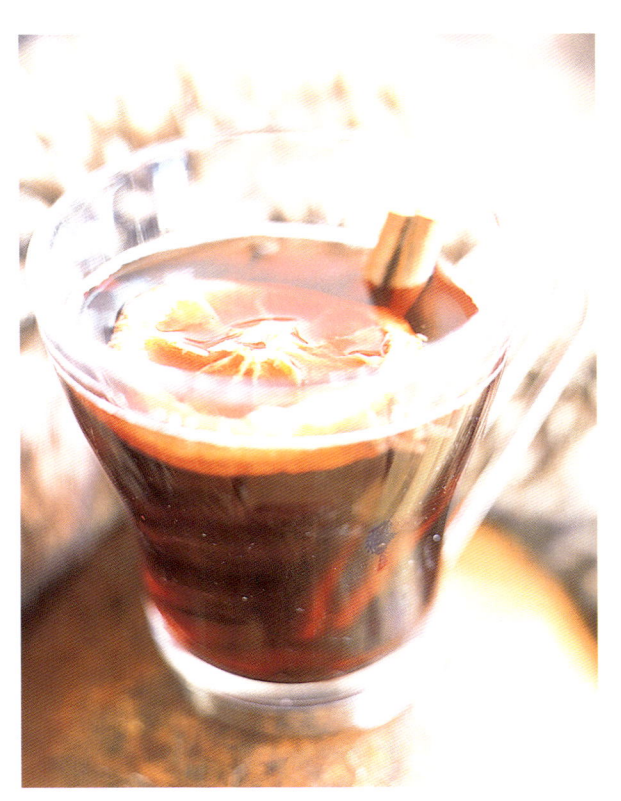

上：ブランデーやウィスキーに砂糖とスパイスを加えて作る「ホットトッディ」のかわりに、鎮静効果のある温かいハーブティーにスパイスを加えると、風味のよいすばらしい飲み物になります。

と、炎症がおさまります。ホメオパシー治療薬として、この症状に最も適しているのはブラックカラントの錠剤です。ユーカリやメントール、ペパーミントなどの強烈な風味は、ホメオパシー治療薬の医療効果をじゃますると考えられていますから、避けてください。

欠かせないサプリメント

■ 扁桃炎の症状があるあいだ、食事から摂取するビタミンCの量を増やしたうえで、ゆっくり放出されるタイプのサプリメントでさらにビタミンCを補給しましょう。天然のビタミンCを豊富に含んでいる食品には、柑橘類（ただしリンパ腺が敏感になっていたり痛みがあるとき以外）、イチゴ、ブルーベリー、緑の葉物野菜、トマト、生のピーマンなどがあります。こういった食品に加えて、1日1gのサプリメントを朝夕500mgずつに分けて摂取しましょう。重症の扁桃炎には、症状が改善するまで1日3gに（1日3回に分けて摂取）増やしてください。下痢や胃酸過多の症状が出た場合は量を減らしてください。

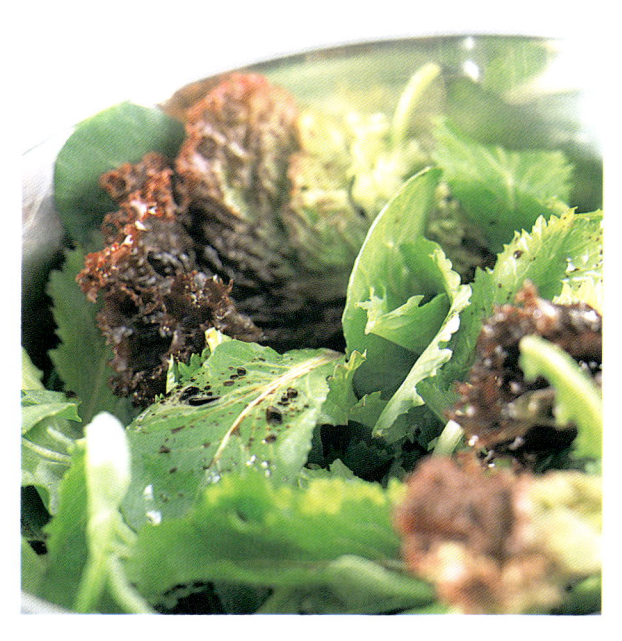

上：できるだけ軽い食事を心がけると、扁桃炎と風邪の初期段階を乗り越える手助けになります。

■ 風邪のとき欠かせないサプリメント（P.68参照）は、扁桃炎をなるべく早く、効率的に治すのにも役立つでしょう。

ハーブを使った治療

■ グレープフルーツシードのエキスには、強い抗細菌・抗ウイルス効果があり、喉の感染症の治療に特に適していると言われています。錠剤か液体で摂取しましょう。症状が続いているあいだはずっと、1日2、3回摂取してください。

■ オトギリソウとキンセンカのエキスを薄めたものは、扁桃炎のときのうがい薬として使うと、痛みをやわらげてくれる効果があります。オトギリソウには天然の鎮痛成分が、キンセンカには天然の抗感染性物質が含まれています。

アロマセラピー

小さじ2杯のキャリアオイルに、ティーツリーとユーカリのエッセンシャルオイルを3滴ずつ加え、1日に3、4回、喉の皮膚をやさしくマッサージしましょう。

ホメオパシー療法

これから紹介する治療薬の中から、ご自分の扁桃炎の症状に合うものを選んでください。症状に改善が見られたら、その治療薬がきちんとはたらいていて、繰り返し使う必要がないというサインですから、その時点で治療をやめてください。病気がぶり返したために同じ症状が出たり、別の症状が出たりしたときだけ、もう一度ホメオパシー治療をおこなってください。別の症状が出た場合は、その症状に合わせて新たに治療薬を選びましょう。

ベラドンナ

喉がズキズキ痛んで腫れるという形で急激に始まった扁桃炎の初期症状は、この治療薬を早めに使えばかなり楽になるはずです。きりっとして酸味のきいた柑橘系の飲み物が無性に飲みたくなるかもしれませんが、リンパ腺がひどく腫れているため、飲み下しにくいでしょう。喉の右側だけが痛むか、左よりも右側のほうがずっとひどく痛みます。

ラケシス

眠りから醒めると始まっている、あるいは悪化している、喉の左側の痛みに非常に効果的です。特徴的な症状として、喉を締めつけられるような感覚があり、温かい飲み物には特に強く反応し、冷たい飲み物をとるとかなりおさまります。また、スカーフやハイネックのセーターなど、首のまわりを覆ったり締めつけるものを身につけるのを嫌がるようになります。

硫化カルシウム

魚の骨のかけらが刺さったような鋭い痛みが喉にあるとき、この治療薬で症状を大幅に改善できます。喉の影響で首のリンパ腺も腫れて敏感になり、この治療薬が必要になるときには、痛みが始まって数日間経っていることが多いでしょう。

カンジダ症のための自然療法

カンジダ症はさまざまな理由から起こる、不快な症状の病気です。膀胱炎のような再発性の感染症をどうにかして退治しようと、繰り返し抗生物質を投与するのも、カンジダ症の発症を招く大きな原因のひとつです。抗生物質は、腸内細菌叢(そう)のバランスを崩して、カンジダアルビカン(酵母様の微生物)が内臓の中で通常おさまっている範囲を越えて広がる状態にしてしまいます。このように、カンジダ菌が抑制されることなく繁殖し始めると、カンジダ症の症状がはっきりと出てきます。

この状態は、カンジダ症を助長する食事(次ページ参照)をしたり、症状をさらに刺激するような石けん類を使ったりすることで、さらに悪化します。また、カンジダ症は、妊娠中、あるいは糖尿病の人が繰り返しかかりやすい病気でもあります。

カンジダ症の症状はかなり特徴的で、次のようなものが組み合わさって出てきます。

- 性器の周辺にかゆみと不快感がある。
- 性行為のあいだ、不快感と痛みがある。
- コテージチーズのような、固くて白いおりものが出る。酵母のような刺激臭を持つこともある。
- 排尿の回数が大幅に増え、トイレに行くまで余裕がない。

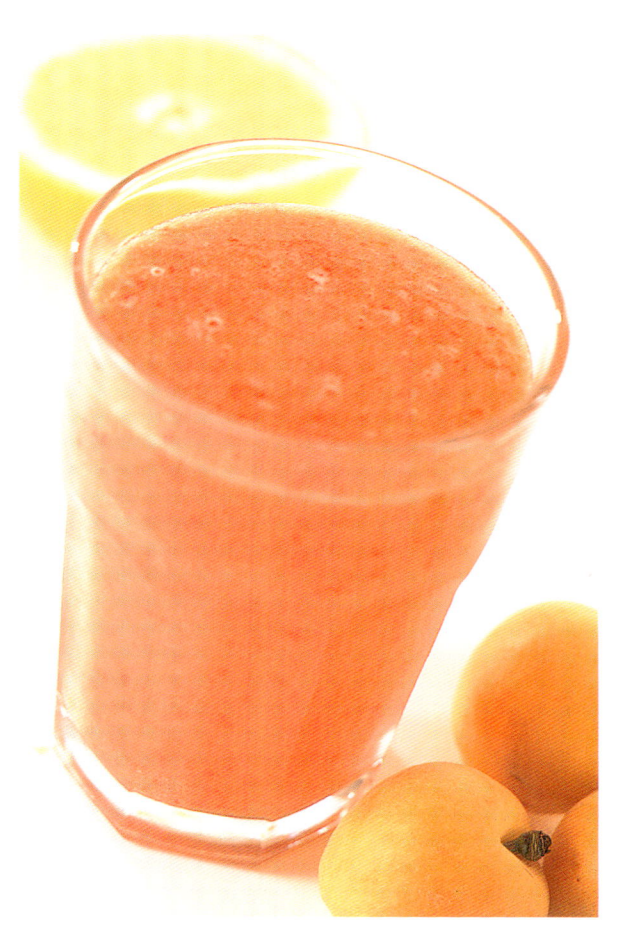

上：搾りたての冷たいフルーツジュースは、ざらついてヒリヒリする喉を癒してくれるおいしい飲み物です。

カンジダ菌が過剰繁殖する傾向があると、膣カンジダ症以外にも、日々の健康状態にマイナスの影響を与える、より広い範囲の症状を引き起こす可能性があります。いくつか例をあげてみましょう。

- 消耗感としつこい疲労感が全身に広がる
- 便秘と下痢を交互に繰り返す、腸内に大量のガスがたまって腹部が膨れる、胃酸過多、消化不良が続くなど、消化器系の不調
- 関節の痛み
- 皮膚に原因不明の発疹が出る
- 気分が激しく変化する
- 血糖値が低くなる

- 水分が体にたまり、腹部、足首、手の指などが周期的に腫れたりむくんだりする

カンジダアルビカンの過剰繁殖による問題がある場合には、その問題を把握し、初期の段階で治すために、代替医療の専門家に相談することが大切です。何かはっきりした理由があって、たまにしかかからないカンジダ症なら、これから紹介するアドバイスを使えば迅速に、そして効率よく症状を改善できるでしょう。

自分でできること

カンジダ菌の異常繁殖を助長する食品を知っておくと、役に立ちます。カンジダ症がなかなか治らないとき、あるいはカンジダ菌の過剰繁殖によって健康状態がすぐれないときは、ふだんの食事に次の食品を入れないようにするといいでしょう。

- アルコール
- 砂糖の入った食品と飲み物
- チーズ
- 酢、ピクルス
- キノコ
- 精白小麦粉のパン
- 紅茶
- 抗生物質と成長ホルモンを投与されたと思われる、オーガニックではない赤身の肉

言いかえれば、酵母をベースにした食品、精製糖を添加した食品、発酵の過程を経て製造された食品は、すべて注意の対象になるということです。一方、カンジダ菌の繁殖と闘う味方になってくれる食品は次の通りです。

- 精製していない、全粒タイプの原料を使用した食品
- 魚
- 豆類
- 生野菜
- 玄米
- ナチュラルライブヨーグルト、またはバイオヨーグルト
- ハーブティー
- 炭酸を含まないミネラルウォーター

ナチュラルライブヨーグルトは、症状をやわらげるために不快感や痛みのある部分に塗る使い方もできます。冷却効果で痛みを緩和するだけでなく、天然の乳酸桿菌（かんきん）を増やすことによって、膣のpHレベルを下げるはたらきもあるのです。

かゆみや不快感を抑える麻酔クリームを使いたい気持ちにかられても、決して使ってはいけません。効き目の持続時間が短いこのような薬を使っても、せいぜい一時的に症状がおさまるだけです。最初はそれでもいいと思うかもしれませんが、不快感や痛みといった症状を引き起こしている根本的な体の不均衡は、何も解決してくれません。つまり、薬の一時的な効果が切れてしまえば、そこから先には進めないのです。さらに、この種のクリームを長期間にわたって使うと、体がそのクリームに対して過敏になるため、合併症につながりかねません。その結果、もともとのカンジダ症の症状が進展したのではなく、クリームに対する反応に誘発されて不快感が増しているのに気づかないこともあります。

かゆみと不快感がひどい場合は、温かいソルトバスに入ると症状がやわらぐでしょう。浴槽に小さじ4杯の塩を入れ、溶けやすいように蛇口からお湯を流しましょう。

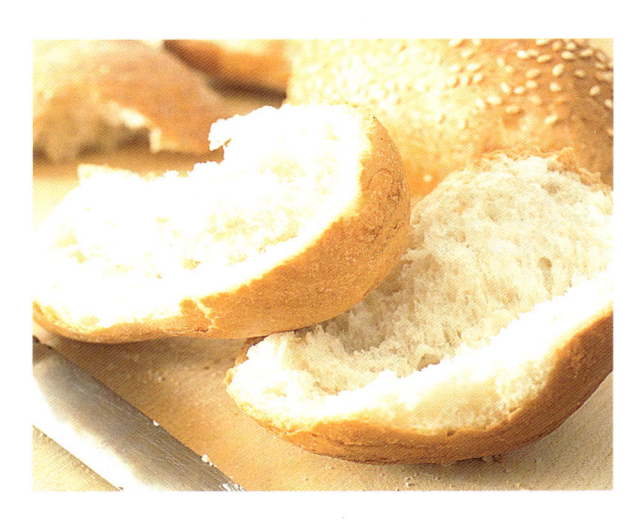

上：白いパンには精白した小麦粉と酵母が使われているため、健康に害をおよぼす可能性があります。

右：生のサーモンを買うときは、養殖のものよりも、オーガニックか天然のものを選びましょう。

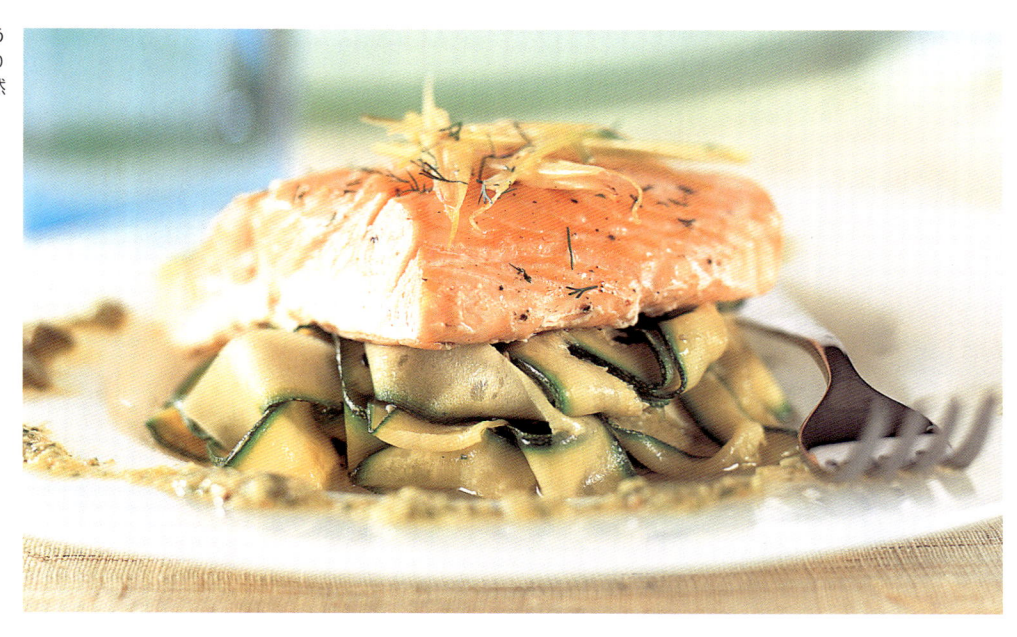

欠かせないサプリメント

特に役立つ3種類のサプリメントです。

ニンニク

すでに説明してきたように、ニンニクにはすぐれた抗細菌・抗ウイルス・抗菌作用がありますから、体が急性のカンジダ症を処理するときの心強い味方になってくれます。ニンニクの風味が好きな人は、キャセロールやスープに生のニンニクをふんだんに入れるか、そのまま焼いて食べましょう。さらに、濃度の高いニンニクのサプリメント（濃縮粉末のものが理想的）を1日1回摂取しましょう。

乳酸菌またはカプリル酸

腸内細菌叢（そう）の基本的なバランスが崩れていることが原因で何度もカンジダ症にかかる場合は、乳酸菌かカプリル酸を摂取すると症状が緩和されるでしょう。

ビタミンC

心身のストレスや緊張のせいでカンジダ症にかかりやすくなっている人は、免疫力を高める方法を考えなければなりません。毎日ビタミンCのサプリメントを摂取して、免疫反応にはずみを取り戻しましょう。最

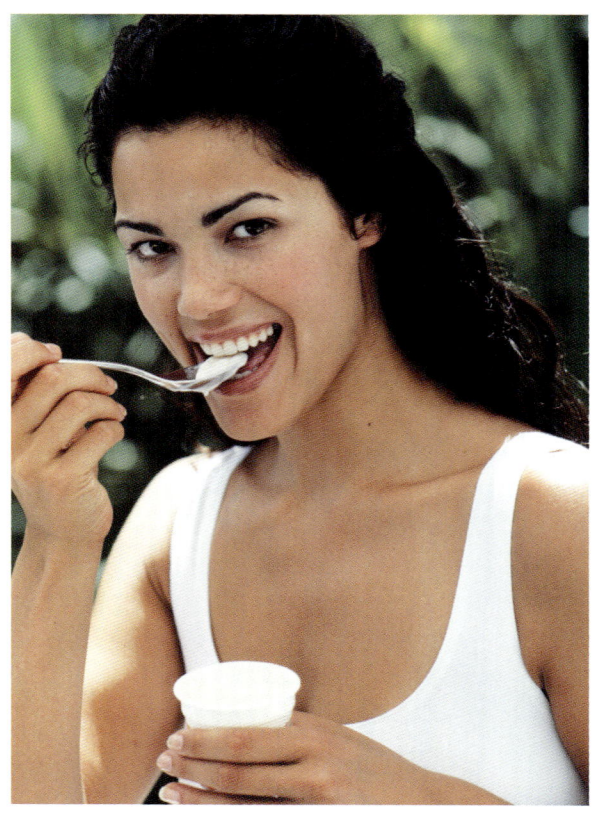

上：ナチュラルライブヨーグルトは、消化器官の健全なはたらきを維持するために大切な役目を果たしています。

自然療法で高める免疫力

初は1日1g、朝夕500gずつ摂取してください。それでも症状に改善が見られなければ1日3gまで増やし、消化器に不調が起こったら量を減らしてください。

アロマセラピー

- 体が菌性の感染症と闘うのを支えてくれるタイプのエッセンシャルオイルを使いましょう。小さじ4杯のキャリアオイルに、ティーツリー、ラベンダー、ニアウリのいずれかのオイルを4滴加えたものを使い、腹部と背中をマッサージします。
- お風呂の湯にティーツリーのオイルを6〜8滴落とし、カンジダ症の不快感をやわらげましょう。膀胱炎にかかったあとカンジダ症も発症した場合は、特に効果的です。

ハーブを使った治療

- 抗菌成分を持つと言われるハーブから濃い浸出液を作って、お風呂の湯に加え、不快感と苦痛をやわらげましょう。マリゴールド、ローズマリー、フェンネル、タイムなどが適しています。浸出液は、沸騰したお湯カップ1杯にドライハーブ小さじ1杯を加えて作ります。15分間置いたあと漉した液体を、必要に応じてお風呂に入れてください。
- カモミールの浸出液をビデに加え、性器周辺の洗浄に使いましょう。
- ブラックベリーのリーフティーで作った浸出液を飲み、カンジダ症の不快感をやわらげましょう。
- 激しいストレスが続いたあとカンジダ症が発症した結果、免疫システムが衰えているようなら、カンゾウの力を借りて体の防御機能を元に戻しましょう。カンゾウは免疫力を高める効果にすぐれているだけでなく、抗生物質やステロイドといった西洋医学の薬物を投与したあとの、免疫システムの機能を改善するはたらきも持っています。また、カンジダ症などの菌性感染症や、口辺ヘルペスのようなウイルス性感染症が長引いたとき、体が感染症と闘う手助けをするとも言われています。

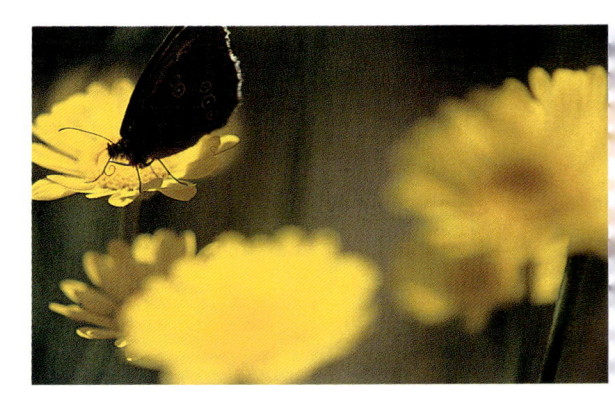

上：マリゴールドには強い抗菌性があるため、浸出液を作って温かいお風呂に入れるとすばらしい効果があります。

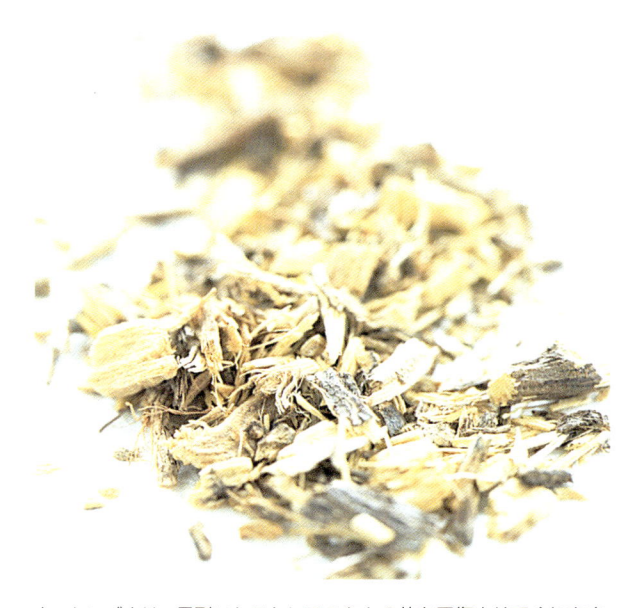

上：カンゾウは、長引いたストレスのあとの体を回復させてくれます。

ホメオパシー療法

これから紹介する治療薬の中から、ご自分のカンジダ症の症状に合うものを選んでください。症状に改善が見られたら、その治療薬がきちんとはたらいていて、繰り返し使う必要がないというサインですから、その時点で治療をやめてください。病気がぶり返したために同じ症状が出たり、別の症状が出たりしたときだけ、もう一度ホメオパシー治療をおこなってください。別の症状が出た場合は、その症状に合わせて新たに治療薬を選びましょう。

岩塩

この治療薬が必要になるのは、カンジダ症で膣が乾燥した感覚がしつこく続くときです。おりものがある場合は、水っぽいものと、卵の白身のような固めのものが交互に出ることが多いでしょう。このようにさまざまなタイプのおりものが出るにもかかわらず、膣には常に乾燥感があります。温めると局部の痛みがよけいにひどくなり、低温のお風呂や冷湿布は不快感をやわらげます。

ホウ砂

排卵期にかかりやすいカンジダ症に適した治療薬です。太腿をお湯が伝っているような不愉快な感覚が強くあります。極度の神経過敏と炎症にさいなまれ、生理の最中か直後に症状がピークになります。

炭酸カリウム

カンジダ症によって、何度もおしっこがしたくなる、がまんできないなどの感覚が常にあるときに向いています。また、全身に筋肉の痙攣や不快感があり、背中の下のほうには特に顕著です。症状をやわらげるには、全身の不快な寒気を取り除くために温かくするといいでしょう。生理前に症状が悪化することもあります。

プルサチラ

思春期、妊娠、更年期など、ホルモンの変調があった時期から始まったカンジダ症に効果のある治療法です。刺激臭のない、濃度が高く黄色っぽいおりものがあり、温めると炎症が悪化するのが特徴です。カンジダ症が生理前の症状である場合もあり、他にもたび重なる頭痛、むくみ、極端に涙もろくなって気分がころころ変わるなどの症状が出ます。

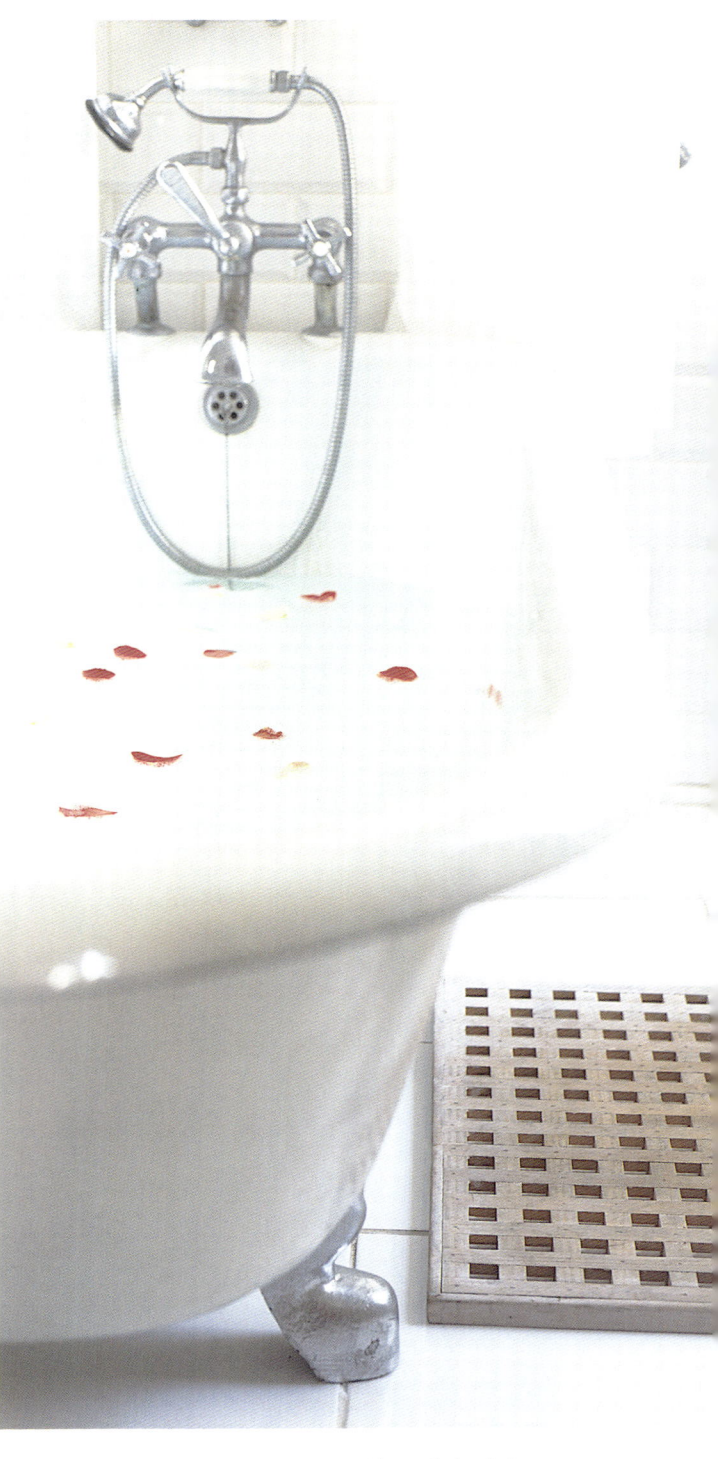

上：鎮静効果のあるソルトバスは、カンジダ症の不快感と苦痛をやわらげてくれます。

自然療法で高める免疫力

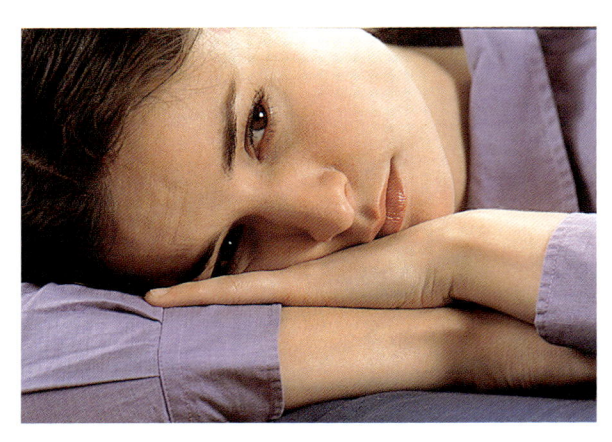

上：極端に涙もろくなるのが特徴のカンジダ症の症状には、プルサチラが効果的です。

消化器官の不調のための自然療法

消化器系が一時的に乱れたり、いつも不調だったりするのは、さまざまな原因が考えられます。いくつかの要素をあげてみましょう。
- こってりした食べ物やアルコールを過剰に摂取、あるいはその両方を好ましくない組み合わせで摂取する。
- 汚染された食品や水を口にする（水の場合、主な犯人は氷）。
- 強い不安にさいなまれる。
- 胃腸炎など、吐き気と下痢の両方で消化器系に打撃を与える病気の菌に襲われる。

さらに、次のような要素が消化器系の問題を招き、長期にわたって腰をすえてしまう場合もあります。
- 過剰にストレスがたまる生活を送りながら、それを補うためのストレス管理をきちんとしていない。
- カンジダ菌が異常繁殖する傾向がある。
- 日常の食事が、消化しにくいものか、消化器官に炎症や酸性化を引き起こす傾向のあるもので成り立っている。どんなものが原因になるかは、人それぞれ、刺激に対する反応や体質によって違いますが、一般的なものとして、砂糖や甘味料を大量に使った食品、牛乳を原料とする高脂肪食品、香辛料を多量に使った食品、フライドポテトなど。また、アルコール、コーヒー、紅茶の飲みすぎ、タバコの吸いすぎなどがあげられます。

もしもあなたの症状が最初のカテゴリーに当てはまり、何の前ぶれもなく起こった一時的な消化器トラブル（たとえば食中毒など）であれば、これから紹介するアドバイスを使えば迅速に、そして効率よく症状を改善できるでしょう。

一方、2番目の長期的な症状のカテゴリーにあたる場合は、もっと根本的な解決法を探す必要があります。そのために必要なのは、ライフスタイルの中で改善すべき部分を大幅に見直し、健康を取り戻すために、経験を積んだ代替医療の専門家からの指導と支えをフルに活かせる状態に自分を置くことです。その場合でも、改善への第一歩として取り入れる価値のあるものが、ここで紹介するアドバイスの中に見つかるはずです。

自分でできること

- 吐き気や下痢をともなう消化器の不調は、脱水症状というもう一つの問題を起こさないように気をつけましょう。そのために、できるだけたくさんの水を飲んでください。アルコールを飲みすぎた場合には、アルコールの利尿作用による脱水症状で二日酔いがさらにひどくなりますから、これは特に重要なことです。二日酔いになってから服用する頭痛や胃痛の薬には、胃に軽度の出血を引き起こすアスピリンなどの鎮痛剤が含まれていますから、避けてください。胃の出血はアルコールによってひどくなる傾向があるため、この点には特に注意が必要です。
- 腸内細菌叢の乱れたバランスを元に戻すために、ナチュラルライブヨーグルトを食べる習慣を始めるといいでしょう。激しい下痢のあとには、特に効果があります。
- むかつきを感じるときは、症状を悪化させると言われている食品の組み合わせを避けることが大切です。例として、赤身の肉とジャガイモ、チーズとパン、甘いデザートとカスタードやクリームなどがあげられます。赤身の肉とジャガイモのかわりに、魚

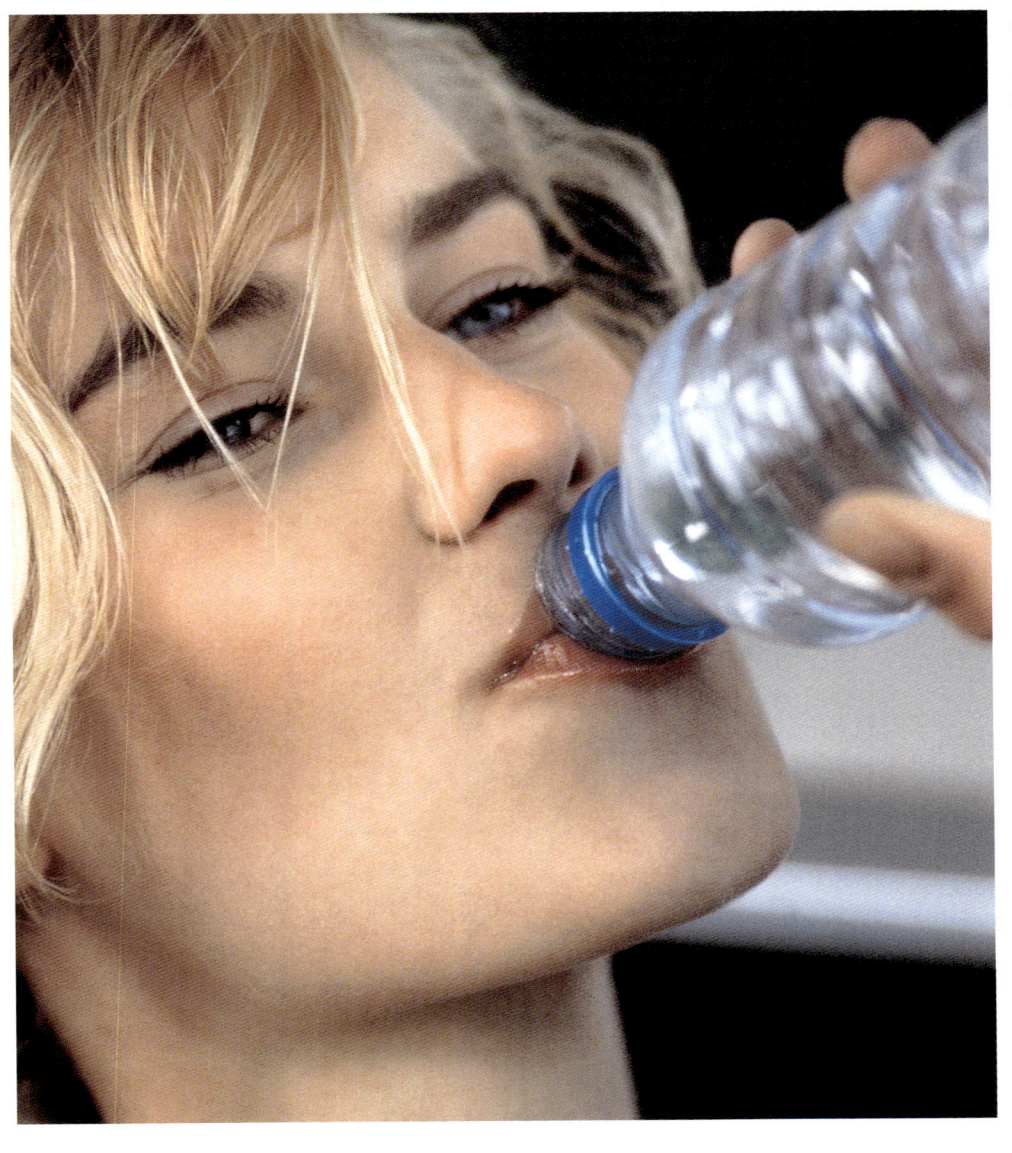

上：毎日グラス5、6杯のミネラルウォーターを飲んで、軽度の脱水症状を避けましょう。

か鶏肉と蒸し野菜やミックスサラダ、デザートやチーズのかわりに新鮮なくだものをとりましょう。食事の前に、搾りたてのニンジンとセロリのジュースやパイナップルジュースをグラス1杯飲み、消化酵素の効果的なはたらきを促しましょう。シナモン、コリアンダー、クミン、トウガラシなどの香辛料も、消化を助けてくれます。

■ 消化不良や胃酸過多がときどきある場合、その場しのぎの解決法として制酸薬に手を伸ばしたくなる気持ちは抑えてください。制酸薬の常用は、血圧が上がる、水分が体にたまってトラブルが起こるなど、体調不良を招く障害を引き起こします。さらに注意が必要なのは、長期的に見て、消化不良自体を悪化させるということです。制酸薬を服用して胃酸が薄められると、一時的に胃が楽になります。しかし、この快適な状態は短いあいだしか続きません。胃酸の量がいちじるしく減ったことを体が察知し、バランスを取り戻そうとしてさらに酸を出すため、状況

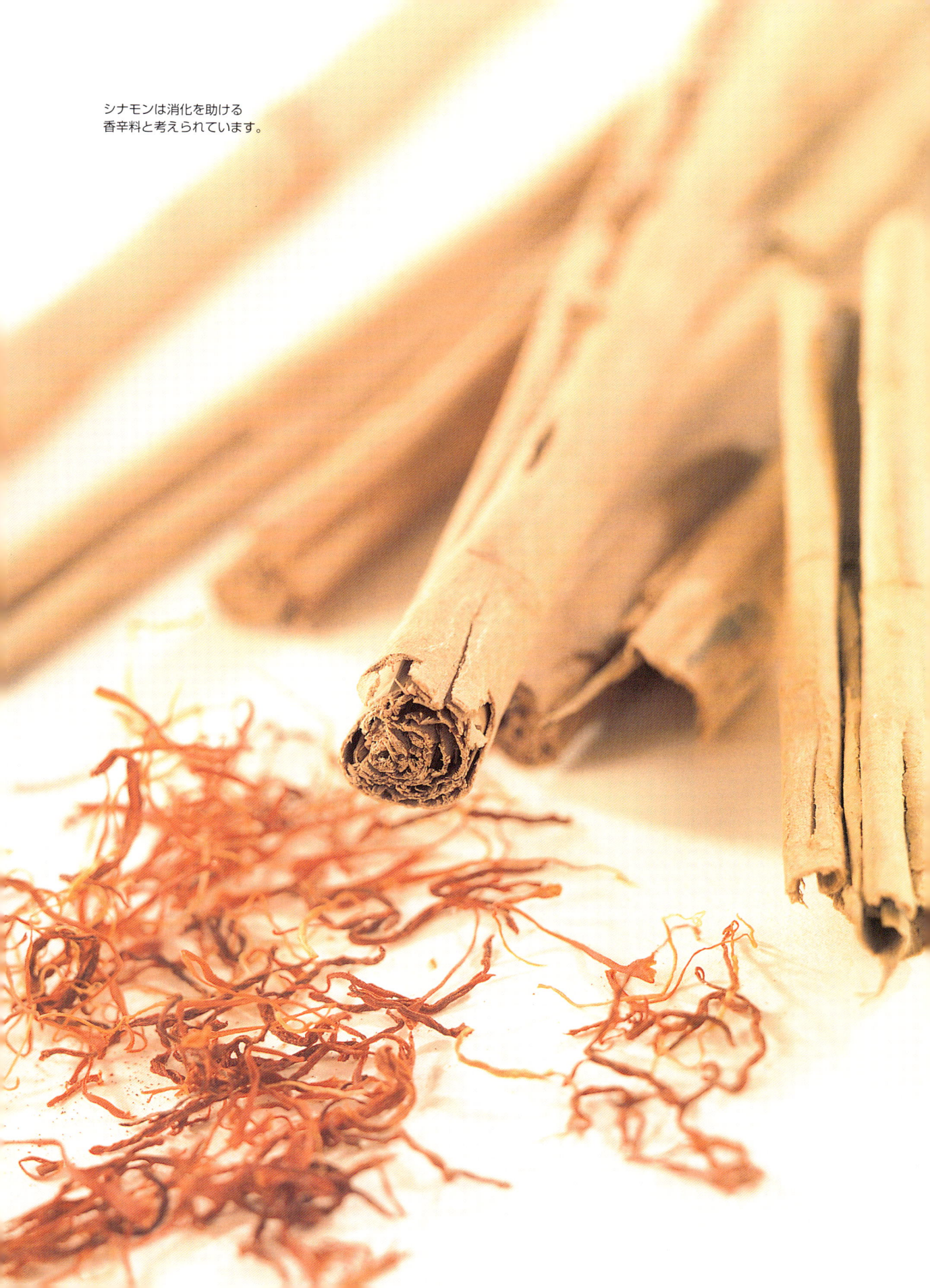

シナモンは消化を助ける
香辛料と考えられています。

は元通りになってしまうのです。そしてまた、胃やけ、胃酸過多の症状を繰り返します。

　状況をきちんと把握していないと、このような症状は消化不良が悪化したしるしだと考え、一時的な回復を求めてさらに制酸薬を服用することになります。しかし、実は制酸薬が事態を悪くしているのだということを理解すれば、悪化するばかりの症状を一時的に抑えるために薬に頼るという、泥沼にはまってしまった自分に気づくはずです。

　消化器官の不調が続いている場合は、規則正しく食事をとることで大きく改善できるでしょう。食事のあいだをあけすぎて死ぬほどお腹がすき、栄養価などどうでもいいから、とりあえず手の届くものを食べるというようなことをせず、栄養のバランスがとれた少量の食事を、規則正しくとるように心がけてください。

欠かせないサプリメント

　消化器のトラブルに効果的な2種類のサプリメントです。

アロエベラ

　殺菌と免疫力増進に幅広い効果を発揮します。そのため、体が胃の不調や病原菌に対処するとき、防御能力を支える効果にすぐれていると考えられています。摂取の方法は何種類かありますから、好みによって選べます。消化障害には錠剤か液体を飲み、軽いやけどや炎症には、抗炎症効果と冷却効果のすぐれたジェルを皮膚に塗りましょう。

グレープフルーツシードのエキス

　グレープフルーツシードのエキスには、天然の抗細菌成分と抗ウイルス成分が含まれており、胃腸病の病原菌との闘いをしっかり支えてくれます。好みにより、液体か錠剤で摂取します。

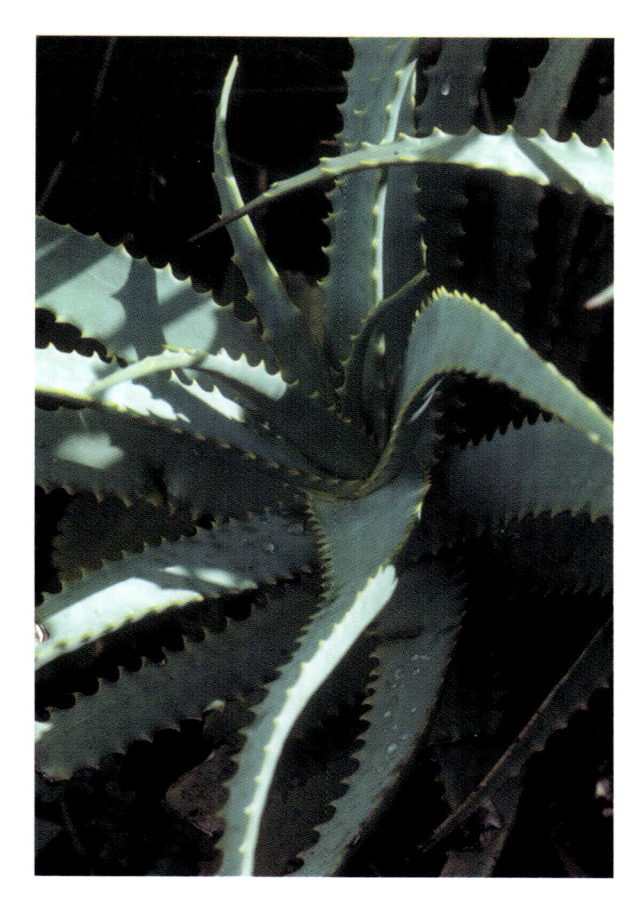

上：アロエベラは免疫システムの効果的な促進剤です。

アロマセラピー

　胃の不快感やむかつき対策として、胸郭のすぐ上のあたりをやさしくマッサージしましょう。使用するマッサージオイルは、キャリアオイル小さじ2杯に、ダイダイ、ショウガ、ペパーミント、カモミール、ブラックペパーのエッセンシャルオイルを2滴ずつ加えて作ります。注意：妊娠中に起こる消化不良には、このオイルを使用しないでください。

ハーブを使った治療

- 暴飲暴食の翌日のむかつきや消化不良は、鎮静効果のあるハーブティーを飲むと楽になるでしょう。フェンネル、ペパーミント、レモンバームなどが適しています。
- ショウガは胃の不調を整えるのにきわめて効果的な香辛料であり、免疫システムを支える細胞に血液がたくさん供給されるようにするという効果まであります。砂糖を摂取してもいいという人は、砂糖漬けのショウガをなめると、風味を楽しみながら吐き気を解消することができます。砂糖を使いたくない人は、おろしたてのショウガをお湯に浸し、漉して作ったジンジャーティー（ショウガ茶）を飲みましょう。
- 胸焼けや胃酸過多による消化不良が起きた場合、あるいは、食材の組み合わせがよくなかったり、こってりしたものを食べ過ぎたりしたせいで消化器系の不調が起きた場合には、スリッパリーエルム（アカニレ）で作った温かい飲み物で症状を鎮めましょう。スリッパリーエルムは胃壁に膜を作って炎症を抑える効果に定評があり、粉末状で、麦芽風味のものと、そうでないものが売られています。スリッパリーエルムの粉末小さじ2杯を少量の温かい牛乳かお湯で溶き、なめらかなペースト状にします。そこへカップ1杯の熱い牛乳かお湯を注げば、風味豊かな飲み物ができます。

ホメオパシー療法

これから紹介する治療薬の中から、ご自分の消化器不調の症状に合うものを選んでください。症状に改善が見られたら、その治療薬がきちんとはたらいていて、繰り返し使う必要がないというサインですから、その時点で治療をやめてください。病気がぶり返したために同じ症状が出たり、別の症状が出たりしたときだけ、もう一度ホメオパシー治療をおこなってください。別の症状が出た場合は、その症状に合わせて新たに治療薬を選びましょう。

ホミカ

昔ながらの二日酔いの治療薬です。適している症状はわかりやすく、吐き気、便秘、激しい頭痛があったり、極端に短気になって「かんしゃく玉」が爆発したりします。何かをしようと努力すると（動く、話す、あるいは何か大事なことに集中しようとするなど）、症状は悪くなるばかりです。解決法はただひとつ、温かく静かな場所で、ぐっすりと眠ることしかありません。

プルサチラ

この治療薬が効くのは、こってりした脂っこいものを食べ過ぎたあとの消化器トラブルです。喉は渇いていないのに口がカラカラに渇く不快な感覚があり、胃の具合もすぐれません。頻繁にゲップが出て、そのゲップには、トラブルのもとである食べ物の味がしています。胃に不快感がある場合は、激しい動きをすると症状が悪化する可能性が高いでしょう。

カーボベジ（植物炭）

激しいゲップと、腸内にガスがたまる症状をともなう、重度の消化不良に効果的です。ほんの少量しか食べなくてもお腹が異常にふくらみ、空気の悪い部屋にいると、不快感と窮屈さがよけいひどくなります。

アーセニカム・アルバム

汚染された肉やくだものを食べたあとに出た食中毒の症状は、徴候が現れてすぐにこの治療薬を利用すれば大きな効果があるでしょう。嘔吐と下痢をともない、食べ物を見たり匂いをかいだり、あるいは考えるだけでも非常に気分が悪くなります。がまんできないほどの寒気に襲われ、強い不安を覚えて心身ともに落ち着きを失います。胃が焼けるような感覚がある場合は、温かい飲み物を少しずつ、頻繁に飲むことで一時的におさまるでしょう。

トコン

吐いたあとも激しいむかつきがまったくおさまらず、ほんの少し動いただけでさらに悪化する場合に効く治療薬です。仙痛、胃拡張にも効果があり、誤飲したものを吐き出せないときの催吐剤としても効果があると言われています。

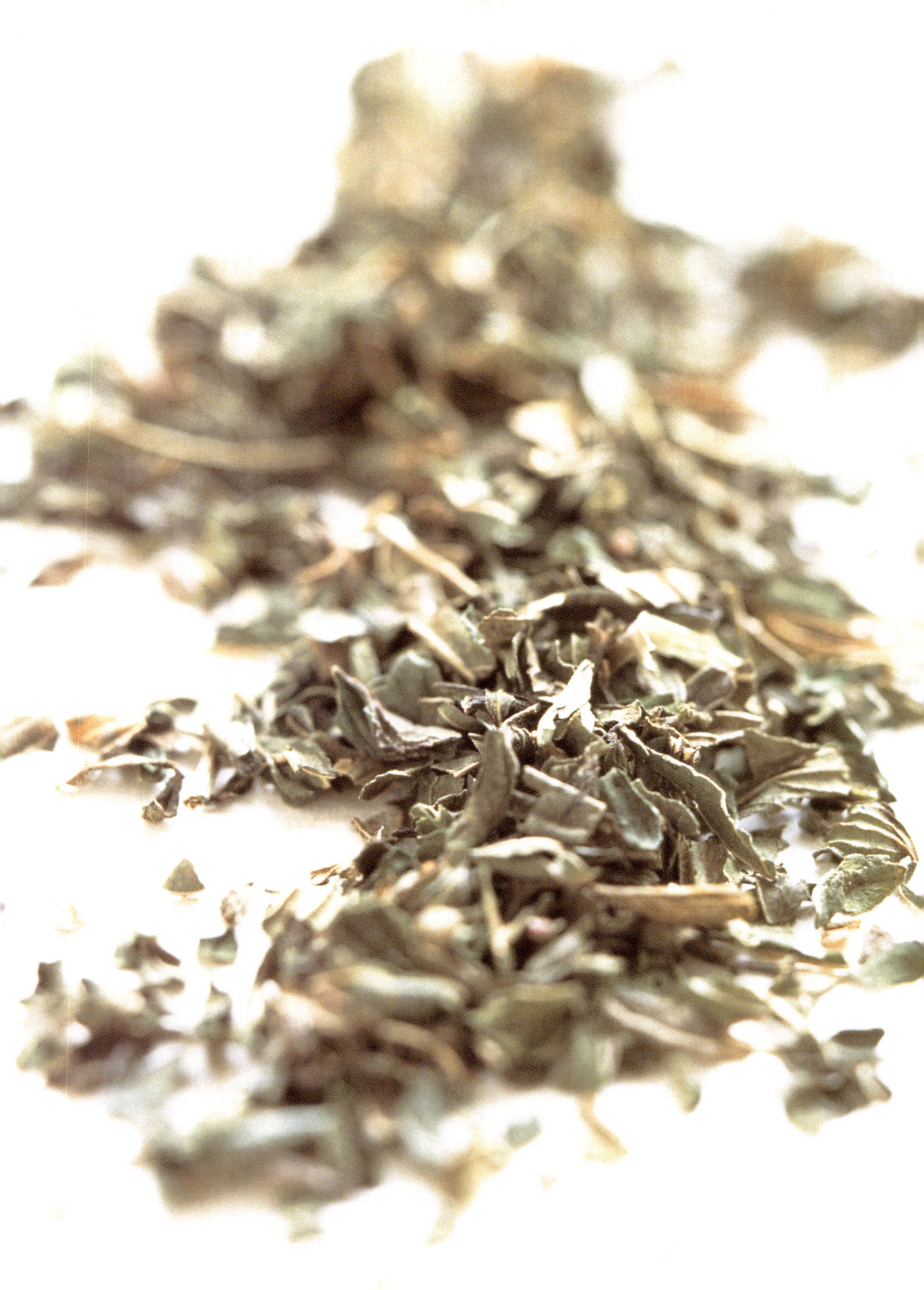

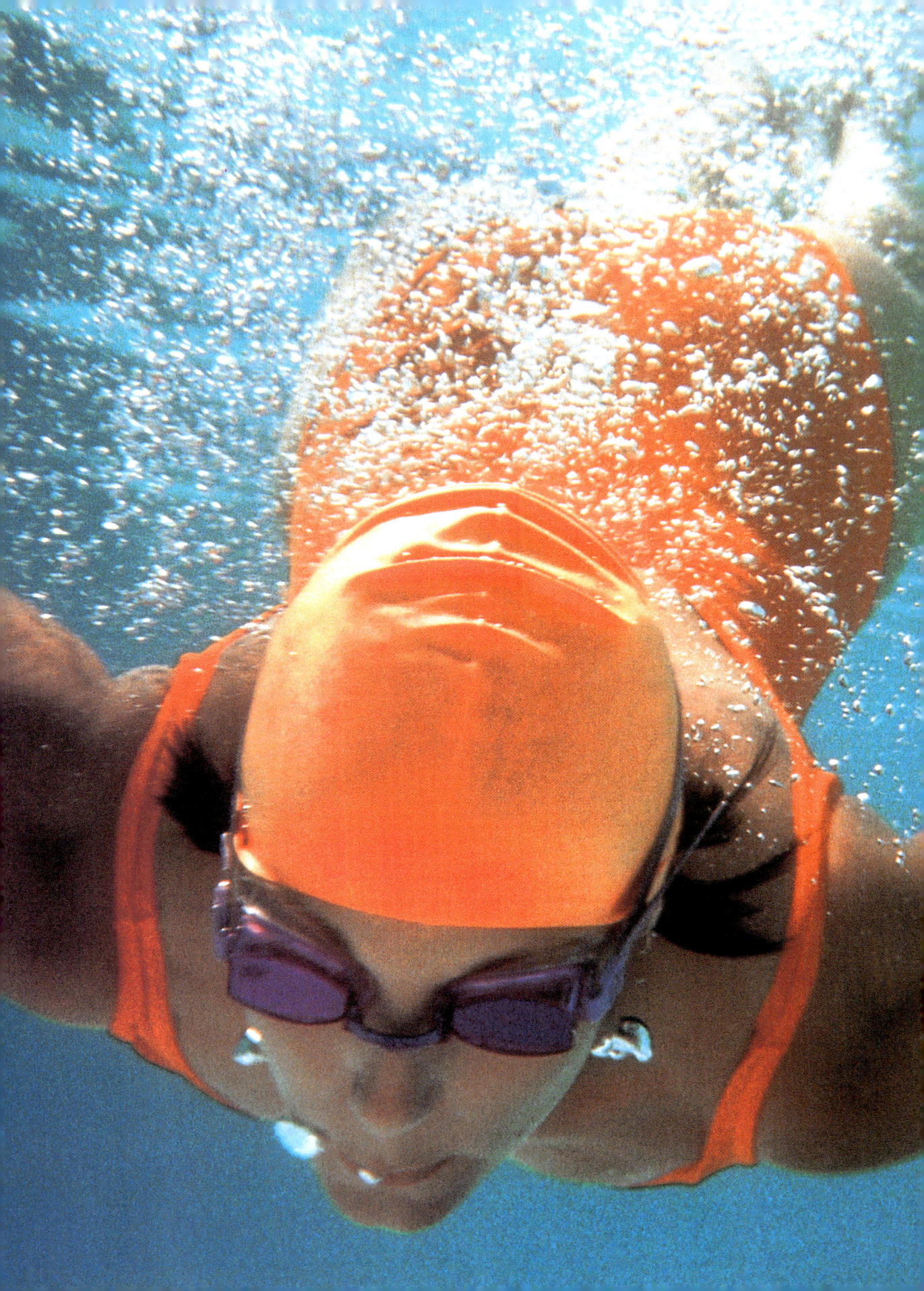

エクササイズとボディコンディショニング・テクニックで高める免疫力

習慣的にエクササイズをおこなうことのメリットは、今や広く認知されていると言っていいでしょう。ここ10年から20年、健康を促進する要素をライフスタイルに取り入れることの大切さが、強く言われています。不健康な食事と体を動かさない生活が、心臓疾患、糖尿病、卒中といった変性疾患やストレスへの対処能力のなさと関連していることに、多くの人が気づいているはずです。

若いときに病弱でも、中年になってからバランスのとれたエクササイズを取り入れると、上にあげたような病気にかかるリスクを40パーセントも減らせると見られています。さらに、定期的なエクササイズは大腸癌、直腸癌、子宮癌にかかるリスクも25パーセント減らすと言われています。だとすれば、定期的なエクササイズに、栄養価の高い食事とすぐれたストレス管理法を組み合わせたら、健康にすばらしいメリットがあるはずです。

何よりも、過度に体を鍛えるという落とし穴にはまらないよう、バランスの取れた運動の計画を立てることを心がけましょう。これは免疫力を高めるために特に重要なことです。というのは、激しすぎるエクササイズのプログラムは、一時的に免疫システムを抑制するというマイナスの影響をおよぼすのです。

どんな面から健康を考えるときもそうですが、極端で過激な方法に目を奪われず、健全で、最高にバランスのとれた状態に到達することが大切です。長いあいだ運動不足の生活をしていた人が一念発起して張り切りすぎると、かえって体に悪い結果になりますから、健康への近道をとりたがる傾向のある人は心してください。

コントロールするのは自分

エクササイズが生活の一部になると、自分は弱々しく回復力に欠ける体の奴隷ではないのだという、とても前向きな考えが生まれます。また、体の自然治癒力を支え、守るために前に踏み出すのだという力強い責任感にも満たされます。運転席に座っているのは自分なのだと感じると、自分の体に対する信頼感がどんどんふくらんできて、そのこと自体が健康にはかり知れないプラスになるのです。

ものごとは自分の考え方しだいです。自分のことを病弱で救いようがない人間だと思っていると、実際にそんな人間になり、人からもそう見られることでしょう。同じように、もしも自分のことを、前向きで、自分の体を信頼している強い人間だと思っていたら、自分の目から見ても、人の目から見ても、そんな人間になるのです。

エクササイズの習慣を取り入れることは、このプロセスに大きく役立ちます。免疫システムのはたらきを高め、必要なストレスの発散を助け、強靭で引き締ま

った、しなやかで弾力に富む体を作ってくれるのです。この章に書かれていることはすべて、適切なエクササイズと基本的なボディメンテナンスが体の防御機能をどのように高めるのか、そして、自分のことを不健康だと思っていた人が前に進むには、どこから手をつければいいのかを知る手助けになるでしょう。

エクササイズと免疫システム

　体が有害物質を排除するためには、リンパ液が効率よく流れなければなりません。免疫システムがスムーズに機能しているときは、リンパ系（首、腋の下、脚のつけ根のリンパ節など）は最大効率ではたらいていると考えられます。免疫システムのはたらきが活発だと、有害物質や死んだ細胞は、リンパ管の中をリンパ液に乗ってリンパ節まで運ばれます。そしてリンパ節の仕事は、リンパ液が再び血液の流れに戻される前に、すべての不純物を取り除くことなのです。

　心臓のポンプ機能と動脈の圧力で動いている循環器系とは違い、リンパ系には、好ましくないよどみを防いでくれる器官がありません。ですから、リンパ液が停滞せず流れるかどうかは、主要な筋肉の収縮か、重力しだいということになります。

　座ったままの時間が長い生活を送っていると、腕や脚を動かす機会が少ないため、リンパ液の流れがとどこおります。この状態が長く続くと、疲れがとれない、体内から有害物質が排出されにくくなるなどの問題を引き起こす、大きな要因になります。

　逆に、よく体を動かしてエクササイズを楽しんでいると、リンパ系が効率よくはたらくための後押しになり、軽度の感染症と闘うためのエネルギー、体力、回復力がすべて高まっていきます。

　さらに、リンパ液の能率的な排泄を促すことで手に入る、美容面でのメリットもあります。それは、セリュライトの減少です。これについては議論が分かれていて、実はセリュライトなど存在しないという医療従事者もいます。ホリスティックな視点から健康問題を考える人たちは、リンパ系と循環器系が停滞して効率的にはたらいていないことを示すのが、セリュライトの存在だとみなしています。この見方をもってすれば、体に現れたセリュライトの量を、有害物質がうまく排出されているかどうかの基本的な指標としてチェックするのは、もっともなことでしょう。セリュライトを効果的に減らすためのアドバイスは、ボディブラッシングと水治療法のセクションで詳しく説明されています（P.108－110参照）。

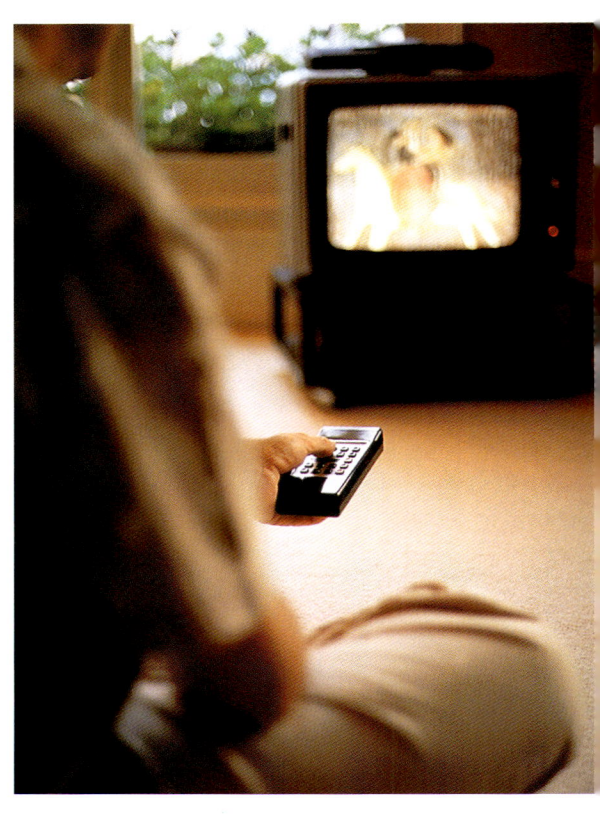

上：座ったままで体を動かさない生活は、体の不調や疲労をもたらす大きな要因です。

エクササイズと情緒のバランス

　コントロール不可能なストレスが免疫システムにおよぼす悪影響は、次の章で詳細に取り上げています。しかし、ここで少し時間をさいて、適切なエクササイズが体のストレス管理能力に、ひいては情緒の安定に果たす重要な役割について説明しておいたほうがいいでしょう。

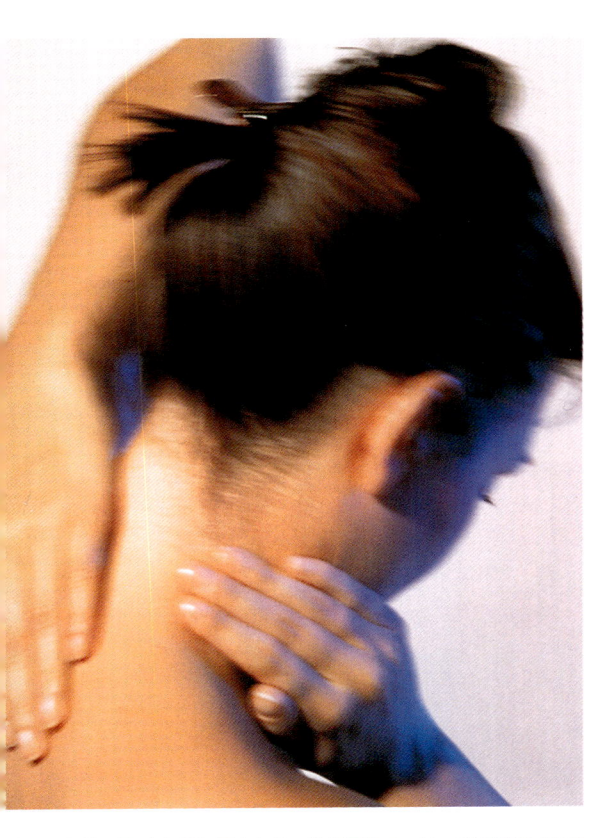

上：緊張性の頭痛を繰り返す人は、首と肩のマッサージを習慣づけると症状がかなり楽になるでしょう。

人はストレスを感じると、全身の筋肉、中でも首、肩、上腕部、背中の筋肉を緊張させるものです。この筋肉の緊張状態が長期間にわたって続くと、緊張性の頭痛や腰痛、睡眠不足、各種の消化器系トラブルを引き起こすことになります。そういった体の症状がなかなか治らないと、さらにストレスが高まり、心身の緊張がどんどん強くなっていくという悪循環におちいります。しかし幸いなことに、このようなネガティブなストレス反応のパターンを、ストレスを軽減し、効率的に管理できるポジティブなパターンに転換するための、実用的な手段がたくさんあるのです。その中でも特に重要な2つの手段が、適切なエクササイズを習慣的におこなうこと、そして、リラクゼーションの方法を知ることです。リラクゼーションについては、ストレス管理戦略に関する追加情報とともに、次の章で取り上げています。

自分に合った運動は、ストレスの発散にはかり知れない効果をもたらします。これは、たとえばヨーガ（P.104参照）や太極拳（P.105参照）など、意識的な動きとリラクゼーションのテクニックを組み合わせた、人と競わないタイプのエクササイズをすると、自分の体のどの部分が緊張しているのかがわかるからです。それがわかれば、緊張した筋肉を意識的にほぐすことができるのですから、すばらしいことです。厳密に言えば体系的なエクササイズではありませんが、アレクサンダー法（P.107参照）も、体の中の緊張した部分を探すための貴重な手助けになってくれます。

また、ヨーガ、太極拳、ピラーティス（P.104参照）など、大きく体を伸ばす動きを取り入れたエクササイズは、こり固まった筋肉の緊張をときほぐすとともに、筋肉の強靭さ、耐久力、柔軟さを飛躍的に高めることができます。さらに、ヨーガの中の「ヨガサイズ」というメソッドは、筋肉を大きく引き伸ばすストレッチを取り入れて、筋肉をしなやかにすると同時に、セリュライトの生成を抑える効果があるとされています。

ウォーキングやサイクリングなど、心肺機能をととのえる有酸素運動を習慣的におこなうと、うつなどのネガティブな感情を解消する効果があると言わ

定期的なエクササイズは自分の体を知るいい機会です。体のどの部分に問題があるのかに気づかせてくれます。

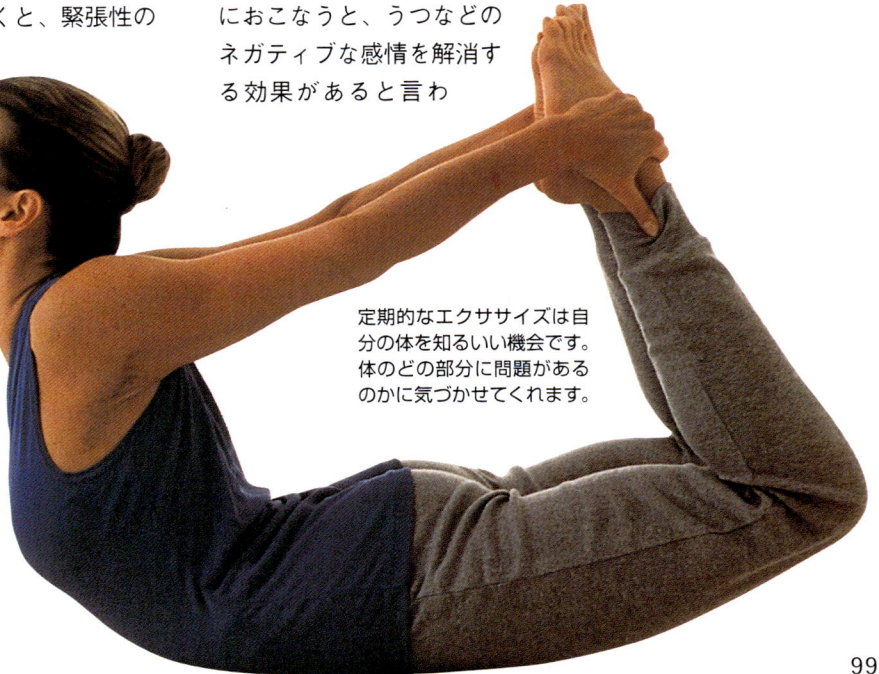

右：ウォーキングは、誰でも気軽にできる効果的な有酸素運動の代表選手です。

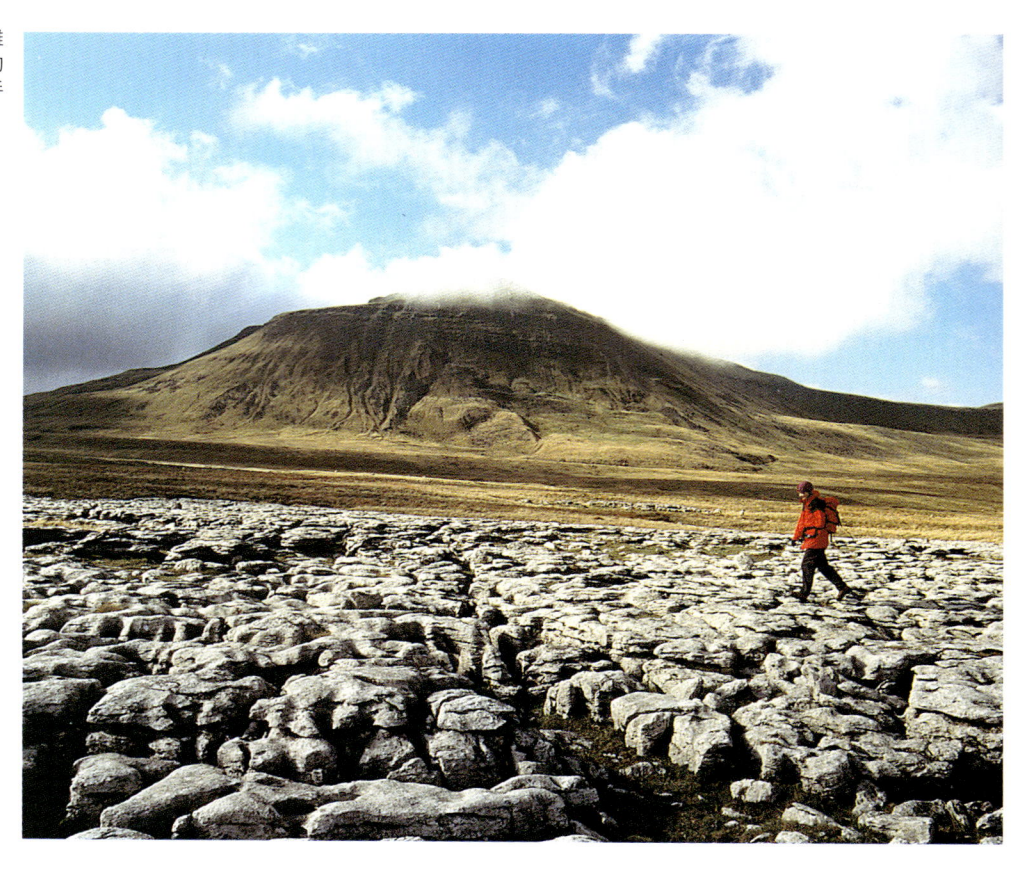

れています。また、慢性的に不安に悩まされている人には、気持ちを落ち着け、バランスのとれた穏やかな精神状態にしてくれる効果もあります。これは、リズミカルな動きの有酸素運動を習慣的におこなうと、体内でエンドルフィンという化学物質の分泌が促されることに関係があります。エンドルフィンには天然の抗うつ作用と鎮痛作用があり、活発な、ただし過激すぎないエクササイズのあとに訪れる「ハイ」な状態も、このエンドルフィンの効果です。

　明るい精神状態は免疫システムの機能と状態に大きな影響を与えますから、自然なメソッドを使って免疫システムのはたらきを高めるプログラムの中で、日常的におこなうエクササイズのこういった「調和のとれた気分にしてくれる」「気持ちがいい」という要素は非常に大切なのです。

　最近のエクササイズの流れとして特徴的なのは、ここで述べたような、競争をともなわない運動に重きが置かれるようになっている点です。これは、ストレス管理と免疫システムのサポートという観点からすれば、この上なく前向きな流れと言えるでしょう。たとえばマラソンに向けた練習のように過度な負担をしいるエクササイズは、ストレスを増やしたり免疫システムを衰えさせたりする他に、エクササイズ中毒にかかるという問題まで起こしかねません。

　競争することは忘れ、楽しくリラックスできるものとして生活の中にエクササイズを取り入れると、ストレスとプレッシャーを募らせることもなく、自分の力で調和のとれた生活を手にすることができるのです。この調和のとれた状態がいったん手に入れば、エネルギー、軽い感染症に対する抵抗力、心身の回復力がすべて高まり、ゆったりとした気分になるはずです。

体を健康にするための
基礎的なガイドライン

　あれもこれもと欲ばりすぎたり、どう考えても実現不可能な目標を立てたために、エクサイズを始めそびれている人はたくさんいるはずです。ジムにかよう時間が作れない人もいれば、そのときトレンディでかっこよかったからという理由で、負担の大きすぎるトレーニングプログラムに手をつけたり、退屈なエクササイズばかりを選んでしまった人もいるでしょう。

　これはエクササイズ志望者の多くが犯しがちな間違いで、特に1980年代、人よりも「フィジカル」でなければという強迫観念と、「燃え尽きるまでやろう」「苦しんだぶんだけ成果がある」といったマントラに踊らされてエクササイズに目覚めた人に多いパターンです。1990年代の初めにはすでに、80年代にはやった苛酷なジョギングやエアロビクスが健康をもたらしてくれたかといえば、けっしてそうではないことが明らかになっていました。健康のために過剰に人と競って無理をした結果、膝や足首や背中を痛めた人があとを絶たなかったのです。

　幸いにも1990年代は、健康に対してホリスティックにかかわる形の新しいエクササイズへと、世の中の流れが変わりました。そして私たちは、どんな苦痛もいじめも、ストレスのもとになる運動も、平気で受けとめる機械のように自分の体を扱うことからは、何も得られないと気づいたのです。体は、感情と頭脳と肉体の複雑な相互関係の一部を成しているものであり、競争や肉体の鍛錬に重きを置くのではなく、前向きな気持ちでバランスと調和を求めることが大切だと考えられるようになりました。

　しかし何よりも大きな変化は、人は誰でも、その人なりの力と限界をもった、この世にたったひとりの人間なのだと理解され始めことでしょう。どんな運動方法を選ぶにしても、適切なエクササイズから最大限の効果を得ようと思えば、自分というたったひとりの人間の体格や体質、要求に合っていなくてはなりません。

右：エクササイズの効果を最大限に引き出すには、自分の体質と運動能力に合ったものを選ばなければなりません。

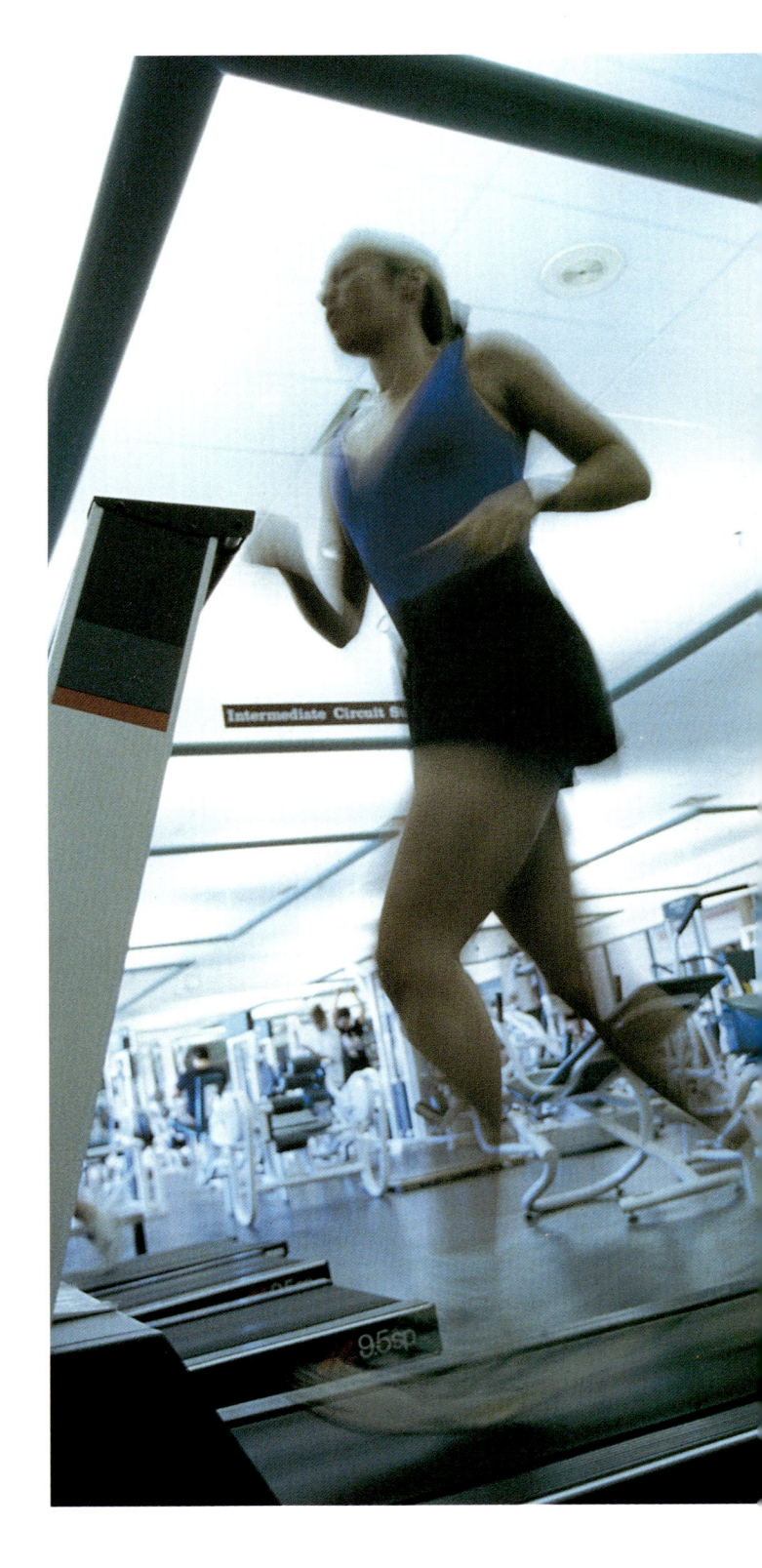

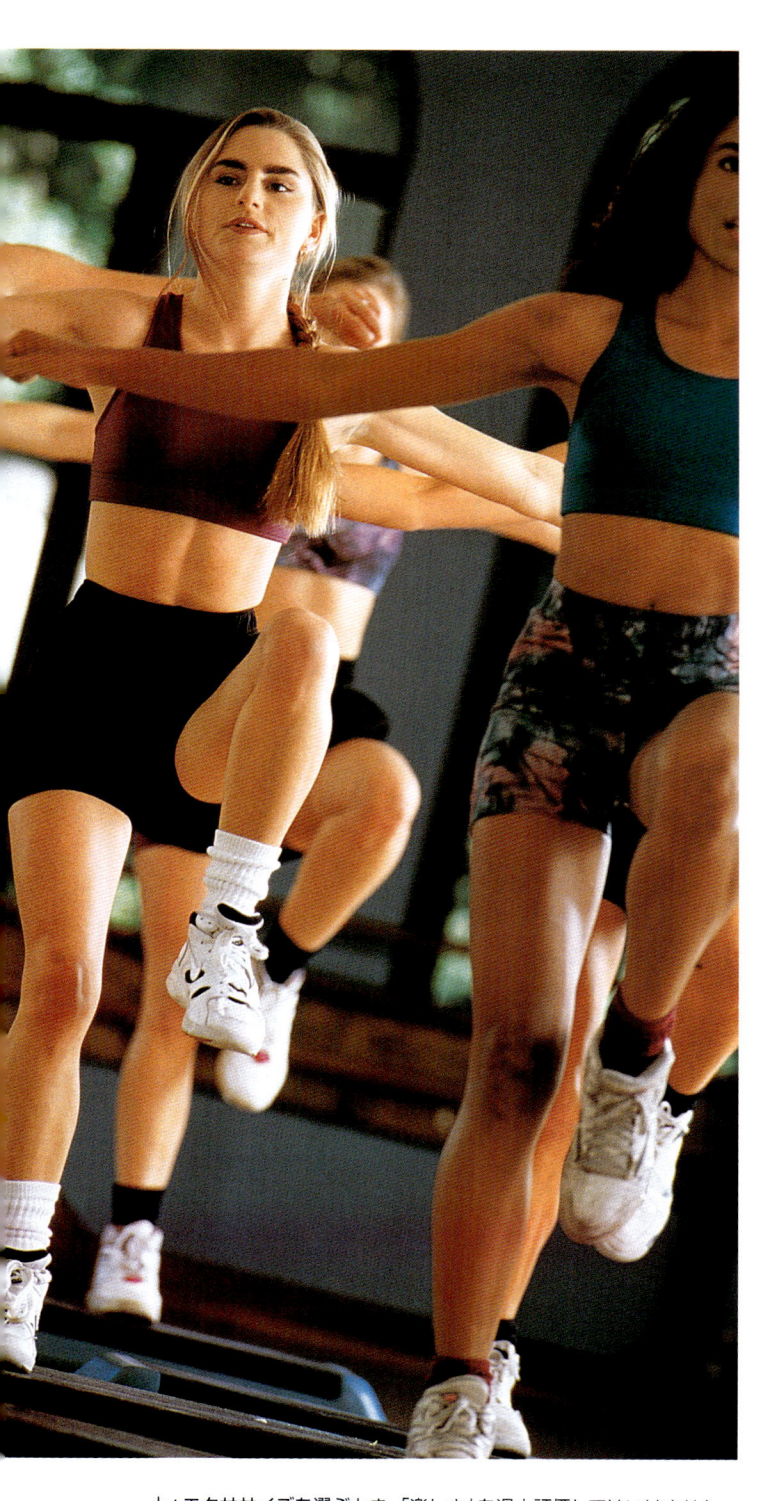

上：エクササイズを選ぶとき、「楽しさ」を過小評価してはいけません。誰も退屈なことは続けられないのですから。

エクササイズ・プログラムを選ぶ

　ここにあげる全般的なアドバイスにしたがえば、健康のためにフィットネスを始めるときに多くの人が犯しがちな間違いを、避けて通ることができます。

- かならず、楽しみながらできる面白いエクササイズを選びましょう。退屈なこと、楽しめないことは長く続けられないものです。
- 他の誰でもない、自分の好みや嗜好、求めるものを慎重に考えましょう。その条件に合うものが、あなたの心と体の要求を満たすフィットネスです。
- 自分の現在の健康状態を慎重に検討し、これから始めようとするエクササイズのレベルがそれにふさわしいかどうかを確認しましょう。何よりも大切なのは、いきなり高度なことから始めようとしないこと。体に負担をかけないように、ゆっくりと確実にレベルを上げていくほうがずっといいのです。
- エクササイズにどれだけの時間をかけられるのかということに関しては、冷徹に、現実的に考えましょう。フィットネス・プログラムを成功させるためには、長期間にわたってこれだけの時間をエクササイズにかけることができるという確信を、最初から持たなければなりません。成功の秘訣は、エクササイズにかける時間を決めるとき、欲ばりすぎずに、あえて控えめに見積もることです。
- ぜひ覚えておいてほしいのは、本格的にエクササイズを始めると、効果を目にして嬉しくなり、もっと時間をかけたいという気持ちになるということです。より高度なエクササイズのスケジュールを、ずっと継続できるように、自然で無理のない形で取り入れようと努力するでしょう。とても実現不可能な目標のプレッシャーをスタート時に自分に課してしまうと、そのときの心がまえがいくら立派でも、すぐに挫折してしまうものです。
- 過去にフィットネスで挫折した経験がある人は、そのときに選んだエクササイズが自分の体質にどの程度合っていたのかを考えましょう。そして今度は、目の前のものを何も考えずに選ぶのではなく、想像力を充分に使って考えてください。過去には見逃していた可能性が見えてきて、驚くことでしょう。

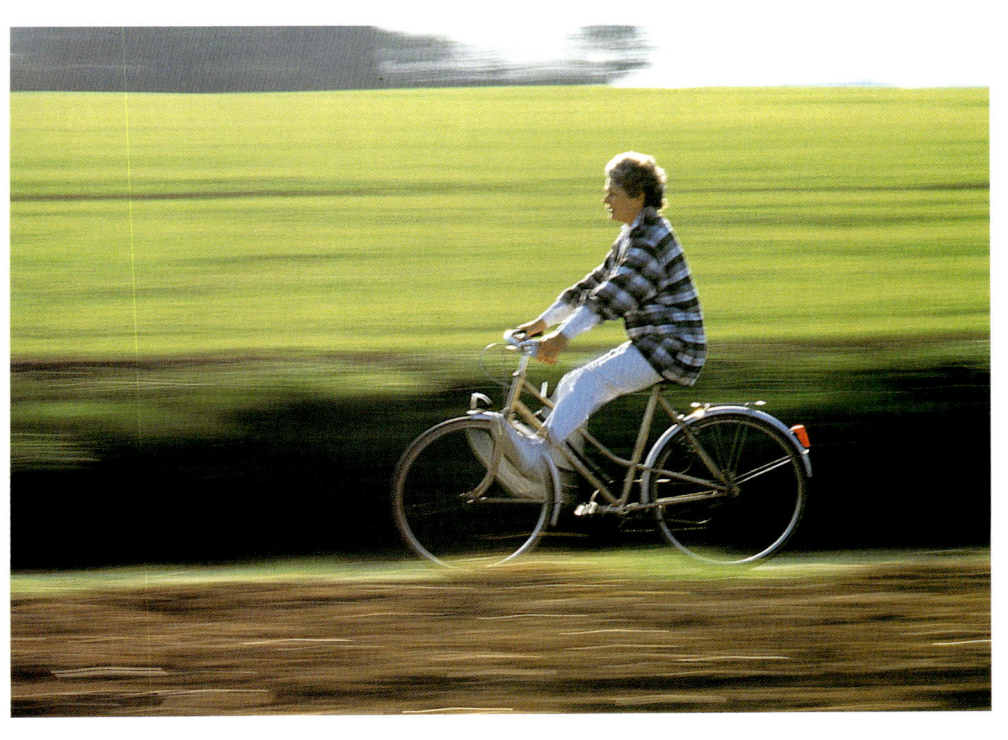

左：サイクリングは心肺機能をととのえ、リンパ液の効率的な流れを刺激してくれるすばらしい運動です。

■ 自分の健康上の問題で優先すべきことは何かを考え、それに役立つフィットネスのプログラムを選びましょう。

次にあげるのは、エクササイズの習慣を持たない人にとって一般的に注意の必要な部分と、それを強化するのに最適なエクササイズ体系のリストです。

筋力が弱い、筋肉が弾力に欠ける
- 水泳
- 水中エアロビクス
- ウェイトトレーニング
- ピラーティス
- ボディスカルプ
- ヨーガ
- パワーウォーキング

有酸素運動の不足
- サイクリング
- 水泳
- 縄跳び
- 活発なウォーキング
- ランニング
- ダンス
- ステップエアロビクス

全身の柔軟性に欠ける
- ヨーガ
- 太極拳
- ピラーティス
- ストレッチ・アンド・トーン

緊張してこり固まった筋肉のトラブル
- アレクサンダー法
- 自律訓練法
- ヨーガ
- 太極拳
- 気功
- リラクゼーションのテクニックを日常に取り入れる

特別なエクササイズの
テクニックと治療法

リストで紹介した運動のうち、水泳、ウォーキング、サイクリング、縄跳びなどはあらためて説明するまでもありません。それ以外は、ちょっとなじみのないものもあるでしょう。ここからは、そういった、あまり知られていないけれども非常に効果的なエクササイズを、詳細に説明していきます。リラクゼーションのテクニックは、第7章「リラクゼーションで高める免疫力」(P.112)で説明されています。

ヨーガ

ヨーガがはるか昔からの歴史をもっていることは広く知られていますが、21世紀においても、心身の健康を保つための理想的なエクササイズであることは、あまり認知されていないかもしれません。ヨーガは体を根本的に調整する動きを取り入れるとともに、心のリラクゼーションとバランスを促します。ヨーガを習慣的におこなうと、筋肉の強靱さ、耐久力、柔軟さを、人と競うことなく高めていけると同時に、頭と心を穏やかで調和のとれた状態にするための、基本的な呼吸法を学ぶことができます。

子どものころ、人と競い合う、力で勝負のスポーツに挫折したことのある人にとっては特に、ヨーガは魅力的な選択肢です。もしあなたもそうなら、ヨーガを始めると、競う相手は他の誰でもなく自分自身であることがわかって、嬉しくなることでしょう。これ以上やると体調が悪くなるという境界線を越えてまで頑張ることは、けっしてしてはいけません。

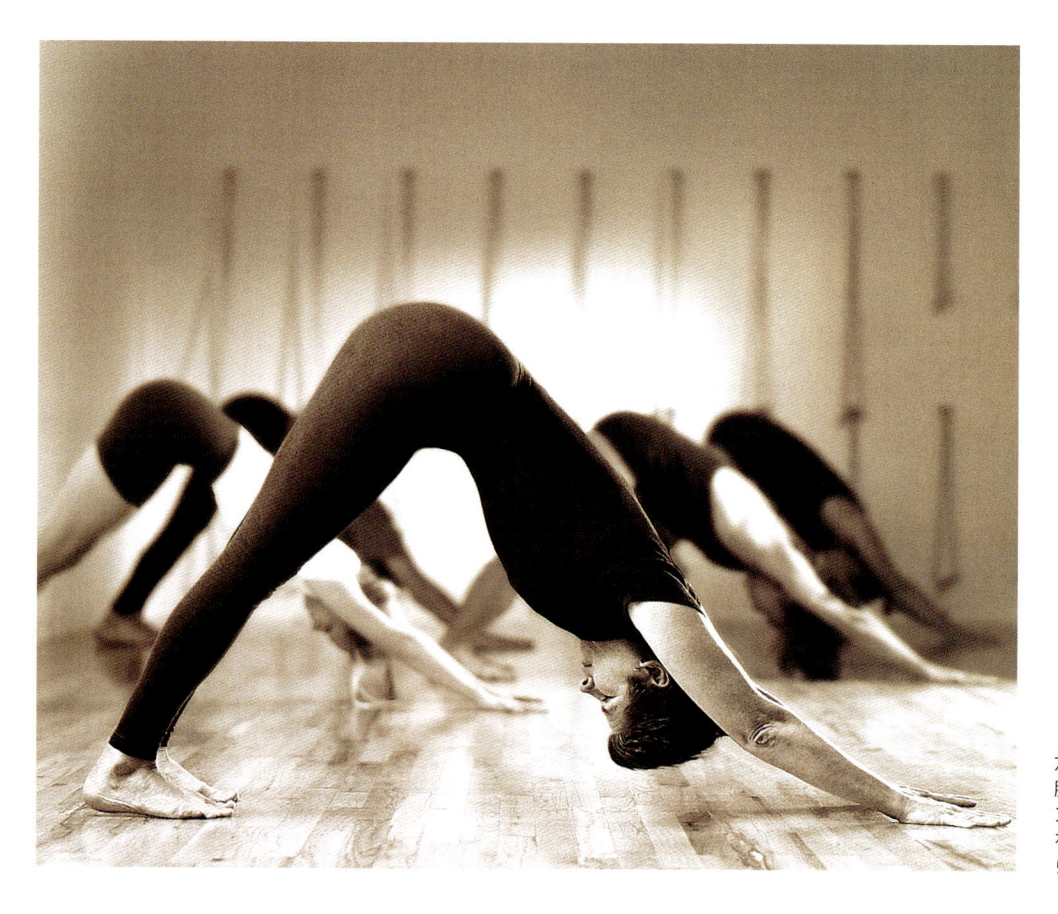

左：サイクリングは心肺機能をととのえ、リンパ液の効率的な流れを刺激してくれるすばらしい運動です。

左：ヨーガには、エネルギーを高めるとともに、筋肉の耐久力、強靭さ、柔軟性を強化する大きな効果があります。

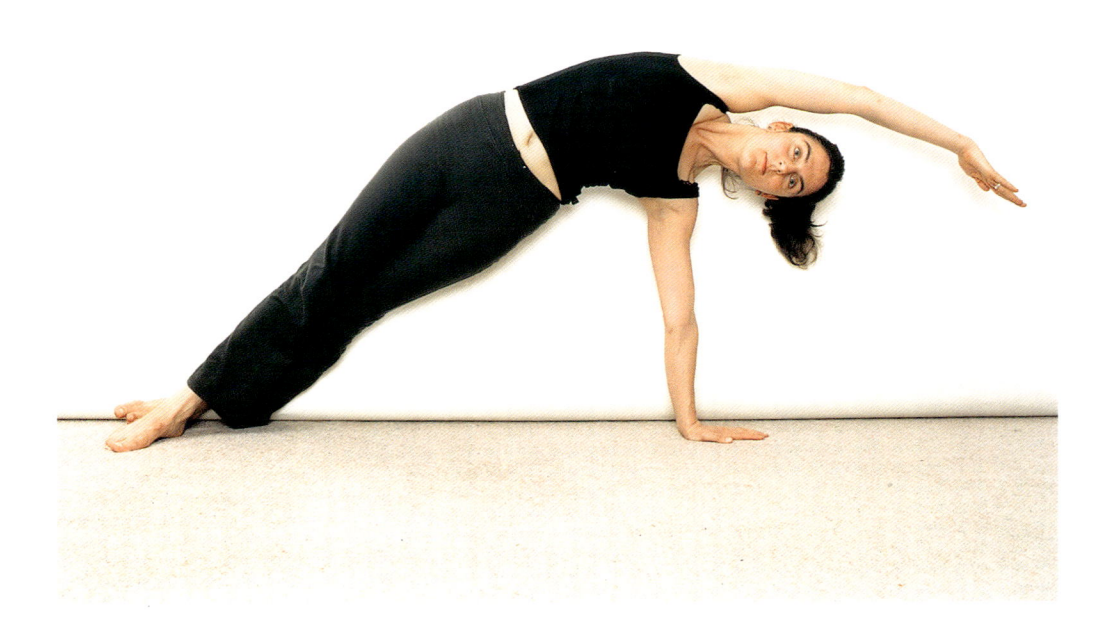

ピラーティス

　この10年ほどで、とみに人気の出てきたエクササイズ法です。1920年代に理学療法の1種として開発されたピラーティスは、エクササイズをしているあいだ、自分の体に対する感覚を鋭くしていくことを主眼にしています。ですから、けがの前ぶれかもしれない痛みにはほとんど注意を払わずに動作を繰り返すだけの、80年代の熱狂的なエアロビクスとは好対照をなすものです。

　基本的なピラーティスのテクニックは、一人ひとりの求めるものに合わせて可能なかぎり調整されますから、その生徒に向いていない、あるいは苦痛に感じる姿勢やエクササイズを教師が強要することはありません。ピラーティスをうまく利用するには、できるだけ繰り返しの回数を抑えて、正確に筋肉を動かす方法を身につけることです。つまり、間違ったやり方で延々とエクササイズを繰り返すのではなく、正確な動きに重点を置くのが、ピラーティスの重要なポイントなのです。

　ピラーティスに熟練してくると、ポーズがびしっと決まってくるにつれて、筋肉が長くなり、引き締まってくるのがわかるといいます。また、習慣的にピラーティスをおこなうことで、衰えた筋肉が強くなり、こり固まった筋肉が伸びてほぐれてきます。

太極拳

　もっと柔軟で調和のとれた筋肉にしたいと思っている人には、太極拳の動きは理想的なエクササイズです。また、心と体の健全なハーモニーを促すためにも、貴重な手段となります。太極拳は、ゆったりとした優雅な動作を、呼吸法と連携させておこなうエクササイズです。このテクニックを習得すると、すべての面で健康を実感でき、心の底から穏やかな気持ちになり、心身ともに元気があふれてきます。

　エネルギーを高めたり、リラクゼーションの効果を得るためには、正しい呼吸法が何よりも重要だとするヨーガと同じく、太極拳も、全身をめぐる、バランス

のとれた健全なエネルギーの流れ（これを「気」と呼びます）を促すものです。中国の鍼治療ともさまざまな共通点があります。鍼もまた、体の中にある、目には見えないエネルギーの通り道である「経路」の中を気がスムーズに流れていけるよう、その経路上にあるツボにきわめて細い鍼を刺します。

太極拳には、頭と心を明晰にする、全身の柔軟性を増す、筋肉と神経系をときほぐす、心臓に余計な負担をかけることなく効率的な呼吸パターンを維持する、などの効果があると言われています。

気功

気功と太極拳は、その目指すところも、得られる効果も似ています。気功は動く瞑想であり、全身をバランスよく気が流れるように刺激することを目的としています。ですから、調和のとれた力強い気の流れを促すことを主眼にしている、伝統的な中国医学に即したエクササイズだと言えるでしょう。

この考え方から1歩進んで、心と体を最高に調和のとれた状態にすること、自分の体に対する感覚を研ぎ澄ますことも、気功の目指すところです。気功をおこなう習慣が定着すると、理想的なエネルギーバランス

下：流れるように優雅な太極拳の動きは、心身を深くリラックスさせ、頭脳と感情を明晰にする効果があると考えられています。

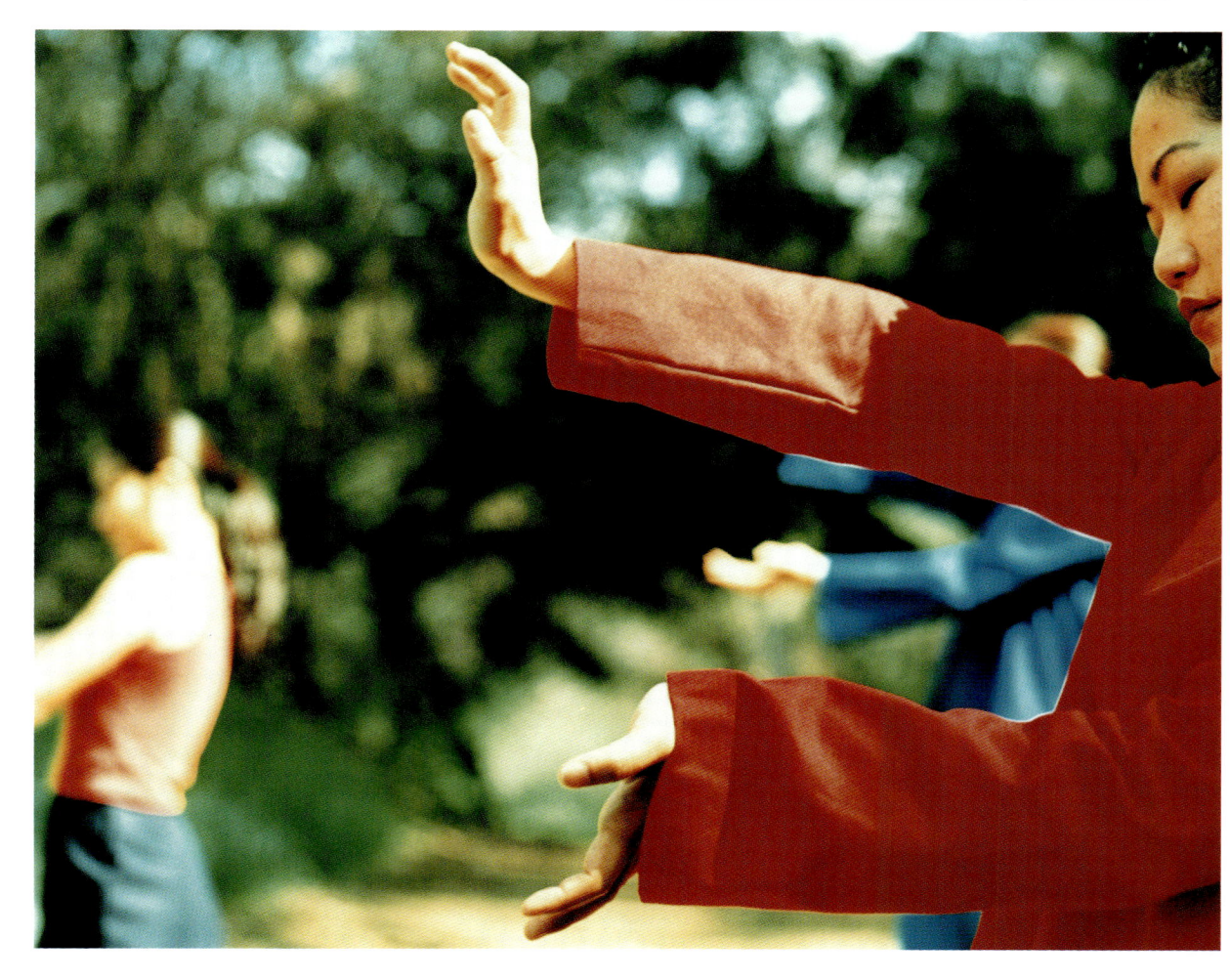

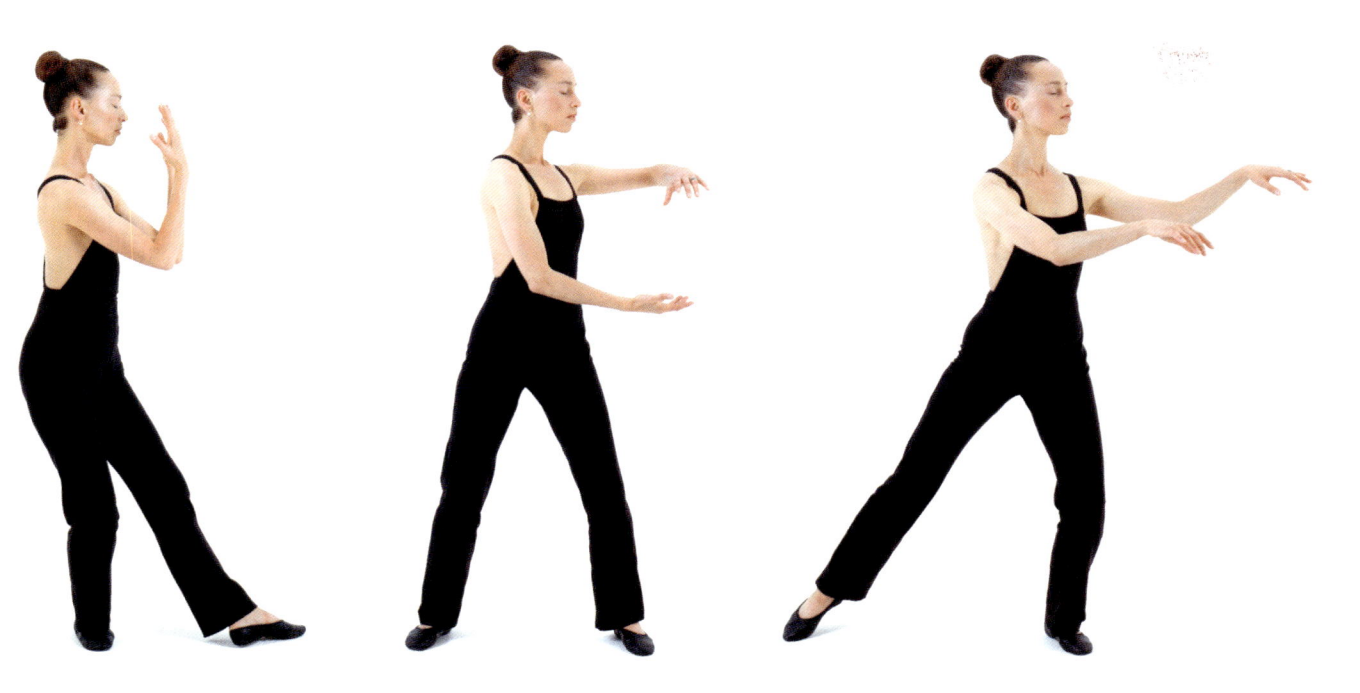

上：鍼や指圧と同じく気功も、体の中の気の流れを最大限に高めることを目的にしています。

の状態に到達したことが自覚でき、頭も心もリラックスして調和のとれた状態になります。

　気功では、体の特定の部位に、特別な意味と重要性があると考えられています。頭頂部、ひたい、舌、へそ、会陰部、手のひら、足の裏がそれにあたります。これらの部位に対する意識を敏感にし、呼吸を意識的にコントロールすることで、心身のバランスと穏やかさ、活力がすべて強化されると考えられています。

アレクサンダー法

　厳密にはエクササイズのテクニックではありませんが、フィットネスのメリットや、それが心身に与える影響について語るとき、アレクサンダー法を抜きにするわけにはいきません。

　アレクサンダー法は、姿勢が精神状態に与える影響、またその逆について教えることを主目的としています。アレクサンダー法の基本的なテクニックを学ぶことで、深く根をおろしてしまったものの考え方、感じ方のパターンから解放されますから、緊張やストレスを感じるどんな状況にも役立ちます。

　アレクサンダー法は、自分にとってあまりにもあたりまえになってしまった、第二の天性とも言うべき体の動きや考え方の習慣を壊す手助けをします。その方法として、追い詰められたような、あるいは極度のストレスを感じるような状況に置かれたときに起こる肉体的な反応を、自覚することを教えます。不安を引き起こすような刺激に対して、自分の肉体がどんな反応を示すのかを把握しさえすれば、そんな反応を続けていくか、やめるかを意識的に選ぶ権利は、あなたの手中にあるのです。

　体に対する強い意識が求められるエクササイズに興味があるなら、アレクサンダー法から出発するのが理想的でしょう。アレクサンダー法を通じて体に対する意識を高めれば、そのあとどんなエクササイズを選んだとしても、おかしな姿勢の癖が出ることはないはずです。ピラーティスで使われるような、筋肉の正確な動きを要求されるエクササイズからは特に、最大限の効果を得られることでしょう。

ボディコンディショニング

さて、ここまでは免疫システムのはたらきを体の内側から高める方法を考えてきました（規則正しくリズミカルな筋肉の動きによってリンパ液の流れを促すことや、心からストレスを取り除くテクニックなど）。ここでは、効率的なリンパ液の流れを、体の外側から刺激する方法を取り上げます。

このセクションで紹介する2つのテクニックはどちらも、広い意味での自然療法的アプローチに基づくもので、自宅で手軽にできる簡単な方法が特徴です。長い時間をかける必要もなければ、高価な道具や特別な知識もいりません。何よりも、この方法を使えば、活力にあふれて生きいきとした気分になれる上に、肌のきめをととのえてなめらかにするという美容効果まであるのです。

ドライスキン・ブラッシング

リンパ液の流れを刺激して体の解毒作用を高めるための、きわめて手軽な方法です。始めるのに必要なのは、天然の剛毛ブラシだけ。手の届きにくいところもブラッシングできるように、長い柄がついていれば申し分ありません。やり方は次の通りです。

- お風呂かシャワーの前の数分間、ドライスキン・ブラッシングをする習慣をつけましょう。
- 大きく曲線を描くような動きで、体をブラッシングします。つま先から脚、そして腰の表側と裏側へとブラッシングし、胴体に向かって上から下へのブラッシングもしてください。
- 痛みを感じない程度にしっかりと力を入れましょう。
- 炎症を起こしたりけがをしている部分、あるいは血液の循環が悪いために毛細血管が切れたり浮き出たりしている部分には、ブラッシングしないでください。
- 乾いた肌の上を元気よくなめらかな動きでマッサージし終わったら、肌の表面をさわやかなシャワーで洗い流すか、温かい（熱すぎない）お風呂に浸かってリラックスしましょう。

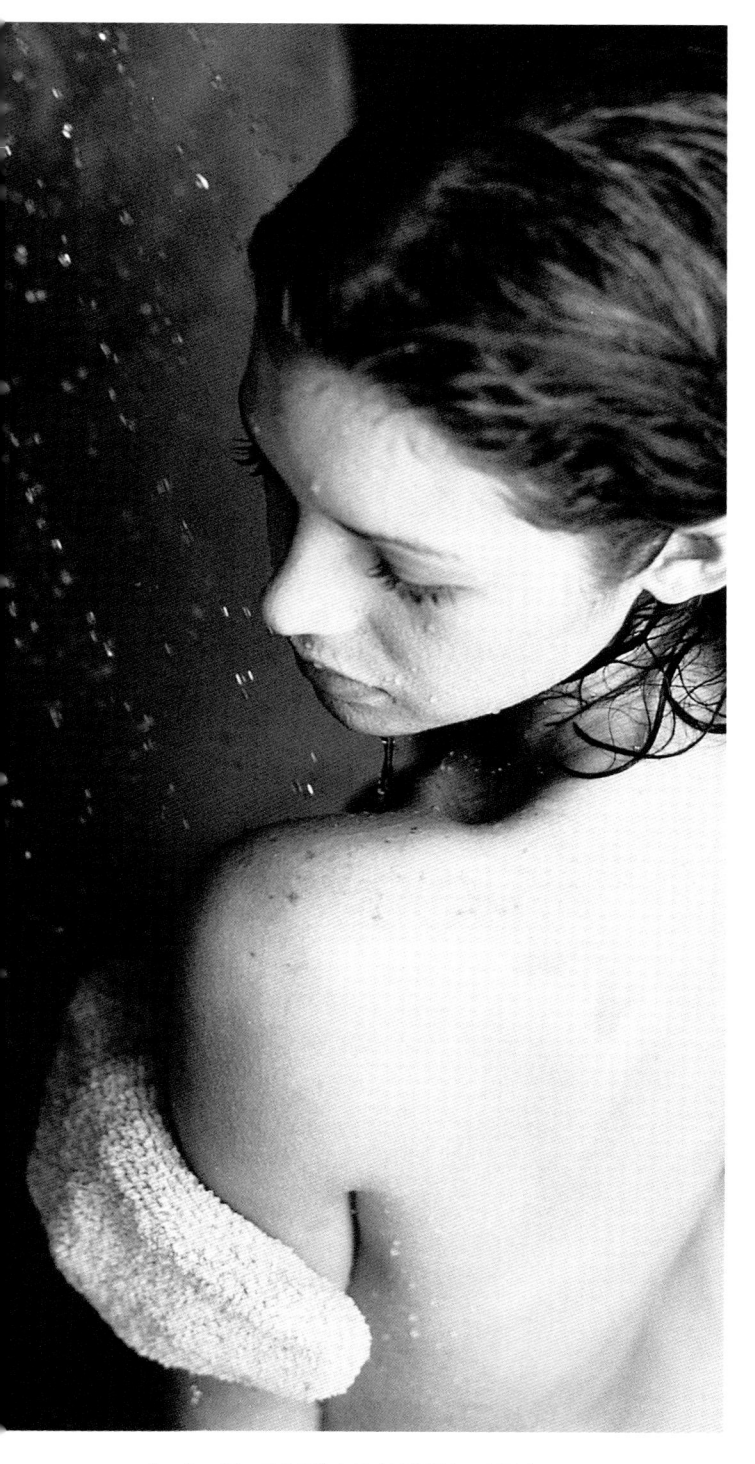

上：シャワーの中で体をこする習慣をつけると、肌がなめらかになり、ボディケア製品も吸収しやすくなります。

手軽にできる水治療法のテクニック

水は命に欠かせないものです。人は食べ物がなくても驚くほど長い期間生き延びることができますが、あっという間に、命にかかわるような脱水症状におちいったりします。特に、子どもや高齢者が、体から急速に水分を奪われるような病気にかかった場合はそうです。体の成分の約70パーセントは水分で、体のスムーズで効率的なはたらきは、その水分の循環によって維持されています。水はそういった意味で私たちの肉体を支える中枢的存在であるばかりでなく、水治療法という形で使われるとき、心も体も活力で満たしてくれるのです。

手軽で実用的な水治療法のテクニックを使うと、次のような効果が得られるでしょう。

- ■ 肌の弾力が増し、きめが美しくなる
- ■ 活力が増す
- ■ 再発性の軽い病気にかかりにくくなる
- ■ 皮膚の病気やトラブルが少なくなる

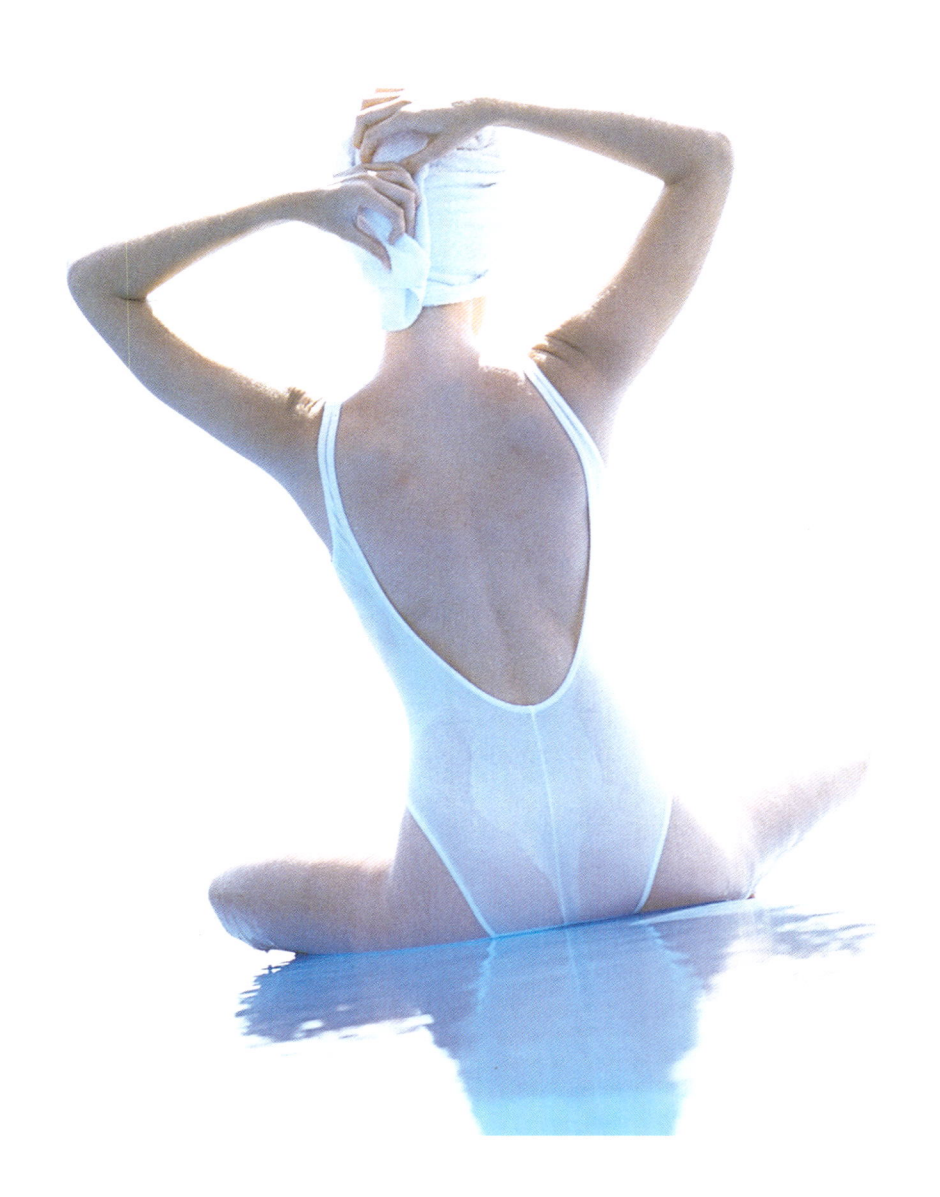

左：水治療法を習慣づけると、心と体に活力がみなぎります。

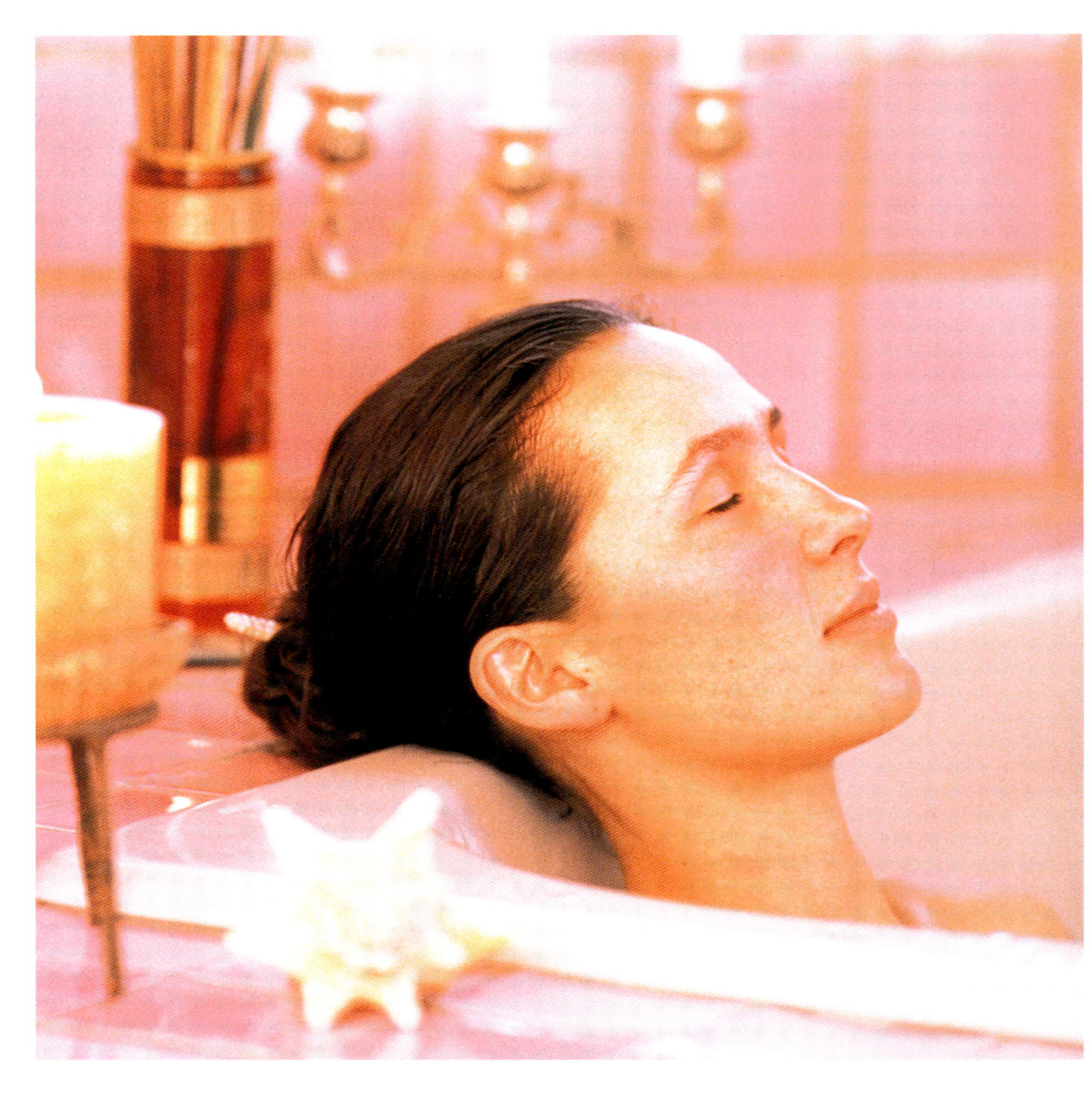

上：お風呂の湯の温度は、熱くしすぎず、自分が心地よく感じる温かさにしましょう。極端に熱いお湯は肌の弾力やきめに悪影響を与え、たるみの原因になります。

- 皮膚を通して有害物質が効率的に排泄されるため、カタル性、うっ血性のトラブルが少なくなる
- 血液の循環がよくなる
- 腎臓、腸、肺など、排泄器官の機能が強化される

だいたいにおいて健康で、心臓疾患、狭心症、拡張蛇行静脈、潰瘍、あるいは湿疹や乾癬（かんせん）などの慢性皮膚疾患、高血圧といった病気のない人なら、ここで紹介する水治療法のテクニックを使って、体の不調を追い払い、生まれ変わったように活力にあふれることができるでしょう。もしも体調不良が原因で、このテクニックを実行してもいいものかどうか迷いがある人は、

手をつける前にかならず、かかりつけの医師に相談してください。

自宅で水治療法をおこなうための大切なポイントを次にあげます。

- ヨーロッパのスパリゾートでほどこされる水治療法は、血液の循環を促すために、体の特定の部分に強力な勢いのジェット水流をあてます。家庭用のシャワーなら、もう少しゆるやかな形でおこなうことができます。
- 体が慣れるまでは、やや温かいシャワーにしてください。受け入れ態勢ができたと思ったら、水のシャワーに切り替えて約20秒、そのあとまた温かいシャワーに戻します。もしできそうなら、終える前にもう一度、冷たいシャワーに切り替えましょう。はじめのうち、冷水を20秒間も浴び続けるのがつらければ、つらくなる前にやめ、徐々に慣れていきましょう。また、度を越さないように心がけ、冷水に30秒以上はあたらないように気をつけてください。
- 何となく寒気がしたり体調がすぐれないときは、けっして冷水のシャワーから始めてはいけません。まず簡単なエクササイズををしたり、気持ちのいい温かいシャワーを浴びたりしてウォームアップすることを心がけましょう。
- もう少し強い刺激で活力を高めたい場合には、シャワーヘッドを手に持って頭から顔へ、そして腕に下りてお腹から脚へと水をあてていきましょう。
- 引力に逆らえない徴候の出てきた部分（バストなど）を強化したい場合は、その部分に向かって冷水のシャワーをあてましょう。
- 水治療法を終了したら、あとで服を着て覆われる部分は、タオルでごしごし拭かずに自然に乾燥させてください。体が完全に乾くまでは、冷えないように温かい場所にいるのがいいでしょう。
- 入浴は水が持つ治療効果を活用するのに打ってつけの方法ですが、いくつかの約束ごとを守らなければなりません。たとえばお湯が熱すぎると、皮膚の弾力に悪影響をおよぼし、たるみや水分不足を引き起こします。また、熱いお湯に長時間入っていると、エネルギーが高まったりゆったりリラックスするどころではなく、不快感で気力が萎えてしまいます。
- お湯に入れるものによって、ゆったりと穏やかな気分にしてくれるバスタイムにもなれば、エネルギーと元気をもたらす疲労回復効果たっぷりのバスタイムにもなります。エッセンシャルオイルは精神状態に大きな効果を与えます。緊張をほぐすタイプ、または爽快なタイプのオイルを数滴、お湯に落としましょう。オイルの香りのするお湯に浸かりたくない場合は、エッセンシャルオイル・ディフューザー（拡散器）をそばに置くか、エッセンシャルオイルで香りをつけたロウソクを灯してもいいでしょう。はつらつとした気分にしてくれるエッセンシャルオイルには、ローズマリー、ペパーミント、ベルガモット、コリアンダー、グレープフルーツなどがあります。カモミール、ローズ、ラベンダー、イランイランなどは緊張をほぐす効果があります。
- 入浴の解毒効果をさらに高めるために、海草の粉末をお湯に溶かしたり、天然の泥を体に塗ってシャワーで洗い流してからお風呂に入るのもいいでしょう。解毒作用のある海草風呂に入るとき、熱いお湯に浸かるのは避けてください。解毒作用を促さず、緊張と疲労を招くバスタイムになってしまいます。体温と同じぐらいの温かいお風呂に浸かったあと、体についた海草ミックスをシャワーで洗い流し、あとはゆったりとタオルに身を包んで、1時間ほどのんびりしましょう。そのとき、炭酸の入っていないミネラルウォーターをたっぷり飲んで、体の排泄作業を手助けするのも効果的です。

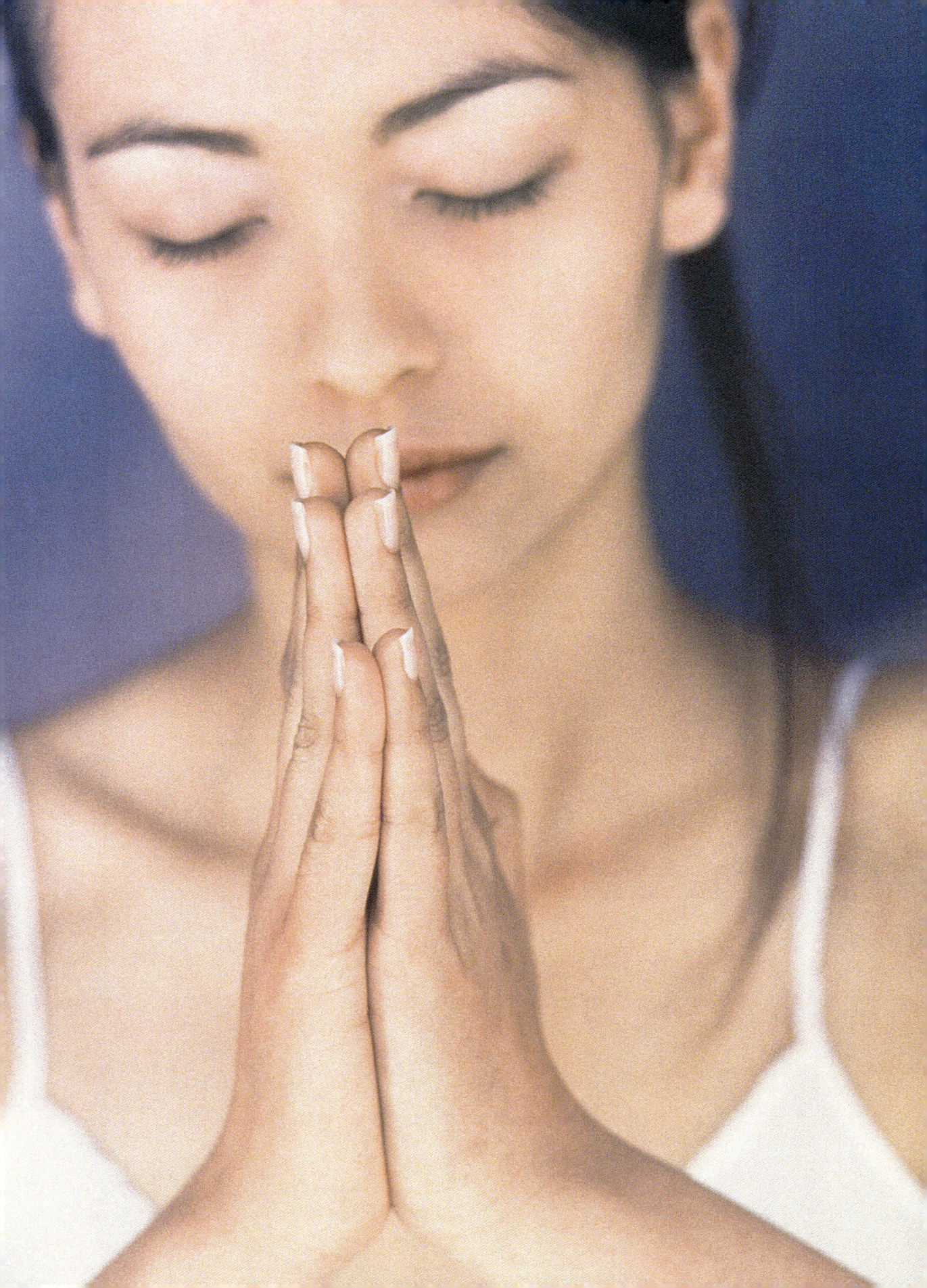

そんなばかなと思うかもしれませんが、人は考え方ひとつで健康になれるのです。苦痛やストレスに満ちた経験をすると、高血圧や過敏性大腸症候群、変性心臓疾患など、ストレスに関連する病気にかかる、あるいは悪化することがあるのは、第2章ですでに取り上げました。

さらに興味を惹くのは、ネガティブな感情を引き起こす経験をすると、免疫システムに直接の影響があるという事実です。これは米国のサイモントン博士の研究によって明らかにされたもので、ポジティブなビジュアライゼーションのテクニックを癌患者に使ったところ、良好な結果が出ました。また、最近の英国でも、楽しい考えや精神を高揚させる考えが与える、生理学的な影響が研究対象となっています。

この英国での研究の中に、近ごろレディング大学でおこなわれた実験があります。実験の前後に被験者の唾液のサンプルをとったのですが、ひとつのグループには楽しいことを考えたり思い出したりしてもらったところ、その人たちの唾液には免疫抗体が増えていました。一方、ストレスを引き起こす悲惨なことを考えてもらったグループの唾液は、免疫抗体が減少していたのです。

私たちの五感もまた、体の防御機能に影響を与えるという説もあります。「快感の科学研究協会」（ARISE）という組織がおこなった研究によると、人が何かを感知したとき、それが快いものか、嫌悪感を持つものかによって、免疫システムはポジティブに反応したりネガティブに反応したりするそうです。チョコレートや腐った肉

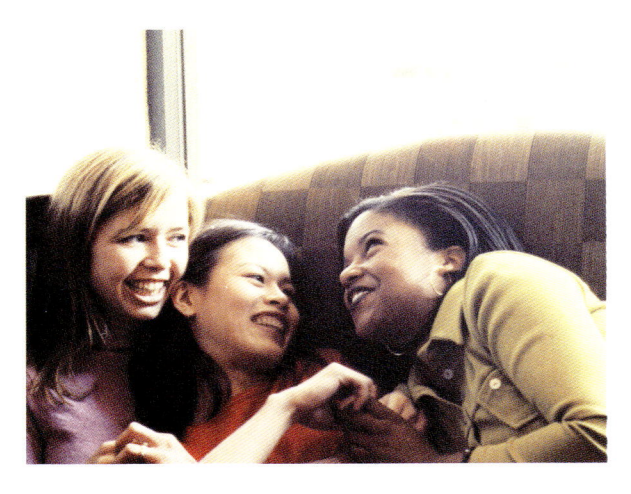

上：本当なのです——笑いは免疫システムの大きな味方。ストレスホルモンを減らすためのはけ口になってくれます。

など、魅力的な匂いや不快な匂いをとりまぜて被験者に嗅がせたところ、唾液の中のSIgAという免疫システム抗体の量は、それに反応して増えたり減ったりしたといいます。研究者の結論は、快い感覚をもたらすものは免疫システムの機能を高めるが、不快な匂いを嗅ぐとその逆の効果をもたらすというものでした。

他の研究では、どれだけ笑うかも、免疫システムのはたらきに影響を与えることが明らかにされています。よく笑うのが体にいいのは、笑いがストレスホルモンを減らすためのはけ口になるからだと考えられています。セックスもまた、快い感覚をもたらすと同時に、体の防御力を高めるために大きなはたらきをする、発散の手段

7 リラクゼーションで
高める免疫力

です。少なくとも週2回セックスをしている人は、セックスを断っている人や、生きいきとしたセックスライフを楽しんでいるとは言えない人に比べて、IgA抗体の循環量が多いことがわかっています。

ストレスと免疫システム

　私たちが抱えているストレスの量と、そのストレスへの対処法、そして免疫システムのあいだには、強いつながりがあるようです。たいていの人にとってストレスは避けられないものであり、ストレスと縁のない毎日を送っている人はほとんどいないでしょう。しかし、自分がどのぐらいのネガティブなストレスにさらされているのかを把握し、そのストレスに自分がどう対処しているのかを観察することはできます。そうすれば、そのストレスを減らし、管理するためのテクニックを探して、バランスのとれた人生を謳歌することができるのです。

　この問題を詳しく考える前に、まずはストレスが免疫システムに与える影響と、その理由を考えてみましょう。

闘争しますか？　逃走しますか？

　過剰にストレスをしいられる状況になったとき、私たちには「闘争逃走反応」と呼ばれる生理的な変化が起こります。血圧が上昇し、肉体的な危機から逃げ出す準備として、手足を循環する血液の量が増えます。また、消化器官も平常時とは異なるはたらき方をするため、吐き気や、腸内を一刻も早く空っぽにしたいという感覚に襲われます。こういった変化はすべて、危険な状況に体が迅速に対処するための準備なのです。残念なことに、日常生活でストレスの多い状況に遭遇したとき、走って逃げ出すわけにはいかない場合がほとんどですから、他の方法で解決しなければなりません。

　ストレスに対する反応として、アドレナリンやコルチゾールといったストレスホルモンの量が急上昇するような、ホルモンの変化も起こります。また、どんな状況であれ対処できるようエネルギーを高めるために、血糖値も上昇します。肉体的な危機から逃げ出すにせよ立ち向かうにせよ、エネルギーを使って対処し、その危機が過ぎ去ったときには、体は緊張から解

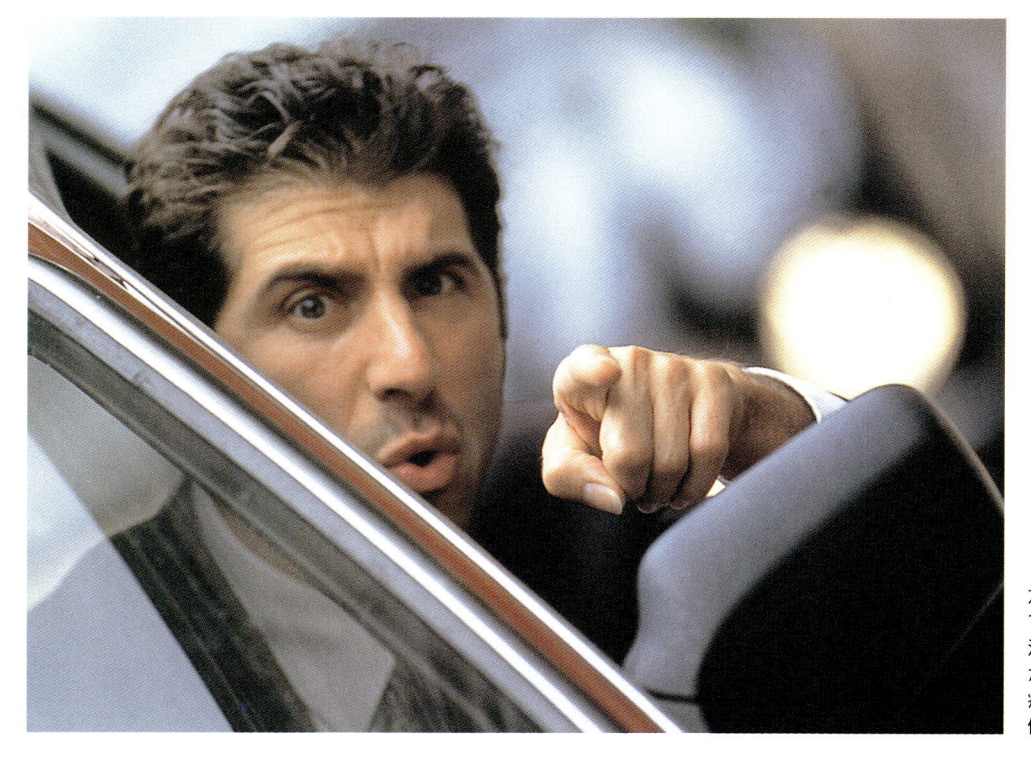

左：たとえば車を運転しているときのように、解消されないままストレスが積み重なっていくと、免疫システムのはたらきが低下します。

放され、安定した状態に戻っていなければなりません。

　もしも私たちがこういった生理的な変化を、穏やかではない状況で日常的に経験している場合には、話はまったく違ってきます。たとえば思いがけず高額の請求書が来てパートナーと言い争いになる、自分の手には余るような大量の仕事や金銭的な負担を押しつけられている、といった状況です。

　ストレス管理やリラックスの効果的な手段を見出せないまま、このようなネガティブな状態が長く続くと、まず間違いなくストレスが原因のトラブルに見舞われることになります。高血圧、ストレス性の頭痛、偏頭痛、胃潰瘍、過敏性大腸症候群、不眠症、動悸をはじめ、数多くの症状があげられます。

　さらに、精神状態と免疫システムの機能には複雑なつながりがあるため、再発性の軽度の感染症、アレルギー、そして慢性関節リウマチや癌といった自己免疫障害を引き起こすことになります。精神神経免疫学というまだ新しい分野の科学でも、激しい感情や、楽観的な見方、あるいは悲観的な見方などが免疫システムの機能に影響を与えるということが言われています。

　このようなことから、神経と免疫システムは密接につながっていると考えられています。私たちの感情の動きは、ニューロペプチド（ホルモン、神経、免疫システムをつなぐ伝達化学物質）の増減に大きな影響をおよぼします。さらに免疫細胞には、「闘争逃走反応」に直接かかわる分泌物である、アドレナリンとノルアドレナリンというストレスホルモンのレセプターがあります。そのため、ネガティブなストレスを解消しないまま引きずると、体の防御機能にかなりの影響をおよぼすと考えられます。

　うまく管理できずにネガティブなストレスが過剰な状態になると、免疫システムに過度の負担をしいる大きな原因になります。プレッシャーの多い生活を送っていて、体の自然治癒力を高めたいと思うなら、ストレス管理のテクニックは何をおいても身につけなければなりません。

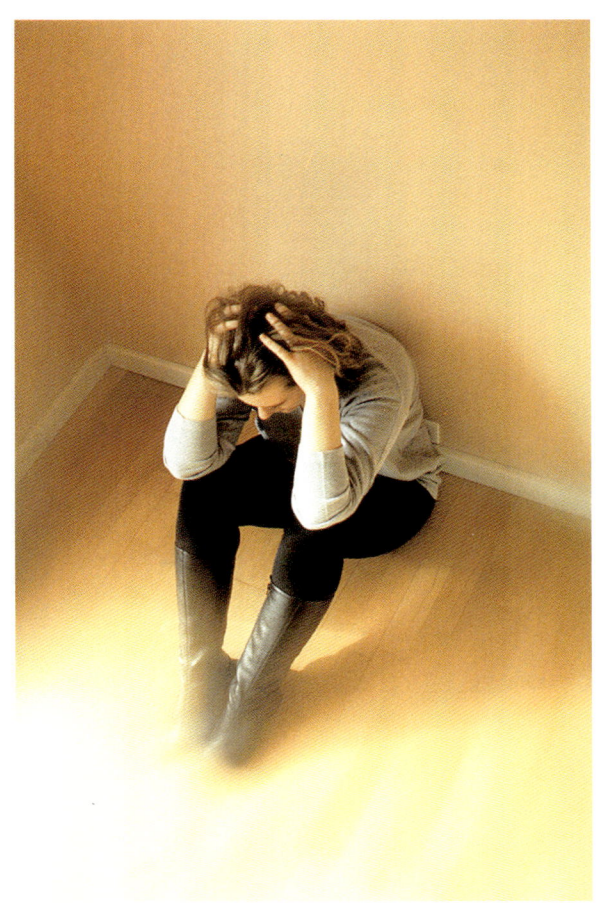

上：うつ病は、ストレスや孤独感、無力感で私たちを苦しめる、悲惨な病気です。

ネガティブなストレスとポジティブなストレス

　過剰なプレッシャーを追放し、調和がとれて安定した心身の状態を作り出すための基本テクニックを学ぶ前に、やっておくべきことがあります。それは、ストレスのポジティブな面とネガティブな面を区別できるよう、ストレスというものの本質を考えることです。

　ストレスが引き起こすトラブルは嫌というほど耳に入ってくるため、役に立つストレスもあるという事実は、ちょっとしたショックかもしれません。もしも私たちの生活から完全にストレスがなくなってしまったら、何となく体調がすぐれず、何かをしようという意欲も起こらず、退屈してしまうでしょう。しかし、頑

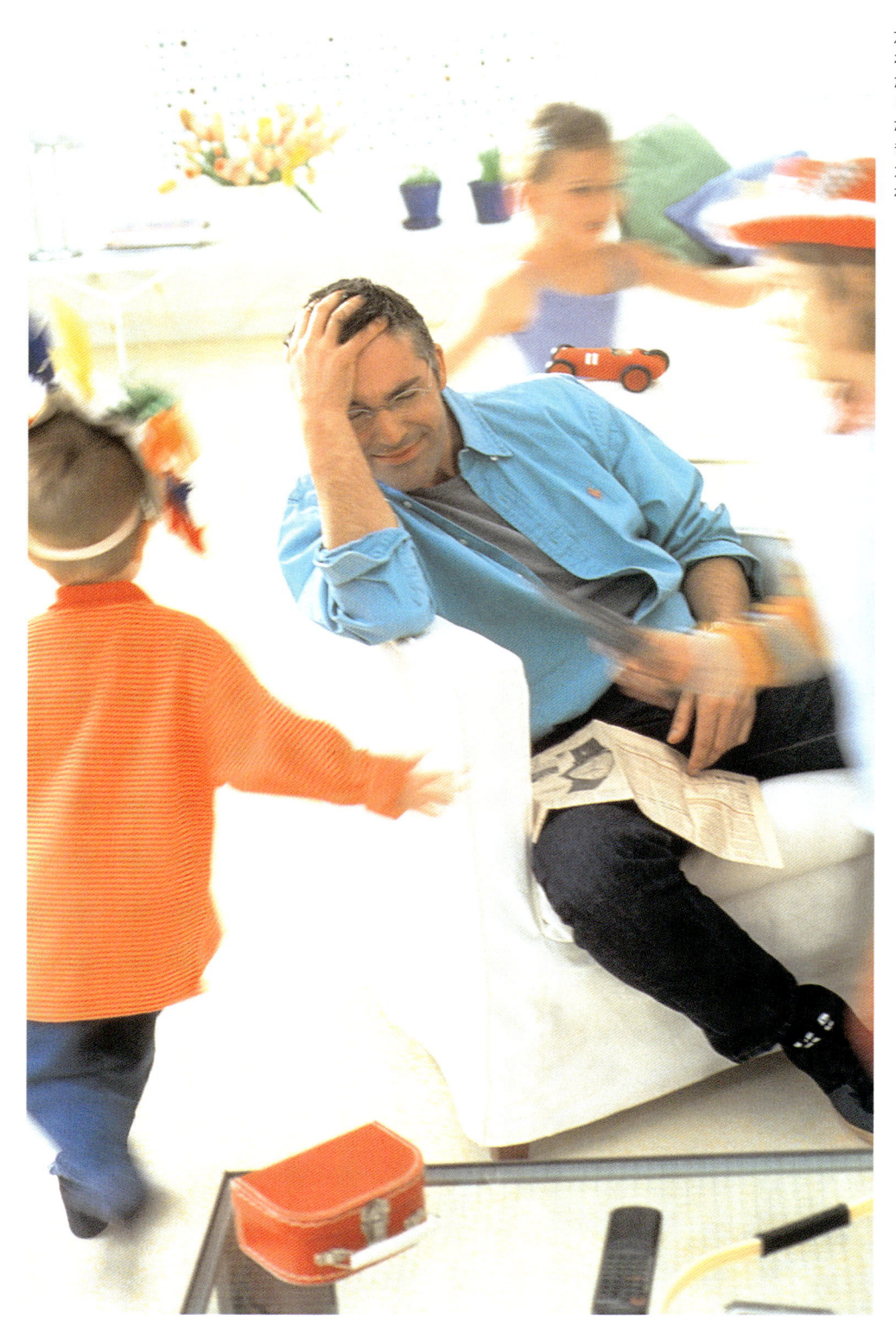

左：仕事でくたくたに疲れて家に帰ると、にぎやかな子どもたちがまとわりついてくる毎日──そんなプレッシャーに対処しきれないと感じたとき、ネガティブなストレスに襲われます。

116　　第7章

張れば達成できるとわかっている課題のようなポジティブなストレスは、集中力や注意力を磨き、充足感を得るためのすばらしい味方になってくれるのです。ポジティブなストレスを最大限に活用するための秘訣は、バランスのとれた状態に到達することです。自分に課せられた要求に、押しつぶされてはいけません。むしろ、やる気を起こすきっかけにするのです。この基本的なバランスがあれば、達成可能な課題のプレッシャーをかけられたとき、その課題をこなすために必要な精神的、あるいは肉体的な「力」を出すのに充分な量のアドレナリンが分泌されます。そして課題をやり遂げたら、リラックスした状態に戻るのです。これから紹介するテクニックを使えば、リラックスと回復のスピードアップをはかれるでしょう。

自分に突きつけられた要求の前で無力感に襲われ、問題解決のために何もできない状態になると、ネガティブなストレスのサイクルが生まれます。明晰な考えをもって、一刻も早く前向きな行動に出るべきところを、頭が混乱して何も決断できなくなるのです。プレゼンテーションや試験が迫っているのに充分な準備ができていないという状況が、ネガティブなストレスを引き起こす、わかりやすい例です。一方、ポジティブなストレスは、試験を控えて準備万端、この状況も、自分自身もしっかりコントロールできていると感じるところから生まれるのです。

ストレス緩和とリラクゼーションの基本テクニック

ストレスは困ったこととはかぎりません。ストレスに対処するとき何よりも大切なのは、その対処法の性質です。対処法の候補として、ここでいくつかのテクニックをあげてみましょう。

リラクゼーションのテクニック

ネガティブなストレスがたまりすぎているとき、「ちょっとリラックスすれば」などと言われると、無性に腹が立つものです。もともとのんびりした性格の人にとって、「リラックスする」のは簡単なことです。しかし、いつも緊張感と不安にさいなまれている人は、のんびりしろと言われてもそういう習性がありませんから、その方法を学ばなければなりません。リラックス

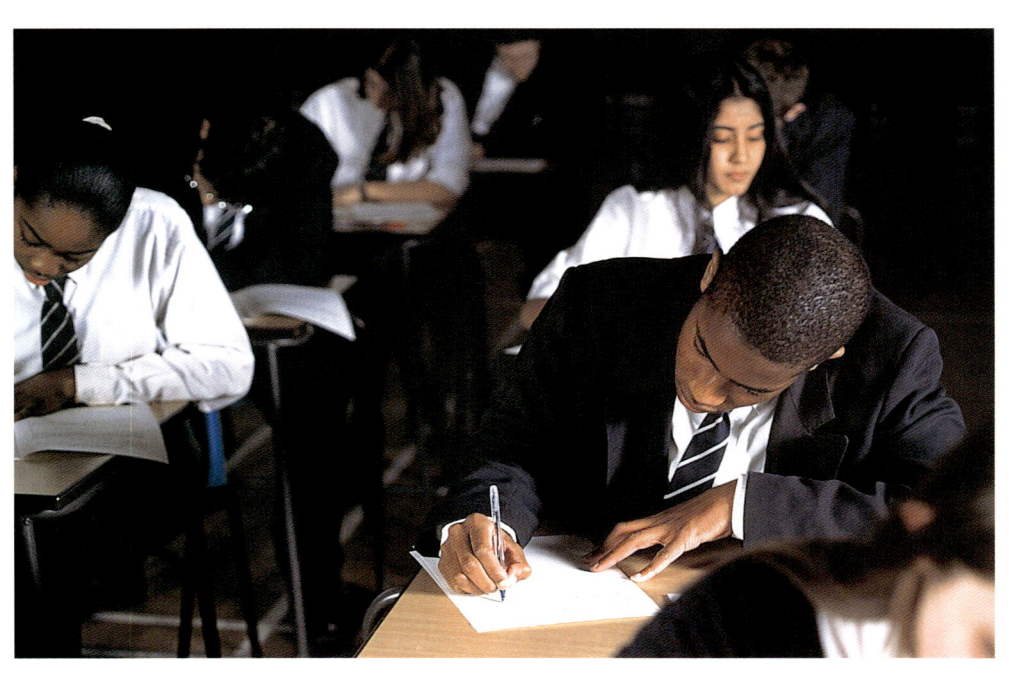

左：ポジティブなストレスは、むずかしいことに取り組む意欲と、自分がプレッシャーにうまく対処できる立場にあるという感覚を生み出します。

する方法を身につけるための実用的なテクニックは、数多くあります。

グループで学ぶほうがいいという人は、じょうずに教えてくれるヨーガのクラスがぴったりでしょう。体力をつけ、体調をととのえるための姿勢と、心身を深くリラックスさせるための呼吸法の両方を学べて一挙両得です。ひとりで学ぶ方法としては、指示にしたがって利用できる、リラクゼーションのエクササイズ・プログラムのカセットがたくさん出ています。この方法なら、自分に都合のいい状態や時間を選んでおこなえますから、融通がきくという利点があります。

自律訓練法

この形のリラクゼーションは、緊張や不安が長引いているときの対処に、大きく役立ってくれます。このテクニックを身につけるために、体にある感覚が起こっていると想像する、心理的なエクササイズをおこないます。つまり、体の特定の部分が温かい、重い、緊張がとけているなどの連想をするのです（「私の手はだんだん、温かく、重くなっていく」など）。

最初のうちは、体のある部分を意識的にリラックスさせる方法を学びますが、テクニックを習得したら、通常は自分の意思ではコントロールできない体の機能もリラックスさせることができます。脈拍や心拍数が下がるのも一例です。そうなると、比較的短い時間で、深いリラックス状態に入ることができます。

自律訓練法の大きな魅力は、簡単にできることです。特別な道具や機器を使うことなく、このテクニックがもたらしてくれるリラクゼーションの効果を手にできるのです。習慣的にこのテクニックを使えば、深いリラクゼーションの感覚を味わうために必要な、肉体に対する観察力が磨かれていくのがわかるでしょう。

自律訓練法は自分ひとりで身につけようとするよりも、訓練を受けたセラピストから学ぶほうが効果的です。訓練を進めるうちに感情が表面に出てきて、一人では乗り切るのがむずかしいことがあるためです。経験豊かな専門家の手を借りれば、表面に出てきた自分の反応を分析し、対処するための技術を習得する訓練ができます。

瞑想

ストレスや緊張を感じて、頭も心も調整する必要が出てきたとき、いつでも使える価値ある手段が、瞑想です。毎日瞑想をおこなえば、心身ともに穏やかな状態になると同時に、頭は冴えわたり、いま考えるべきことに集中することができます。

瞑想状態に到達するには

- 寒すぎたり暑すぎたりして気が散らないように、座っている部屋は、できるかぎり心地よい温かさに保ちましょう。
- 背筋をしっかり支えられるよう、まっすぐな背もたれの椅子に腰かけましょう。
- 何か関心を惹かれるものに意識を集中してください。目の高さにある花やロウソクでもいいし、目を閉じて簡単なイメージを想像してもかまいません。
- 視覚的なイメージよりも言葉を使ったほうが効果的なタイプの人は、ひとつの言葉を自分に向かって何度も繰り返しましょう。
- 不安や悩みは意識の中から追い出し、規則正しくなめらかな呼吸に意識を集中して、イメージを見つめるか言葉を繰り返しましょう。

気が散るような考えが頭の中に押し寄せてきても、

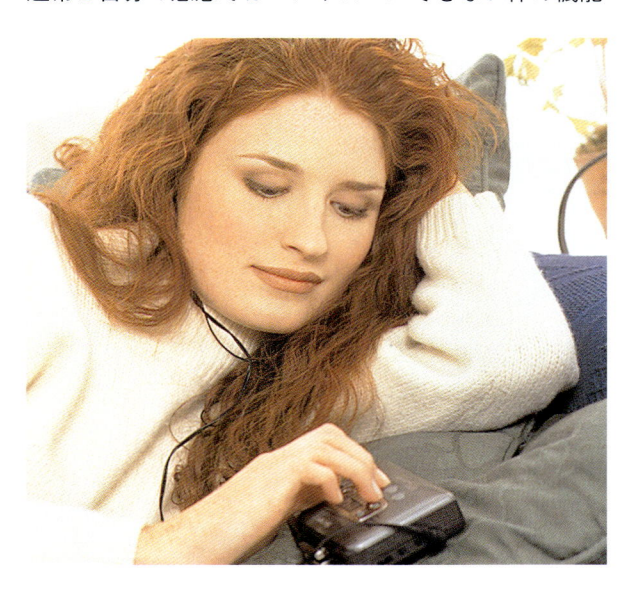

上：市販のリラクゼーション・オーディオテープは、緊張をとき、リラックスするための貴重な手助けになります。

右：瞑想の習慣を持つと、集中力と頭脳の明晰さが増し、穏やかな精神状態になれます。

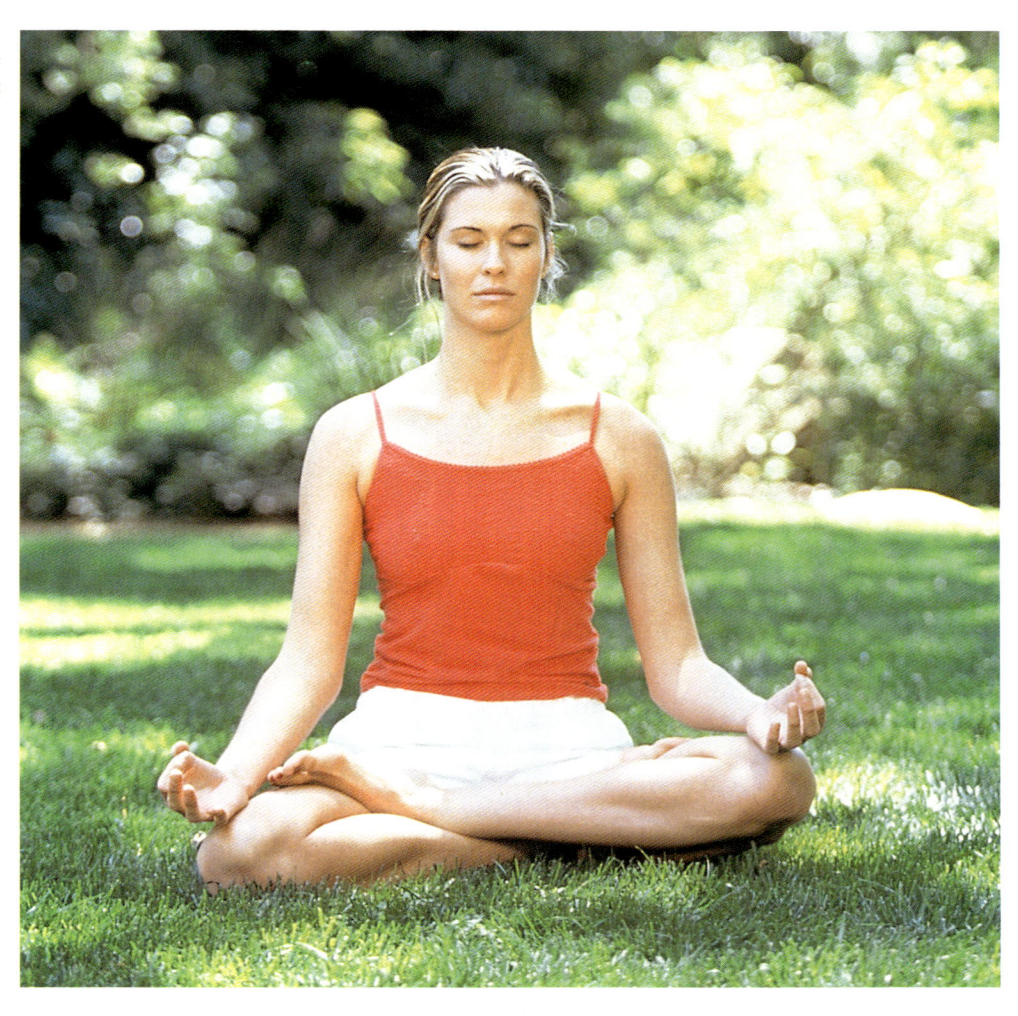

心配はいりません。初めのうちはよくあることです。その考えを静かに横に押しやり、瞑想のエクササイズを続けてください。瞑想について何よりも大切なのは、ストレス解消の効果を最大限に得るためには、瞑想の習慣を日常生活の一部にしなければならないということです。

クリエイティブ・ビジュアライゼーションのテクニック

ポジティブなビジュアライゼーションを、リラクゼーションのエクササイズの一環として使うことができます。温かくて居心地のよい、穏やかでゆったりとした環境が必要です。完全に緊張がときほぐされたら、目を閉じ、自分が特に平穏だと思う場所、あるいは魅力を感じる場所を、心の目で思い描いてください。その光景のこまかい部分まで思い描いてもいいし、大まかでもかまいません。次に、その場所に自分がいるところを想像して、周りに感じるすべての感覚のイメージを心から楽しみましょう。もうこれでいいと思うまで、いくらでもその場所にとどまってください。目を開けたとき、静かで穏やかな、すっきりした気分になっているはずです。

他にも、健康、落ち着き、穏やかさの感覚を象徴する液体が、自分の頭からつま先に向かって満たされていくのを想像する方法があります。完全にリラックスしたら、その液体が全身から去っていき、健康や精神

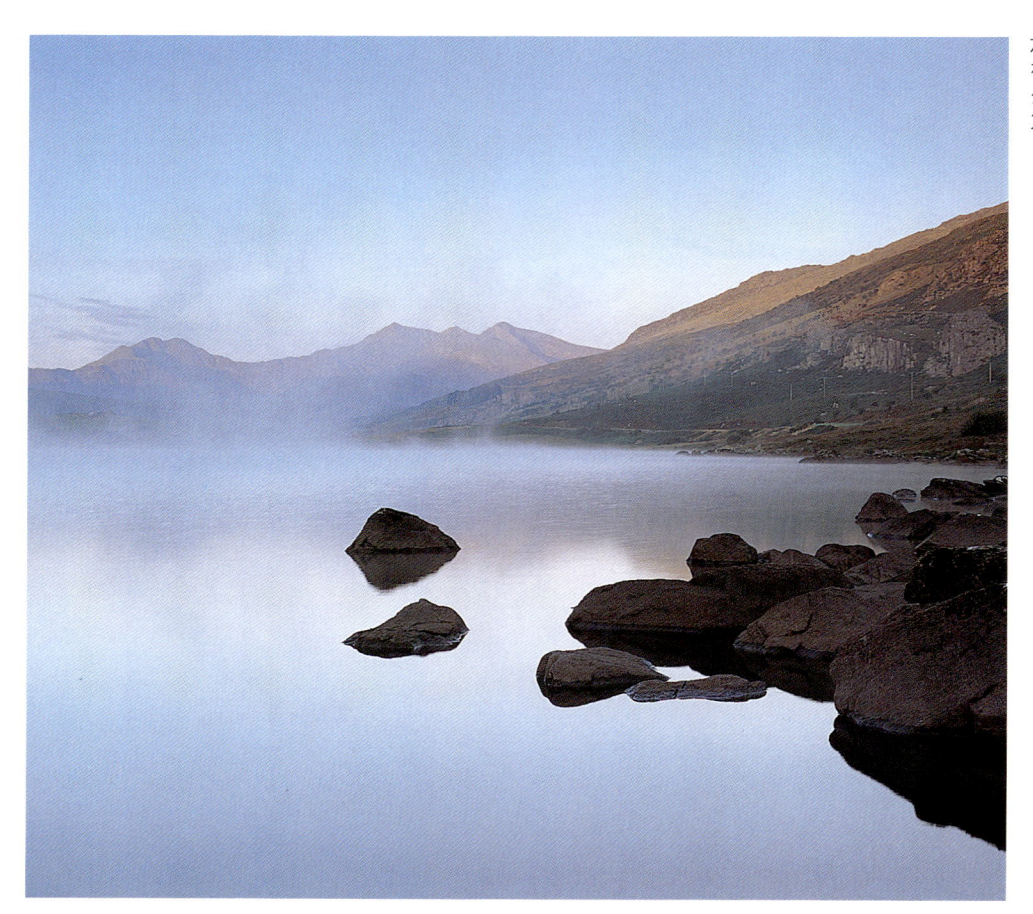

左：心の目で平和な光景を思い描くことは、リラクゼーションへの確実なスタートになります。

的なバランスの感覚は消えずに残っているところを思い描きましょう。

基本的な呼吸法

　呼吸のし方は、私たちの感情、中でも緊張や不安に直接的な影響を与えます。言い換えれば、リラックスして落ち着いた精神状態になるための呼吸法を身につければ、不安を発散させる絶好の手段になるのです。理由は簡単です。人は不安や緊張を感じているとき、胸の上のほうで浅く、せわしない呼吸をする傾向があります。一方、肺活量を最大限に使って、自然でリズミカルな呼吸をすれば、体内の酸素と二酸化炭素の比率を調整することができます。このような呼吸をしていると、リラックスした穏やかな気分になり、頭も冴えてくるのです。

　不安のために過換気の状態になると——つまり、胸の上部でせわしなく呼吸をすると、血液中の酸素と二酸化炭素のバランスが崩れて緊張と恐怖感が増し、不安感はどんどん膨らんで、さらに過換気の症状を悪化させるという、悪循環におちいります。その状態が長く続くと、パニック症候群に襲われるような慢性的なストレス状態に向かっていくのが、自分でわかります。

　このような傾向をうまく方向転換するための実用的なツールが、ゆったりした呼吸のテクニックなのです。基本的な考えさえ理解すれば、心と体を穏やかな状態にする、すばらしくシンプルで効果的な方法になってくれるでしょう。

　肺活量を最大限に使って呼吸をするためには、横隔膜（肋骨と肺のいちばん下の部分）から息を吸わなければなりません。横隔膜の位置を確かめるには、まず、おへそのあたりを目安にして、お腹の上に片手をあててください。いっぱいに息を吸いこむにつれ、お腹が

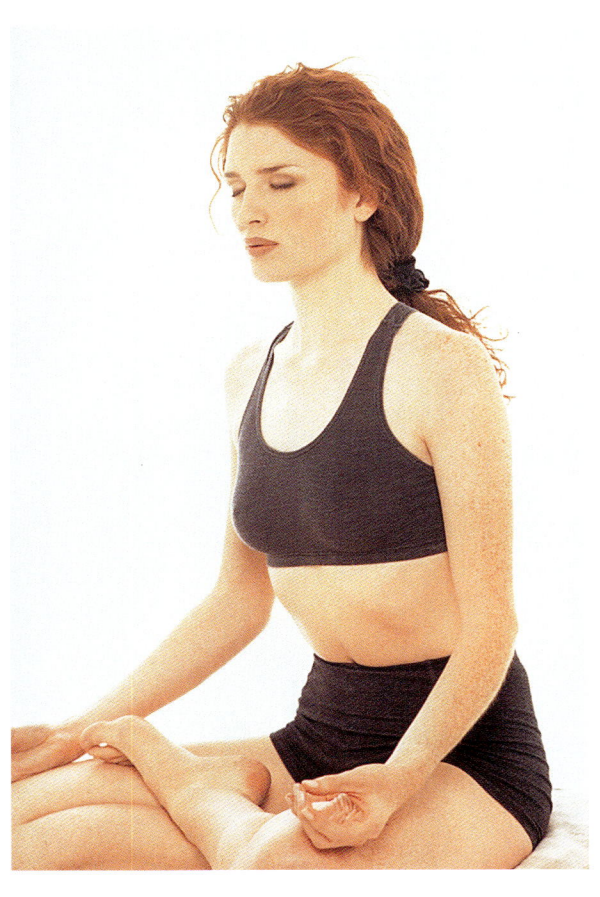

上：呼吸法に集中することで、心身の健康が高まるのを感じることができます。

盛り上がり、手を押し上げます。息を吐き出すと、手は元の位置に沈んでいきます。この感覚になじんだら、肺活量をフルに使って、ゆっくり、深く息を吸いこんでください。そして穏やかに息を吐き出していくと、肺の中がすっかり空っぽになるのを感じるはずです。

　ゆったりとして、均一で安定したリズムを心がけながら、この方法で何回か呼吸をすると、比較的短い時間内に、気持ちが落ち着き、頭が冴えわたってくるのを感じるでしょう。めまいがしたり気分が悪くなったりしたときは、元に戻るまで、少しのあいだ通常の呼吸をしてください。そのあと再び、横隔膜の呼吸法に戻りましょう。

　この呼吸法の感触をつかめたら、お腹に手をあてなくても、完全にリラックスした呼吸をすることができるようになります。そうなれば、プレッシャーを感じたらいつでもどこでも、この頼りになるストレス解消ツールを使えるのです。

ポジティブ・シンキング

　明るく前向きな考え方には免疫システムの機能を高める効果がありますから、ネガティブな考え方をポジティブな考え方に転換するために、力を注ぎましょう。

　体に悪影響をおよぼす姿勢（たとえば首や肩が緊張して、頭痛や腰痛を繰り返すなど）が習性になっているのと同じように、無意識のうちにネガティブ思考も習性になってしまうものです。当たり前すぎて考えたこともないかもしれませんが、あなたには、もっとポジティブな視点で状況を見るという選択肢があるのです。もしも、このようなものの見方に関して根深い問題を抱えている場合は、認知療法士に相談してください。子ども時代に原因があるかもしれない否定的な思考パターンを、どのように解決するかを示してくれます。

一時的なネガティブ思考を乗り越えるには

　本来はかなり楽観的なほうなのだけれど、思いがけないプレッシャー、あるいは危機に直面しているという場合、一時的にネガティブなものの見方をしてしまいがちです。そんな問題を乗り越えるためのアドバイスを次にあげましょう。

- うまく行かないことがあると、いつも不当に自分を責める傾向のある人は、少し自分にやさしくなりましょう。大人としてバランスのとれた生活を送るために、基本的な責任感は不可欠ですが、必要もないのに何かにつけて自分を責めるのは、自尊心の欠如を表しています。
- 自分の長所に感謝し、自分を好きになりましょう。自分の才能や長所にはすばらしい価値があると思えなければ、とても自分を好きになることはできません。
- 心に苦悩があるとき、それを抑えつけて無理に頑張ろうとせず、自分にとって自然な形で、自分の心が命じるペースで悲しめばいいのです。この考え方は、親しい人との死別や恋愛関係の終わり、あるいは大切な仕事を失ったり、年を重ねて自分が変わっ

ていったりという、人生におけるすべての経験にあてはまります。

- 度を越した怒りや嫉妬、憤りなどの、否定的な感情に気をつけましょう。このような感情は活力をいちじるしく消耗させるため、そのまま習性にしてしまわず、きちんと対処することが必要です。
- 自分の手には負えなくなりつつある状況があり、それに対する不安で頭がいっぱいになっていると感じたら、その不安を生み出している問題が、10年後にははたしてどの程度の重要性を持っているだろうかという、冷静な見方をする努力をしましょう。

代替療法による リラクゼーションのためのヒント

リラックスする方法を身につけるために役立つ代替療法を、いくつかあげておきます。

ハーブ療法

次のハーブの浸出液はどれも、お風呂のお湯に加えると心と体を心地よいリラクゼーションに誘います。
- カモミール
- ラベンダー
- ローズマリー
- レモンバーム

アロマセラピー

次のエッセンシャルオイルから好きなものを選び、お風呂のお湯に何滴か入れたり、市販のディフューザーで拡散させたりすると、ストレス発散効果があるでしょう。
- ベルガモット
- カモミール
- オニサルビア
- ラベンダー
- イランイラン

バッチフラワー治療薬

ネガティブな精神状態におちいって、それが心の平穏とリラクゼーションの妨げになっているとき、次にあげるフラワーエッセンスを試してみましょう。
- **マツ** 他人の失敗にまで責任を感じる習性から来るストレスに効果的です。
- **ビーチ** この治療薬が適しているのは、完璧主義の傾向が強く、他人の欠点に対する忍耐力に欠ける人です。こういう気性の人は、感情の消耗と同時に、怒りを爆発させる、極度にイライラするなどの症状に襲われます。
- **ニレ** 燃え尽き症候群に適した治療薬で、仕事を抱えこみすぎて、責任感で押しつぶされてしまう傾向がある人に、特に効果があります。

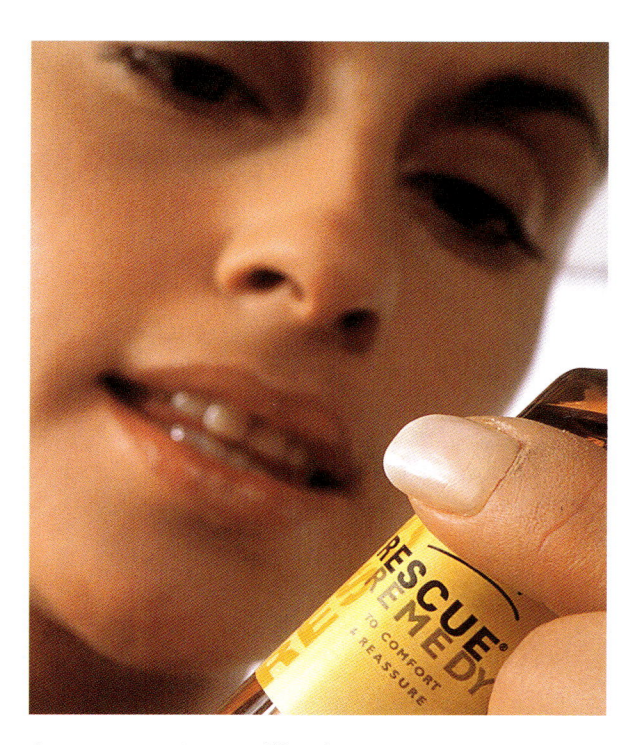

上:フラワーエッセンスは感情のバランスをととのえるための心強い味方。副作用もありません。

右：規則正しく心地よい睡眠を習慣づけることは、心と体の調和を保つために何よりも大切です。

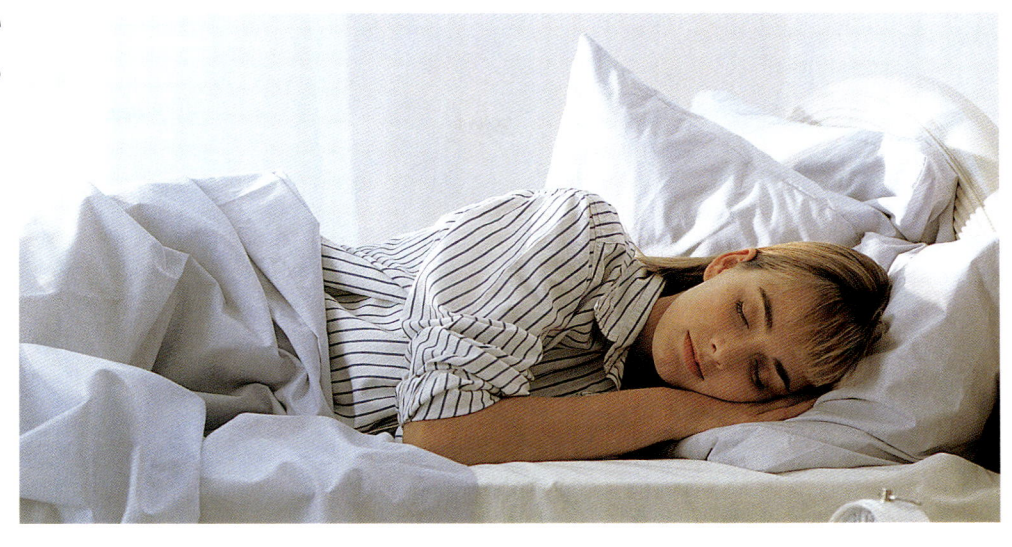

ホメオパシーのサポート

トリカブト
突然パニック症状に襲われると同時に、動悸がして、どうしようもない不安感が押し寄せてきたとき、症状を素早くやわらげます。

ゲルセミウム根
この治療薬が効果的なのは、何かストレスのもとになるような先の予定があって、そのことを考えて緊張と不安に襲われ、他のことが考えられない、疲労感がある、体が震えるなどの症状がある場合です。ひたいをベルトできつく締めつけられたように感じる緊張性の頭痛や、痛みをともなわない神経性の下痢などの症状が出る場合もあります。

ホミカ
燃え尽き症候群に効果的なのがホミカです。元気を出すためにコーヒーなどの刺激物に依存する、緊張をほぐす手段としてアルコールやタバコを使う、などの症状に適しています。他にも、寝つきが悪い、熟睡できない、筋肉がこり固まる、精神が消耗する、消化器官の不調などの特徴的な症状があげられます。

栄養面からのヒント

緊張やプレッシャーを感じているとき、症状を悪化させると言われているために避けるべき食べ物や飲み物があります。それは皮肉なことに、人がプレッシャーを感じたときに手を伸ばしてしまうものと、まったく同じ食べ物や飲み物なのです。いくつかあげてみましょう。

- 濃い紅茶
- コーヒー
- 砂糖を使った製品
- アルコール
- チョコレート

これらはすべて、緊張感や焦燥感、短気を誘発する傾向を持っています。また、カフェインやアルコールを含んだ食べ物や飲み物は睡眠障害を悪化させ、ひいては免疫システムの機能を低下させます。

とはいっても、こういった食品を完全にあきらめる必要はありません。リラックス効果の大きい、ヘルシーな代用食品が幅広く揃っています。

- ハーブティー、またはフルーツフレイバー・ティー
- 穀物を原料とするコーヒー
- カフェインレス・コーヒー（カフェインを取り除くために化学溶媒を使わず、水ろ過処理をおこなっているブランドを選びましょう）
- ハーブエキスを使った、天然フルーツフレイバーの低糖ノンアルコール炭酸飲料

索引

あ
アーセニカム・アルバム　82, 94
亜鉛　63－4
油で揚げる　52－53
アブラナ科の野菜　41－42
油を使わずに焼く　52
網焼きにする　52
アルコール　39
アレクサンダー法　107
アレルギー　17－19
アロエベラ　93
アロマセラピー　69, 77, 82, 84, 88, 93, 122
炒める　52
インターロイキン1　16
インフルエンザ　17
エイズ（後天性免疫不全症候群）　20
HIV（ヒト免疫不全ウイルス）　20
栄養　27－8, 34－9, 46－50, 123
エキナシア　68
エクササイズ　28－31, 72, 97－107
エルダーベリー　69
エンドルフィン　100
オーブンで焼く　52
大麦　81
汚染　7
オリーブオイル　41

か
カーボベジ（植物炭）　94
快感の科学研究協会　112
風邪　67－70
カナダサイシン　78
過敏症　17－19
カプリル酸　88
カモミール　81
癌　20－21
岩塩　70, 89
柑橘類　41
カンジダ症　85－90
感情　21, 98－100
肝臓　14
カンタリス　82
気功　106－7
喫煙　28, 38
キノコ　46
牛乳　76
胸腺　11, 14
くだもの　37, 39－42, 50－51, 60－61
クランベリージュース　81
グルタミン酸ソーダ　36
グレープフルーツ　93
ゲルセミウム根　70, 87
健康
　エクササイズ　28－31, 72, 97－107
　栄養　27－8, 34－9, 46－50, 123
　喫煙　28, 38
　健康と免疫システム　7, 17－19, 23－5
　抗酸化物質　55－65
　ストレス　25－6, 31, 71－5, 114－17
　ボディコンディショニング　108－11
　水治療法　30－1
　リラクゼーション　17, 71－2, 112－23
コーヒー　37
抗原　13
抗酸化物質　55－65
紅茶　37, 44
抗ヒスタミン薬　18
呼吸法　120－1
骨髄　11－12, 14, 15

さ
細胞媒介反応　18－19
砂糖　37－8
サプリメント（栄養補助食品）　68, 74－5, 77, 81, 84, 87－8, 93
自己免疫障害　20－1
自然免疫　12
脂肪　42, 44
脂肪酸　42－43, 44
重クロム酸カリウム　78
受動免疫　12
消化器の不調　90－95
植物油　43
自律訓練法　118
ストレス　25－6, 31, 71－5, 114－17
精神神経免疫学　25－6
西洋医学　16－17, 18, 31
咳　75－78
セリュライト　28
セレン　62－3
繊維　42
全粒小麦粉食品　35－6

た
第一の免疫　12
太極拳　105－6
大食細胞（マクロファージ）　15－16
代替医療　8－9, 13－14
脱水症状　37
炭酸カリウム　89
タンパク質　37
長寿食品　36－7
チョウセンゴミシ　74－5
チョウセンニンジン　74
調理法　51－53, 58, 61
T細胞　14－16, 20, 21

適応免疫システム　12－13, 31－33
電子レンジ　53
トコン　94
ドライスキン・ブラッシング　108
トリカブト　70, 123

な
乳酸　88
乳製品　19
ニンニク　45, 68, 77, 87
喉の痛み　82－5

は
ハーブ　45, 68－9, 75, 78, 81, 84, 94, 122
ハーブティー　45, 81
はしか　13
バジル　69
白血球　15－16
バッハフラワー治療薬　122
B細胞　14－16, 18
ヒエンソウ　82
ビジュアライゼーションのテクニック　119－20
ヒスタミン　18
脾臓　11
ビタミンE　36, 61－2
ビタミンA　58－60
ビタミンC　41, 60－1, 68, 81, 84
ビタミンB　36, 75
ビタミンB6　64－5
皮膚　14
ピラーティス　104－5
疲労　17
ブドウ　41
ブラジルナッツ　62－63
フリーラジカル　38, 40, 56－57

ブリオニア根　78
プルサチラ　70, 78, 89－90, 94
プロスタグランジン　43
プロバイオティクス　45－6
ベータカロチン　58－60
ベラドンナ　84－85
膀胱炎　79－82
ホウ砂　89
補酵素Q10　64
ポジティブ・シンキング　121－2
ボディコンディショニング　108－11
母乳　12
ホミカ　70, 94, 123
ホメオパシー療法　69－70, 78, 82, 84－5, 89－90, 94, 122
ホルモン　16

ま
マウントシナイ医科大学　25
水治療法　30－1, 109－11
水疱瘡　13
蒸す　52
瞑想　118－19
免疫グロブリンE抗体　18－19
免疫システム
　アレルギー　17－19
　エクササイズ　98
　栄養　27－8, 46－50, 123
　過敏症　17－19
　抗酸化物質　55－65
　自己免疫障害　20－1
　自然免疫　12
　受動免疫　12
　侵入者に対する反応　14－16
　ストレス　25－6, 31, 71－5, 114－17
　精神神経免疫学　25－6

　第一の免疫　12
　定義　11－14
　適応免疫システム　12－13
　免疫システムと健康　7, 17－19, 23－5
　予防接種　13－14
　リラクゼーション　112－23
燃え尽きる　71－75

や
野菜　37, 39－42, 50－1
ゆでる　53
ヨーガ　104
ヨーグルト　45－6
予防接種　13－14

ら
ラケシス　85
リコピン　41
利尿作用　37
硫化カルシウム　85
緑茶　44
リラクゼーション　17, 71－2, 112－23
燐　78
リンパ液　28, 31
リンパ球　14－16
レスベラトロール　41
レディング大学　26
老化　23

Boost Your Immune System Naturally

Design copyright © 2001 Carlton Books Limited
Text copyright © 2001 Beth MacEoin

This edition published by Carlton Books Limited 2001
20 Mortimer Street
London
W1T 3JW

This book is sold subject to the condition that it shall not, by way of trade or otherwise, be lent, resold, hired out or otherwise circulated without the publisher's prior written consent in any form of cover or binding other than that in which it is published and without a similar condition including this condition, being imposed upon the subsequent purchaser.

All rights reserved.

Executive Editor: Sarah Larter
Editor: Janice Anderson
Art Editor: Adam Wright
Design: Zoë Mercer
Picture Research: Claire Gouldstone
Production: Garry Lewis
Jacket Design: Alison Tutton

Printed at Oriental Press, U.A.E.

Picture Credits

The publishers would like to thank the following sources for their kind permission to reproduce the pictures in this book:

The Anthony Blake Photo Library: 46 b/Martin Brigdale/52/53/Chris Seddon/57tr Matthew May/62r Maximillian; Carlton Books: Graham Atkins-Hughes 41 t / Mary Atkinson 14 b, 26,/S. Price & R. Truscott 37 t / Howard Shooter 1, 2, 3, 4, 18/19, 36 b, 34, 40 b, 43 t, 44 b, 47t; Reproduced by kind permission of the Pilates Foundation ® UK Ltd/Photographer Polly Borland 105; Corbis: Tony Arruza 93 / Ric Ergenbright 45 t / Layne Kennedy 5, 66; Image Bank: S. Achernar 98 / Color Day 21b, 28t, 115 / Paulo Curto 109 / Diggin/M.Loco 63t / Britt Erlanson 12 b, 79, 112, 116 / LD Gordon 119 / Ross M. Horowitz 42t, 74, / Will Hui 19 r /Anthony Johnson 60t / Frederic Jorez 70 /John P. Kelly 72 / Tom King 29 / Carol Kohen 24b / Pat Lacroix 76br /Romilly Lockyer 96, 99tl / David de Lossy 24 t / Regine M. 91 / Rita Maas 41r, 64b, 68, 77, 81, 88b, 95 / Marc Romanelli 82, 101, 110 /Juan Silva 108 / Anselm Spring 88t / James Stirling 25b/Andrew Unangst 8 / Steve Wrubel 48b / White Packert 16 b, 57tl / L. Wallach, Inc 38l / Guang Hui Xie 9 / Yellow Dog Prods. 114; Caroline Jones: 22, 78, 120; Retna: Jenny Acheson 118, 121 / Ken Kochey 83tl / Sandra Lousada 99b / Philip Reeson 90, 122; Science Photo Library:BSIP, MASO 67 / Oscar Burriel 10 / Eye of Science 13t, 20b / Don Fawcett 15b / Damien Lovegrove 33b / Dr. Gopal Murti 15t / NIBSC 14t; Getty Images Stone: 27t, 87br, 106, 107 / Elie Bernagern 56 l / 113 Peter Correz 1 / Pauline Cutler 117 / Jack Daniels 18l / Dale Durfee 6 / Laurence Dutton 39l / Chris Harvey 123 / Ian Logan 71 / Gerard Loucel 103 / Anthony Marsland 49t / Lori Adamski Peek 102 / Dave Rosenberg 104 / Joern Rynio 45b / Tom Stock 100 / Alan Thornton 76tl / Les Wies 32t

Every effort has been made to acknowledge correctly and contact the source and/copyright holder of each picture, and Carlton Books Limited apologises for any unintentional errors or omissions which will be corrected in future editions of this book.

産調出版の自然療法の本

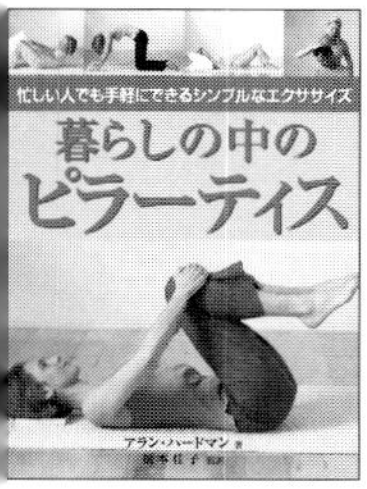

暮らしの中のピラーティス
忙しい人でも手軽にできる
シンプルなエクササイズ

アラン・ハードマン 著
橋本佳子 監訳

場所や時間を問わずに、ストレスを減らし、身体を美しく健康にする手軽なエクササイズ——ピラーティスを誰でも無理なく始められるよう連続写真とわかりやすい解説で紹介。

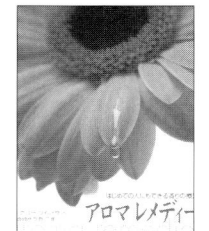

本体価格1,600円

アロマレメディー
はじめての人にもできる
香りの療法

クリシー・ワイルドウッド 著
今西二郎 日本語版監修

心と身体に健康をもたらすアロマセラピー。エッセンシャルオイルの購入やブレンドに必要な情報を網羅し、自宅でも簡単に行えるよう、120以上ものレシピを紹介。

本体価格2,600円

強くしなやかな身体をつくる本
良い姿勢・無駄のない動作
身体のアンバランスを整えるエクササイズ

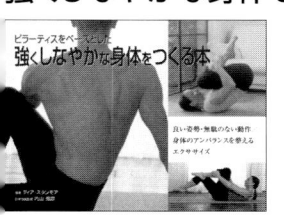

ティア・スタンモア 著
内山陽彦 日本語版監修

深層部の筋肉を強くしなやかにして、腰痛、首の痛みや筋肉のコリを根本的に解消するピラーティスを基本としたエクササイズを紹介。連続写真でわかりやすい段階的プログラム付。

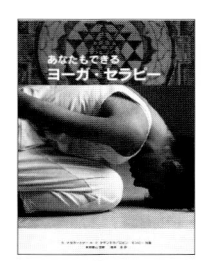

本体価格2,620円

あなたもできるヨーガ・セラピー
肉体と精神の健康を
実現するヨーガ・セラピー

R・ナガラートナ他著
木村慧心 日本語版監修

呼吸をゆっくりとさせる、各種の筋肉をリラックスさせる、心の働きを静める、という三種類のヨーガ行法が病気治療に役立つ。

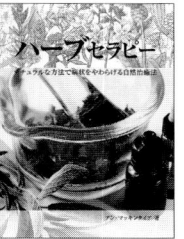

本体価格2,380円

ハーブセラピー
ナチュラルな方法で
症状をやわらげる自然治癒法

アン・マッキンタイア 著

私達の間に古くから伝わり、信頼されているハーブ薬の知識に新しい光を当てる。セルフ・ヘルプや病気の予防・治療のためのハーブの使い方、ハーブ療法の基本、安全な治療のためのマイ・ハーブ薬の作り方・使い方を紹介。

本体価格2,200円

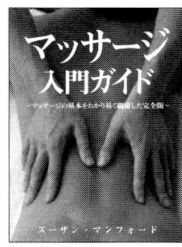

マッサージ入門ガイド
マッサージの基本を
わかり易く網羅した完全版

スーザン・マンフォード 著

マッサージによく使われるオイルの種類とその働き／基礎テクニック／体の部位ごとの基本マッサージ／応用テクニック／体の部位ごとの応用マッサージ／特定の目的のためのマッサージ

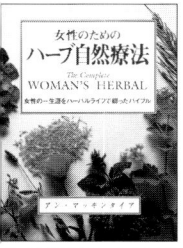

本体価格2,880円

女性のためのハーブ自然療法
女性の一生涯を
ハーバルライフで綴ったバイブル

アン・マッキンタイア 著

安全でやさしい薬用ハーブの利用法をわかりやすく解説。四季を通じて、家の庭から取れるハーブや植物を調合。健康のバランスをどのように維持していくかを表示。思春期から妊娠出産、更年期にいたる女性のそれぞれの時期を、ホルモンバランスを崩さず、すこやかにすごすためのノウハウを紹介。

本体価格6,360円

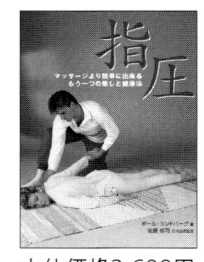

指圧
マッサージより簡単に出来る
もう一つの癒しと健康法

ポール・ランドバーク 著
後藤修司 日本語版監修

指圧による治療法の原理と実践的な手法を紹介。段階を追った解説にオールカラーのイラストや写真を添え、一般的な病気の対応の仕方やストレス、緊張を開放する方法がわかる。

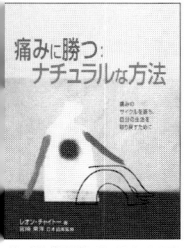

本体価格2,600円

痛みに勝つ：ナチュラルな方法
出来るだけ鎮痛剤に
頼らないためのガイド

レオン・チャイトー 著
宮崎東洋 日本語版監修

痛みを抱える人でも、前向きな生活をおくることができる。実用的で精神的にも勇気づけられるアドバイスの数々を提供。介護者にも福音の書。我国ペインクリニックの権威者も推奨。

本体価格2,200円

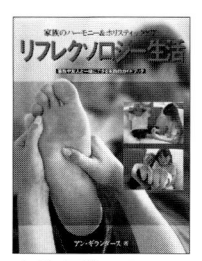

リフレクソロジー生活
家族や友人と一緒にできる
実践的ガイドブック

アン・ギランダース 著

赤ちゃんからおじいちゃま、おばあちゃままでをケア。リフレクソロジーを日常生活にとり入れることで、家族の健康を守り、明るい家庭をつくるためのセルフヘルプマニュアル。

本体価格2,800円

産調出版の自然療法の本

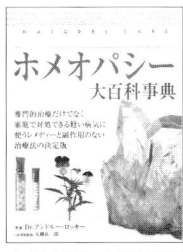

ホメオパシー大百科事典
ホメオパシーを本気で
活用したい方のための必読の書。

アンドルー・ロッキー 著
大槻真一郎 日本語版監修

補完医療の一つとして広く利用され、高い効果をあげているホメオパシー。その主な理論と療法をわかりやすく紹介。さらに320のレメディーについて、綿密な研究に裏付けられた詳細な説明を加えた決定版。

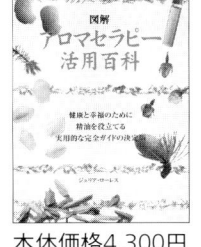

本体価格7,800円

アロマセラピー活用百科
健康と幸福のために精油を役立てる
実用的な完全ガイドの決定版

ジュリア・ローレス 著
小林直美 日本語版監修

アロマセラピーが古代に発祥し、近代で復活を遂げるまでの歴史をたどりながら、健康と活力を増進させるナチュラルな治療手段として精油を活用する方法をくまなく紹介。

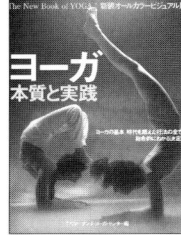

本体価格4,300円

新装オールカラービジュアル版 ヨーガ 本質と実践
心とからだと魂のバランスを
保ち自然治癒力を高める

シヴァーナンダ・ヨーガ・センター 編

わかりやすい指示と信頼できる教義解説で、時代を超えたヨーガの行法のすべてがわかる。初心者にもエキスパートにも刺激になる1冊。

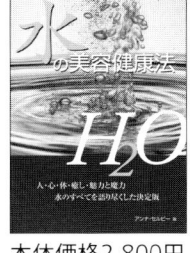

本体価格3,100円

水の美容健康法
人・心・体・癒し・魅力と魔力
水のすべてを語り尽くした決定版

アンナ・セルビー 著

正しい水分補給の方法、水を利用して美しくなる方法、スパでリラックスする方法等、水のすべてを紹介。エクササイズと食事を組み合わせた水分補給プログラムは、すぐ実践できる。

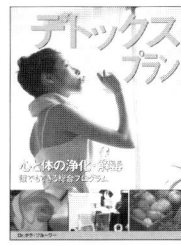

本体価格2,800円

デトックスプラン
誰にでもできる
心と体の浄化・解毒

サラ・ブルーワー 著

身体に毒素がたまったままで栄養素の補給をしていても、その効果がよく現れないことを、私たちはしばしば経験しています。そんな現代社会に生活する私たちにはデトックス(身体に蓄積した有害な物質を取り除くこと)が必要です。

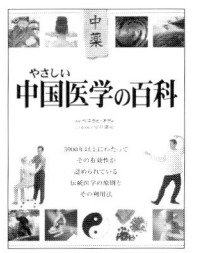

本体価格2,500円

やさしい中国医学の百科
その有効性が長く認められている
伝統医学の原則と利用法

ペネラピ・オディ 著
安井廣迪 日本語版監修

中国医学の素晴らしい診断技術と食事、指圧、気功、太極拳などの治療法を解説。基本的な漢方薬一覧も掲載。対症療法に頼らない心身全体の健康のための重要なポイントがわかる。

本体価格2,800円

Boost Your Immune System Naturally
ナチュラルに高める免疫力

発　　行	2004年3月5日
本体価格	2,600円
発 行 者	平野　陽三
発 行 所	産調出版株式会社
	〒169-0074 東京都新宿区北新宿3-14-8
ご 注 文	TEL.03(3366)1748　FAX.03(3366)3503
問 合 せ	TEL.03(3363)9221　FAX.03(3366)3503
	http://www.gaiajapan.co.jp

Copyright SUNCHOH SHUPPAN INC. JAPAN2004
ISBN 4-88282-355-1 C2047
Printed and bound in Spain

落丁本・乱丁本はお取り替えいたします。
本書を許可なく複製することは、かたくお断わりします。

著　者：ベス・マッキーン (Beth MacEoin)
栄養学と自然療法のエキスパート。ホメオパシー療法士の資格を持ち、the Society of Homeopaths会員で、健康問題全般に幅広い経験を持つ。雑誌、新聞の執筆を数多くこなし、テレビやラジオでも健康問題のアドバイザーとして活躍。著書には、"Healthy By Nature" "Homeopathy for Babies and Children" "Homeopathy for Women" "Practical Homeopathy" "Natural Medicine and Come Alive"などがある。

日本語版監修：安保 徹 (あぽ とおる)
医学博士。新潟大学医学部教授。東北大学医学部卒業。米国アラバマ大学留学中の1980年に「ヒトNK細胞抗原CD57に対するモノクローナル抗体」を作製し、7番目の白血球の抗体の意で「Leu-7」と名づける。1990年、胸腺外分化T細胞の発見により注目され、それ以来「古いリンパ球」を研究テーマとしている。主な著書に、『医療が病をつくる-免疫からの警鐘』(岩波書店)、『絵でわかる免疫』(講談社)、『未来学免疫』(インターメディカル)など。

翻訳者：ハーパー保子 (やすこ)
1955年生まれ。関西大学法学部法律学科卒業。訳書に『サイキック能力を活かす』『ナチュラルなほんものの土と堆肥』『マインドフルネス』(産調出版)など。